Balneologie und medizinische Klimatologie

Herausgegeben von
W. Amelung G. Hildebrandt

Band 1

Therapeutische Physiologie
Grundlagen der Kurortbehandlung

Bearbeitet von G. Hildebrandt

Mit 101 Abbildungen und 16 Tabellen

Springer-Verlag
Berlin Heidelberg New York Tokyo

Professor Dr. med. Walther Amelung
Facharzt für Innere Medizin
Hugo-Amelung-Str. 2
6240 Königsstein

Professor Dr. med. Gunther Hildebrandt
Institut für Arbeitsphysiologie und Rehabilitationsforschung
der Universität Marburg
L. R. Grote-Institut für Physiotherapie
und Rehabilitation Bad Berleburg
Institut für kurmedizinische Forschung Bad Wildungen
Robert Koch-Str. 7 a
3550 Marburg/Lahn

ISBN 3-540-11449-1 Springer-Verlag Berlin Heidelberg New York Tokyo
ISBN 0-387-11449-1 Springer-Verlag New York Heidelberg Berlin Tokyo

Satz, Druck und Bindung: Appl, Wemding
2127/3140-543210

Vorwort

In einer Zeit, in der sich die Kurortmedizin in schneller Wandlung befindet, haben wir es nur mit einigem Vorbehalt unternommen, ein Lehrbuch der Balneologie und medizinischen Klimatologie herauszugeben. Die isolierte Darstellung der Bäder- und Klimabehandlung erscheint vielen nicht mehr zeitgemäß. Bäder und Klima sind nicht die einzigen und oft nicht einmal mehr die dominierenden Behandlungsfaktoren am Kurort. In der östlichen Literatur ist der Begriff der „Kurortologie" geprägt worden, der – so unglücklich diese Wortschöpfung sein mag – doch richtig zum Ausdruck bringt, daß Prävention, Krankenbehandlung und Rehabilitation am Kurort ein komplexes Vorgehen erfordern, das viele Faktoren zur Wirkung kommen läßt. Eine entsprechende Erweiterung der Bäder- und Klimatherapie zur Kurortmedizin muß auch den physikalisch-therapeutischen Maßnahmen im engeren Sinne, der Psychotherapie, den sozialmedizinischen Aspekten u. a. m. einen größeren Platz einräumen. Heilquellen und Heilklima, die ortsgebundenen Kurmittel der Bäder- und Klimaheilkunde müssen aber nach wie vor als tragende Grundlagen der Kurortbehandlung angesehen werden.

In den Lehrbüchern anderer therapeutischer Disziplinen werden die Heilmittel zwar in ihrer Zusammensetzung dargestellt, ihre Herkunft, Entwicklung und Herstellung aber außer Betracht gelassen. Dies ist bei den Heilmitteln der Balneologie und medizinischen Klimatologie nicht möglich, und zwar nicht allein wegen ihrer besonderen Eigenarten, sondern vor allem wegen ihrer Bedeutung im Hinblick auf die natürlichen Umweltbeziehungen des Organismus. So haben wir auch in dieses Lehrbuch eine Darstellung der geologischen, hydrologischen und meteorologischen Grundlagen wie auch der Quellen- und Bädertechnik wieder aufgenommen.

Dagegen schien es uns nicht mehr berechtigt, die Beschreibung der kurörtlichen Heilmittel an den Anfang zu stellen. Angesichts der Fülle von Mißverständnissen, Ablehnung und wissenschaftlicher Kritik, die der Kurortmedizin in den letzten Jahrzehnten entgegengebracht wurde, gehört unseres Erachtens an den Anfang eine eingehendere Darstellung der physiologischen Grundlagen dieses therapeutischen Gebietes, das sich in vieler Hinsicht grundsätzlich von anderen unterscheidet. Damit werden schon im ersten Teil des Buches auch alle Probleme offen zur Diskussion gestellt, die heute noch nicht befriedigend gelöst sind und darum die wissenschaftlichen Grundlagen des Faches trotz der großen empirischen Tradition als lückenhaft erscheinen lassen. Gleichwohl haben bereits die neueren Entwicklungen, wie sie auch in den Richtlinien zur Kurortbehandlung des Deutschen und Internationalen Bäderverbandes ihren Niederschlag gefunden haben, das Selbstverständnis der Kurortmedizin gefördert und die Schwerpunkte ihrer Wertung verschoben.

Jedes therapeutische Fach der Medizin hat nicht allein den Forderungen des Augenblicks zu genügen, sondern trägt zugleich auch eine Verantwortung für das Denken über Krankheit, Heilung und Gesundheit in der Medizin schlechthin. Die Abwertung ganzer therapeutischer Bereiche ist zumeist nicht eine Konsequenz aus erfolgsstatistischen Analysen, sie kann auch Folge einer entsprechenden Verarmung und Vereinseitigung des medizinisch-therapeutischen Denkens sein.

Der heutige Medizinstudent ist leider noch völlig unzureichend vorbereitet für das Verständnis therapeutischer Maßnahmen, die das natürliche Reaktions- und Regulationsvermögen zur Heilung nutzen wollen. Die dafür notwendigen physiologischen Grundlagen werden ihm weitgehend vorenthalten, zumindest aber nicht in geschlossener Form und im Hinblick auf ihre therapeutische Bedeutung dargestellt. Dadurch kann bereits die erste Begegnung mit diesem, schon durch seine Traditionen vorbelastet erscheinenden Fachgebiet zu einer Quelle von Mißverständnissen und Fehleinschätzungen werden.

Neuerdings ist nun die Physikalische Medizin, die heute auch die Spezialdisziplin der Bäder- und Klimaheilkunde einschließt, in die Prüfungsanforderungen der Approbationsordnung für Ärzte einbezogen worden. Darüber hinaus eröffnet die Weiterbildungsordnung die Möglichkeit zum Erwerb der Zusatzbezeichnungen „Bade- oder Kurarzt“ und „Physikalische Therapie“. Diese Gebiete müssen daher in einer Form angeboten werden, die hinsichtlich der wissenschaftlichen Grundlagen möglichst lückenlos an Bekanntes anschließt, im Sinne einer Erweiterung und Vertiefung aber so weit führt, daß die therapeutischen Wirkungsmöglichkeiten und die für ihre Handhabung notwendigen Regeln rational abgeleitet werden können. Nur auf diesem Wege kann erreicht werden, daß der Arzt künftig ebenso selbstverständlich in den Kategorien der Kurortbehandlung denken und handeln wird wie in denen der klinischen Medizin.

Ein Lehrbuch über ein Gebiet, das noch immer zu den unterentwickelten Bereichen der medizinischen Wissenschaft gezählt werden muß (vgl. SCHMIDT-KESSEN 1971), kann nicht nur lehren, es muß auch die Lücken aufzeigen, die weitere wissenschaftliche Arbeit erfordern. So hat auch die Absicht, forschendes Interesse anzuregen und zu entwickeln, Auswahl und Darstellung des Stoffes in diesem Buch mitbestimmt.

Als Herausgeber sind wir allen Fachkollegen, die durch wissenschaftliche Beiträge an diesem Werk mitgearbeitet haben, zu besonderem Dank verpflichtet. Herr Prof. Dr. H. Jungmann hat uns darüber hinaus bei der Zusammenstellung des 3. Bandes wirkungsvoll unterstützt.

Für die kritische Durchsicht der Manuskripte haben wir den Herren Dr. H.-P. Bestehorn, Dr. Chr. Gutenbrunner, Dr. Chr. Heckmann und Dipl.-Ing. Dr. F. Raschke zu danken, für die Reinzeichnung der Abbildungen, die Mithilfe bei der Anfertigung der Literatur- und Sachverzeichnisse sowie für die umfangreichen Schreibarbeiten den Damen Frau Elisabeth Gonnermann, Frau Martha Hiller, Frau Margot Kampa und Frau Angelika Rein.

Nicht zuletzt schulden wir dem Springer-Verlag, insbesondere Herrn Dr. Wieczorek, großen Dank für das geduldige Interesse, manches Entgegenkommen und die angenehme Zusammenarbeit.

Walther Amelung
Gunther Hildebrandt

Inhaltsübersicht der Bände 2 und 3

Inhaltsverzeichnis

I. Einleitung

Die besondere Stellung der Bäder- und Klimaheilkunde im Gesamtbereich der Medizin wird schon an einigen charakteristischen Merkmalen deutlich, die den meisten Verfahren der klinischen Therapie fremd sind:

1. Die angewendeten therapeutischen Mittel gehören größtenteils der natürlichen Umwelt an, werden möglichst unverändert aus ihr entnommen oder schonend aufbereitet (ortsgebundene Heilmittel). Mit vielen der in ihnen enthaltenen Heilfaktoren setzt sich auch der gesunde Mensch ständig mehr oder weniger intensiv auseinander (elementare Reize). Dieses zunächst recht oberflächlich erscheinende Merkmal ist häufig Anlaß dazu gewesen, die Bäder- und Klimabehandlung in die Reihe der durch Mißverständnisse vorbelasteten sog. naturgemäßen Heilweisen (Naturheilkunde) einzuordnen und dadurch dem Bereich der naturwissenschaftlich fundierten Medizin in verhängnisvoller Weise zu entfremden. Viel wichtiger erscheint heute die Folgerung, daß das Fundament dieses therapeutischen Fachgebietes eine gründliche Kenntnis der natürlichen Umweltfaktoren und ihrer physiologischen wie pathogenen Wirkungen auf den menschlichen Organismus darstellen muß (Umweltphysiologie). Dieses Wissen darf zudem nicht auf physikalisch-chemische Gesichtspunkte beschränkt bleiben, sondern muß auch die psycho-sozialen und ökologischen Umweltbeziehungen einschließen.

2. Als weiteres Charakteristikum muß die Tatsache angesehen werden, daß die Bäder- und Klimabehandlung von alters her in Form einer Kurbehandlung durchgeführt wird, d.h. als eine in der Regel mit Ortswechsel verbundene und in einem spezifischen Kurortmilieu stattfindende Serien- oder Langzeitbehandlung. Da bei einer solchen Behandlungsform neben den eigentlichen Heilanwendungen stets komplexe Milieufaktoren mitwirken, ergeben sich aus dieser Eigenart besondere Schwierigkeiten für die Wirkungsanalyse. Zugleich läßt aber die kontinuierliche oder regelmäßig wiederholte Auseinandersetzung des Patienten mit den Kurfaktoren vermuten, daß natürliche reaktive Anpassungsleistungen des Organismus (Adaptationen), deren Ausbildung einen entsprechenden Zeitbedarf hat, wesentliche Bestandteile des Wirkungsmechanismus bzw. der erzielten Heilwirkungen sind.

3. Dem entspricht als weiteres Merkmal, daß die unmittelbaren Primärwirkungen (Immediatwirkungen) der einzelnen Heilanwendungen in der Regel nicht identisch sind mit den Heilwirkungen der gesamten Kurbehandlung, sondern ihnen sogar qualitativ widersprechen können. So können z.B. trotz der unmittelbar senkenden Wirkung des einzelnen Kohlensäurebades auf Herzfrequenz und Blutdruck beide Größen im Laufe einer kurmäßigen Behandlung mit solchen Bädern ansteigen; Kaltreize, die unmittelbar blutdrucksteigernd wirken, können mit Erfolg in der Kurbehandlung der arteriellen Hypertonie verwendet werden, und Trinkkuren mit Heilwässern, die unmittelbar die Magensekretion steigern, können hyperse-

kretorische Funktionsstörungen beseitigen. Hier gelten ähnliche Bedingungen wie beim körperlichen Training, wo ermüdende Belastungen bei regelmäßiger Wiederholung auch nicht zu gesteigerter Müdigkeit, sondern zur Steigerung der Leistungsfähigkeit führen. Der Heilerfolg der Kuren besteht also weder in der iterativen Unterhaltung von Primärwirkungen, wie das bei der pharmakologischen Behandlung meist der Fall ist, noch wird er additiv aus ihnen aufgebaut. Vielmehr unterliegen auch die subjektiven wie objektiven Primärwirkungen der Heilanwendungen im Laufe der Kur sekundären Modifikationen. Diese beruhen auf Änderungen der Reaktions- und Kompensationsleistungen des Organismus. Sie haben den Charakter eines eigenständigen Prozesses, in dessen Verlauf sich Funktionsänderungen von therapeutischem Wert ausbilden. Charakteristischer Bestandteil solcher sekundären Reaktionsprozesse sind z. B. die allgemein bekannten Kurkrisen bzw. Kurreaktionen, deren Deutung und Bewertung noch immer Gegenstand der Diskussion sind.

4. Die Eigenart der Wirkungsweise drückt sich auch in den Indikationsverzeichnissen zur Bäder- und Klimabehandlung aus. Diese umfassen zwar nach organdiagnostischen Gesichtspunkten eine Vielfalt, die anderen therapeutischen Verfahren nicht nachsteht, doch betreffen sie fast ausschließlich chronische Stadien oder Zustände, bei denen Fehlregulationen sowie funktionelle oder konstitutionelle Schwächen im Vordergrund stehen. Dagegen stellen akut verlaufende Krankheiten, insbesondere entzündliche, durchweg eine Gegenindikation dar. Der Verlust an Selbstheilungstendenz und zeitlicher Dynamik, der für chronische Krankheiten und Funktionsstörungen kennzeichnend ist, kann offenbar durch die im Laufe der Kurbehandlung sich entwickelnden Wirkungsprozesse mit ihrer eigenständigen Dynamik am ehesten ausgeglichen werden.

5. Schließlich gehört es zu den bemerkenswerten Kennzeichen der Bäder- und Klimatherapie, daß ihre Indikationen auch an ein und demselben Kurort sowie für ein bestimmtes Kurmittel durchaus heterogen sein können. Oft haben sie im Laufe der Geschichte mehrfach gewechselt, wofür es vor allem in der Balneotherapie bis in die jüngste Zeit hinein Beispiele gibt (vgl. HENTSCHEL 1967). Diese Tatsachen weisen auf eine starke unspezifische Komponente im Sinne einer Allgemeinbehandlung hin, deren Heilerfolge auch dort, wo sie spezielle Krankheitsbilder betreffen, überwiegend auf dem Boden einer allgemeinen Verbesserung der Funktionsleistungen des Organismus zustandekommen. Dies schließt aber keineswegs aus, daß auch spezifische Wirkungskomponenten mit bestimmten Angriffspunkten beteiligt sind und eine strenger abgegrenzte Indikationsstellung begründen.

6. Die praktische und wissenschaftliche Bedeutung der Bäder- und Klimaheilkunde weist große geographische Unterschiede auf, die keineswegs allein durch den unterschiedlichen Umfang der örtlich verfügbaren natürlichen Heilfaktoren bedingt sind. Sie entsprechen vielmehr auch beträchtlichen Differenzen hinsichtlich Verständnis und Wertung der zugrundeliegenden Wirkprinzipien. Deren weitere wissenschaftliche Durchdringung ist daher die wichtigste Voraussetzung für den Abbau solcher Differenzen. Während in manchen Staaten ein straff organisiertes Kurwesen mit jährlich mehreren Millionen von Kurbehandlungen besteht, dominiert in anderen die Auffassung, daß es sich bei der Bäder- und Klimaheilkunde um eine paramedizinische Spielerei handele (vgl. GILLMANN 1966). Die Verhältnisse in der Bundesrepublik Deutschland sind insbesondere durch eine Diskrepanz zwi-

schen der großen praktischen Bedeutung der Kurbehandlungen und nur geringem wissenschaftlichem Stellenwert dieses therapeutischen Fachgebietes gekennzeichnet (SCHMIDT-KESSEN 1971)[1].

Vorwiegend unter dem Gesichtspunkt gemeinsamer Wirkungsprinzipien wird die Bäder- und Klimaheilkunde heute zusammen mit den verschiedenen Verfahren der physikalischen Therapie (Thermo-, Hydro-, Mechano-, Elektrotherapie u.a.) dem umfassenderen Bereich der „Physikalischen Medizin“ oder „Physiotherapie“ zugeordnet. Dieses Gebiet wird in zahlreichen Ländern innerhalb und außerhalb Europas als Spezialfach der Heilkunde anerkannt und von Fachärzten vertreten. In der Bundesrepublik Deutschland können lediglich die Zusatzbezeichnungen „Badearzt“ und „Physikalische Therapie“ erworben werden.

Nach der Art der verwendeten Mittel läßt sich das Gebiet der Bäder- und Klimaheilkunde leicht in zwei Teilbereiche trennen: Bäderheilkunde (Balneologie) und Klimaheilkunde (Medizinische Klimatologie). Beide basieren aber so wesentlich auf gemeinsamen therapeutischen Prinzipien und Wirkungsmechanismen, daß zu ihrem Verständnis von einer gemeinsamen Darstellung der in Betracht kommenden physiologischen Grundlagen ausgegangen werden kann. Gerade diese Grundlagen können die genannten Besonderheiten der beiden Therapiezweige verständlich machen und diese dadurch vor Fehleinschätzung und inadäquater Beurteilung schützen.

---

[1] Die wissenschaftliche Unterbewertung ist sicherlich auch eine wesentliche Mitursache für die starke Abhängigkeit des Kurwesens von den Schwankungen der allgemeinen Wirtschaftslage

II. Physiologische Grundlagen (Therapeutische Physiologie)

1. Wirkprinzipien der Therapie

Um die Wirkungsmöglichkeiten der Bäder- und Klimabehandlung richtig einschätzen zu können, ist eine allgemeinere Vorbesinnung darüber nützlich, welche Möglichkeiten des therapeutischen Zugriffs überhaupt für den Arzt bestehen. Wenn man die Vielfalt der Maßnahmen, Eingriffe und Mittel zunächst ausschließlich unter dem Gesichtspunkt prüft, welche Rolle der Organismus selbst beim Zustandekommen ihrer Wirkung spielt oder spielen soll, so lassen sich in Anlehnung an HOFF (1957, 1969) zwei Grundprinzipien der Therapie einander gegenüberstellen *(Tabelle 1)*. In deren Bereich können dann jeweils mehrere Wirkprinzipien unterschieden werden (vgl. HALHUBER 1959; GROTE 1961; RITTER 1961; JUNGMANN 1971; HILDEBRANDT 1977a).

Bei den Maßnahmen der *künstlichen Therapie* ist dem Organismus im Prinzip eine passive Rolle zugewiesen. Sie zielen schon von außen her primär und unmittel-

Tabelle 1. Wirkprinzipien der Therapie. (Nach HILDEBRANDT 1976, verändert)

„Künstliche Therapie" Direkte / Primär- Wirkungen Pathogenetisch orientiert		*„Natürliche Therapie"* Indirekte / Sekundär- Wirkungen Hygiogenetisch orientiert	
1. Ausschaltung:	„Amputation" Antibiotische Therapie u. a.	*1. Schonung:*	Entlastung Entstörung Abstinenz u. a.
2. Lenkung:	Funktionskorrektur Pharmakologische Gegensteuerung Künstliche Normalisierung u. a.	*2. Normalisierung:*	Selbstordnung Regularisierung Ökonomisierung Übung Unspezifische Resistenzsteigerung u. a.
3. Ersatz:	Substitution Prothetik Funktions- u. Organersatz Passive Immunisierung u. a.	*3. Kräftigung:*	Training Spezifische Leistungssteigerung durch Anpassung Spezifische Immunreaktionen u. a.

bar auf die Beseitigung der krankhaften Veränderungen oder der ihnen zugeschriebenen Ursachen, sei es 1) durch operative und chemische *Ausschaltung*, 2) durch pharmakologische *Lenkung* und Gegensteuerung zur Norm oder schließlich 3) durch künstlichen *Ersatz* von mangelnden Körperwirkstoffen oder ausgefallenen Funktionen und Organen. Alle diese Maßnahmen sind möglichst spezifisch, gezielt und reizarm, obwohl praktisch immer unbeabsichtigte Nebenwirkungen in Kauf genommen werden müssen. Die Wirkungsdauer der künstlichen Therapie ist – abgesehen von den zeitlosen Resultaten der Ausschaltung – zunächst nur auf die Anwesenheit der Wirkstoffe und Kunsthilfen begrenzt. Darüber hinaus andauernde Heilungsvorgänge sind nur durch eine sekundäre Beteiligung körpereigener Fähigkeiten denkbar, die aber bereits andere Wirkprinzipien voraussetzen (HOFF 1969).

Die Maßnahmen der *natürlichen Therapie* zielen demgegenüber auf eine aktive Beteiligung und Nutzung der natürlichen Fähigkeiten des Organismus zu Regulation und Anpassung, zu Regeneration und Abwehr pathogener Noxen. Diese endogenen Fähigkeiten werden aber erst indirekt, d.h. als Reaktion auf entsprechende Reizbelastungen hin, ausgelöst (Reaktionstherapie; v. NEERGARD 1939). Solche therapeutisch nutzbaren Reaktionen können sehr spezifisch sein (z.B. spezifische Immunreaktionen), mit den Mitteln der Physikalischen Medizin, Balneo- und Klimatotherapie werden aber meist umfassendere unspezifische Kompensations- und Ordnungsleistungen aktiviert.

Im einzelnen lassen sich im Bereich der natürlichen Therapie wiederum drei verschiedene Wirkprinzipien nutzen, die in gewisser Entsprechung zu denen der künstlichen Therapie stehen (vgl. Tabelle 1):

1) Die *Schonung*, die den Organismus oder bestimmte Funktionen durch Ruhigstellung, Isolierung oder Abstinenz entlastet, wodurch Erholungs- und Selbstheilungsprozesse begünstigt und entstört, übersteigerte Reaktionen vermindert und gedämpft werden können. Vom physiologischen Standpunkt kann man solche Effekte größtenteils unter dem Begriff der Deadaptation zusammenfassen (vgl. S. 51).

2) Die *Normalisierung*, die im Gegensatz zur pharmakologischen Funktionskorrektur das Ergebnis einer Intensivierung innerer Selbstordnungsleistungen durch Anregung und Übung ist. Sie führt zur Wiedereinregulierung vegetativer Gleichgewichte, zu gesteigerter Koordination und Ökonomie der Funktionsabläufe (Regulationstherapie im Sinne von HOFF 1957, 1969 und GROTE 1954, 1961) sowie zur Normalisierung und Reparation der Gewebstrophik.

3) Die *Kräftigung*, d.h. die Steigerung von Funktionskapazität und Organleistungen, die im Gegensatz zur passiven Substitution das Ergebnis von spezifischen trophisch-plastischen Anpassungsprozessen des Organismus darstellt, wie sie durch systematisch gesteigerte Funktionsbeanspruchungen ausgelöst werden können (Adaptationstherapie; vgl. SCHMIDT-KESSEN 1960, 1962; JORDAN 1971; HILDEBRANDT 1976).

Die Maßnahmen der künstlichen Therapie richten sich gegen die manifesten krankhaften Veränderungen und sind daher im Prinzip pathogenetisch orientiert (vgl. Tabelle 1). Die Maßnahmen der natürlichen Therapie sind dagegen mit dem Ziel der Anregung und Förderung endogener Eigenleistungen vorwiegend hygiogenetisch (GROTE 1961) ausgerichtet, d.h. sie zielen auf diejenigen Fähigkeiten und Potenzen, die schon normalerweise Bestand und Gesundheit des Organismus ermöglichen. Die grundsätzlichen Unterschiede zwischen diesen Wirkprinzipien sind früheren Ärztegenerationen offenbar viel selbstverständlicher bewußt gewesen (vgl. VIRCHOW 1854) als dem heutigen Mediziner, der auch in seiner Ausbildung kaum auf sie hingewiesen wird. Sie wurden allerdings nicht nur im Bereich der sog. Naturheilkunde beachtet (vgl. ROTHSCHUH 1981).

Es braucht nicht besonders hervorgehoben zu werden, daß beide Prinzipien der Therapie ebenso berechtigt wie bedeutsam für die Krankenbehandlung sind, in der praktischen Nutzung aber jeweils ihre besonderen Schwerpunkte haben. Im Hinblick auf die Beurteilung therapeutischer Wirkungen ist ihre Unterscheidung deshalb besonders wichtig, weil die Wirkungen künstlicher Hilfsmittel bis zu einem gewissen Grade schon im akuten Versuch, also quasi auf dem Prüfstand gemessen werden können. Demgegenüber können Eignung und Wirksamkeit aller Anwendungen und Verfahren, die auf körpereigene Reaktionen und Entwicklungsprozesse rechnen, nur durch eine fortlaufende Kontrolle der ausgelösten reaktiven Vorgänge im Organismus beurteilt werden (vgl. HILDEBRANDT 1977a).

Die Unterscheidung der genannten Wirkprinzipien läßt sich bis zu einem gewissen Grade in allen therapeutischen Fachgebieten mit Einschluß der Psychotherapie durchführen. Die einzelnen Fachgebiete nutzen aber die Wirkprinzipien mit unterschiedlichem Gewicht (z.B. ausschaltende Eingriffe der Chirurgie, Prothetik der Orthopädie, pharmakologische Steuerung in der inneren Medizin u.s.w.). Im Praktischen stützt sich aber die Therapie meist auf verschiedene Wirkprinzipien zugleich oder in zeitlicher Abfolge. Auf die Gefahren einer Vereinseitigung des therapeutischen Denkens und Handelns kann nicht nachdrücklich genug hingewiesen werden (vgl. HALHUBER 1959).

In der Bäder- und Klimabehandlung liegt der Schwerpunkt auf den Wirkprinzipien der natürlichen Therapie, während andere Wirkweisen nur eine untergeordnete Rolle spielen. Nur wenn man den Bereich der sog. naturgemäßen Heilverfahren (Naturheilkunde etc) nach diesem Kriterium abgrenzt, ist es berechtigt, die Bäder- und Klimaheilkunde dazu zu zählen. Das Verständnis ihrer therapeutischen Wirkungen erfordert daher die Kenntnis der physiologischen Regulations-, Kompensations- und Abwehrvorgänge, ihres spontanen und reaktiven Verhaltens sowie ihrer Anpassungsleistungen, insbesondere gegenüber den natürlichen Umweltfaktoren (Adaptationsphysiologie, Umweltphysiologie).

Diese physiologischen Grundlagen sind im Hinblick auf die therapeutische Nutzung bisher noch nicht in geschlossener Form dargestellt worden (vgl. LÜDERITZ 1972). Die Fortschritte der naturwissenschaftlichen Forschung in der Medizin sind lange Zeit ganz überwiegend den Grundlagen der künstlichen Therapie zugute gekommen. Dadurch sind die Verfahren der natürlichen Therapie zwangsläufig in die Stellung eines unwissenschaftlichen Außenseitertums verdrängt worden. Erst die neueren Entwicklungen in der Erforschung der vegetativen Regulationen, der physiologischen Adaptationen sowie der biologischen Zeitstrukturen haben hier einen Wandel eingeleitet und damit das Selbstverständnis der natürlichen Therapie und ihre Stellung im Gesamtbereich der Medizin gefestigt (HESS 1948; SELYE 1953; HOFF 1957; HILDEBRANDT 1962a; SCHMIDT-KESSEN 1962; HILDEBRANDT u. HENSEL 1982; u.a.).

2. Reize

a) Allgemeines

Die Auslösung von körpereigenen Reaktionen als therapeutisches Prinzip erfordert eine Prüfung, welche Faktoren geeignet sind, als Reize therapeutisch nutzbare Reaktionen hervorzurufen. Ganz allgemein kommen als Reize alle Veränderungen der äußeren und inneren Lebensbedingungen in Betracht, die bei zeitlich begrenzter Einwirkung eine Erregung hervorrufen (vgl. BETHE 1952) bzw. eine Aktivierung „organischer Energien" (Joh. MÜLLER 1826) auslösen (vgl. dazu KUKOWKA 1963).

Zunächst kann zwischen Reizen unterschieden werden, die nur durch Vermittlung spezifisch empfindlicher Strukturen (Rezeptoren) wirken (z.B. Licht- und Schallreize), und solchen, die als „allgemeine Protoplasmareize" (BETHE 1952) auch unmittelbar die lebende Substanz affizieren können (z.B. chemische, osmotische, thermische Reize). Gleichwohl verfügt der Körper auch für die meisten Reizqualitäten der zweiten Gruppe über spezifische Rezeptoren. Diese Gruppierung deckt sich in großen Zügen auch mit der Unterscheidung von Fern- und Nah- bzw. Kontaktreizen. Zur therapeutischen Reizung werden ganz überwiegend Reize der zweiten Gruppe verwendet.

Manche Umweltfaktoren setzen sich ganz oder teilweise als ständig anwesende Milieufaktoren ins Innere des Organismus fort und können bei Veränderungen Reizwirkungen entfalten (z.B. atmosphärischer Druck, Gaspartialdrucke der Luft). Andere Faktoren wirken dadurch als Reiz, daß sie im Körper die Bildung und Freisetzung chemischer Substanzen auslösen, die in der Regel nur kurze Zeit wirksam sind und den Charakter von Reizstoffen besitzen (Stimulone (BETHE 1952): Histamin, Serotonin, Bradykinin, Adrenalin, Acetylcholin u.a.).

Die durch die Reize ausgelösten Erregungen werden nach Transformation zu Impulsmustern zum Zentralnervensystem geleitet. Ihre zentrale Integration (Informationsverarbeitung) kann zu drei verschiedenen Wirkungen führen (vgl. JUNG 1972):

1) zur bewußten Wahrnehmung, wozu die Sinnesmeldungen im Zusammenhang mit gespeicherten Vorerfahrungen verarbeitet werden,

2) zu vegetativen Reaktionen, die Bestandteil homöostatischer Regulationen sind und mit affektiv-pathischen Erlebnissen verschiedener Tönung einhergehen (vgl. BUYTENDIJK 1967), und

3) zu motorischen Reaktionen, die von den völlig unbewußten einfachen Reflexen bis zu den komplizierten Verhaltensreaktionen reichen, die wiederum emotional getönt sein können (vgl. dazu Abb. 1).

Welche Form der genannten Reizantworten im Vordergrund steht, hängt in erster Linie von der Modalität bzw. Qualität des auslösenden Reizes, darüber hinaus aber auch von anderen Reizparametern ab.

b) Modalität und Qualität therapeutischer Reize

Im Schema der *Abb. 1* sind die verschiedenen Modalbezirke der Sinnesreize in ihrer Beziehung zu den drei primär betroffenen Reaktionssystemen dargestellt, wobei de-

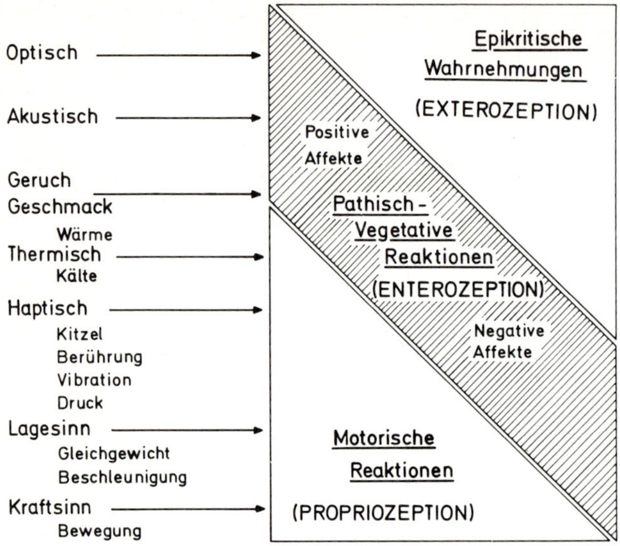

Abb. 1. Schematische Übersicht über die Reizmodalitäten und die Beteiligung der reaktiven Systeme an den Reizerfolgen

ren Anteil an der Reizantwort an den Abschnitten der horizontalen Schnittlinien abgeschätzt werden kann. Danach werden von den Sinnesmodalitäten einige bevorzugt für die Wahrnehmung verarbeitet, während andere überwiegend für motorische Reflexantworten oder zur Einleitung vegetativer Regulationen verwendet werden (vgl. JUNG 1972).

So dringen die höheren sensorischen Qualitäten aus Auge und Ohr am besten zur Wahrnehmung vor. Aber auch Geruch und Geschmack sowie die Hautsinne haben als Teil des exterozeptorischen Systems (SHERRINGTON 1906) noch mehr oder weniger ausgeprägte Merkmale eines epikritischen, objektivierenden Sinneserlebnisses (HEAD 1920). Demgegenüber werden die sog. propriozeptorischen Informationen (aus Muskeln, Sehnen, Gelenkkapseln und Labyrinth) nicht oder nur selten wahrgenommen und vornehmlich unbewußt reflektorisch zu motorischen Reaktionen verarbeitet. Aber auch hier werden diese Merkmale in der Reihe der in Abb. 1 gewählten Anordnung der Modalbezirke mit zunehmender Entfernung vom unteren Extrem abgeschwächt. So kann z. B. bei mechanischen und thermischen Hautreizen sowohl die motorische Reaktion als auch die Wahrnehmung im Vordergrund stehen.

Darüber hinaus enthalten aber alle Sinnesmodalitäten einen unterschiedlich starken Anteil an affektiv-emotionalen Erlebnisqualitäten, die in erster Linie Ausdruck der vom Reiz zugleich ausgelösten vegetativen Reaktionen sind (enterozeptorischer Anteil). In Verbindung mit den motorischen Antworten überwiegen dabei negative Affektqualitäten (Spannung, Abwehr etc.), während der affektive Anteil der objektbezogenen Wahrnehmungen mehr positive Qualitäten (Zuwendung, Entspannung etc.) zu den Sinneserlebnissen beisteuert (vgl. EBBECKE 1948, 1959). Besonders bei den Hautsinnen ist der affektive (protopathische) Anteil, der eigentümlich gefühlsbetonte, diffus ausstrahlende Empfindungen vermittelt, gegenüber dem fein differenzierenden epikritischen Erkennen mit exakter Ortsbestimmung abzugrenzen (HEAD 1920; vgl. CABANAC 1979).

Wenn man vom Schmerz absieht, bei dem der pathisch-vegetative Reaktionsanteil so dominiert, daß auch die beiden anderen Reaktionssysteme davon überdeckt bzw. gestört werden, sind es in Abb. 1 die im mittleren Bereich der Reihe aufgeführten Modalbezirke, von denen die stärkste Beteiligung pathisch-vegetativer Reaktionen ausgelöst werden kann (Geruch, Geschmack, Temperatur, mechanische Hautsinne u. a.). Die adäquaten Reize sind hier chemischer, thermischer und mechanischer Natur; den allgemeinen Protoplasmareizen zugehörig, ist ihre Wirksamkeit nicht an spezifische Rezeptorstrukturen gebunden. Für Abstimmung und Zusammenwirken der Funktionen im Inneren des Organismus spielen gerade diese Reizqualitäten eine entscheidende Rolle.

Die in der Bäder- und Klimaheilkunde verwendeten therapeutischen Reize gehören ganz überwiegend diesem mittleren Bereich der Modalbezirke an. Schon die Tatsache, daß der größte Teil der Heilanwendungen die Körperoberflächen (Haut und Schleimhäute) betrifft, läßt diese Zuordnung erkennen. Dies bedeutet, daß die Bäder- und Klimabehandlung in erster Linie auf die Auslösung vegetativer Reaktionen zielt, die von pathisch-affektiven Empfindungen begleitet werden. Die oft auffällige affektive Tönung des therapeutischen Erlebnisses bei diesen Behandlungsformen begründet also nicht den Verdacht, daß ihre Erfolge überwiegend psychogener Natur seien, sie kennzeichnet vielmehr zunächst lediglich den besonderen Wirkungsschwerpunkt der therapeutischen Reize im Bereich der vegetativen Reaktionen. Dies läßt zugleich erwarten, daß die pathischen Erlebniskomponenten des sog. Allgemeinbefindens als Indikator therapeutischer Reaktionen besonders wichtig sind (vgl. S. 157).

c) Einfluß von Reizstärke und Reizdauer

Bei gleicher Intensität eines Reizes ist bekanntlich die Größe der Reizfläche, bei gleicher Reizfläche darüber hinaus die Dichte bzw. Anzahl der betroffenen Rezeptoren bestimmend für die Intensität der Sinnesreaktion wie der anderen Reaktionsformen mit ihren objektiven Korrelaten. Somit ist auch die therapeutische Reizstärke sowohl eine Frage der Reizflächengröße als auch der Topographie des Reizortes. Hinsichtlich der epikritischen und protopathischen Anteile des Reizerlebnisses ist allerdings kein völlig gleichsinniges Verhalten zu erwarten, da die protopathischen Reaktionen teilweise unter Umgehung der spezifischen Rezeptoren, durch Miterregung anderer Rezeptorstrukturen oder durch direkte Wirkungen auf das Gewebe hervorgerufen werden können. Die Empfindlichkeit der Haut für therapeutische Reize wird daher auch wesentlich durch ihre Schutzvorrichtungen (z. B. Hornschwiele) mitbestimmt. Im allgemeinen sind die akralen Hautbezirke schon infolge der Rezeptorverteilung mehr dem epikritischen Wahrnehmen zugeordnet, während die Annäherung des Reizortes an den Körperstamm die protopathische Komponente verstärkt. Dem entspricht auch die Anordnung der bekleideten Körperoberflächen, so daß das Ablegen der Bekleidung die therapeutische Angriffsfläche für vegetativ wirksame Reize besonders vergrößert.

In den therapeutisch relevanten Modalbereichen ist der epikritische Reaktionsanteil im mittleren Bereich der Intensitätsskala maximal ausgeprägt, während die vegetativen Reizwirkungen mit ihren pathischen Komponenten von hier aus nach beiden Richtungen hin zunehmen, allerdings mit unterschiedlichen Gefühlstönungen. So geht z.B. im *mechanischen Erlebnisbezirk* der Haut die Berührungsempfindung bei Steigerung des auf eine Fläche ausgeübten Druckes kontinuierlich in eine Druckempfindung über, die bei weiterer Steigerung schließlich in ein Schmerzerlebnis einmündet. Nach der anderen Seite hin führt die Abschwächung des mechanischen Reizes zur stark affektiv betonten Kitzelempfindung, die gleichfalls mit ausgeprägten vegetativen Reaktionen einhergehen kann (vgl. EBBECKE 1944, 1959; HENSEL 1966). Dabei spielt stets auch die Zeitgestalt der Reizung eine besondere Rolle (vgl. S.82). Vor allem diskontinuierliche, rhythmische Reizfolgen bzw. Intensitätsschwankungen können, je nach der Frequenz, die protopathische Erlebniskomponente steigern. So führen z.B. Vibrationsreize an bestimmten Hautstellen zu starken und oft unangenehmen Kitzelempfindungen (HENSEL 1966).

Auch im *thermischen Erlebnisbezirk* mit seinen polaren Qualitäten Wärme und Kälte lassen sich in besonderer Ausprägung Übergänge zu intensiven protopathischen Erlebnissen darstellen, und zwar nach beiden Richtungen hin. Abgesehen von den Extremen des Kälte- und Hitzeschmerzes gehen die mit dem „Frieren" und der „Schwüle" verbundenen regulativen Vorgänge (Muskelzittern, Vasokonstriktion und Kontraktion der Mm. arrectores pilorum bzw. Vasodilatation, Schweißausbruch etc) mit betont affektiven Erlebnissen einher. Diese wurden von EBBECKE (1948) als Reflexempfindungen charakterisiert und als „Heizaffekte" und „Entwärmungsaffekte" gegeneinander abgegrenzt. Zu den ersteren gehören u.a. Angst, Schreck und Wachheit, zu den letzteren Behaglichkeit, Entspannung, Müdigkeit, Schläfrigkeit.

Im übrigen können alle Sinnesqualitäten bei Überschreitung einer bestimmten Reizintensität als Ausdruck beginnender Schädigung des Gewebsstoffwechsels in den sog. *nocizeptiven Erlebnisbezirk* übergehen. Hier stehen zwar in allen Intensitätsbereichen die starke Somatisierung und Affektbetonung der Empfindungen im Vordergrund, doch lassen sich auch Einflüsse der Reizstärke auf Qualität und Lokalisierbarkeit der Erlebnisse und damit auf den Umfang der vegetativen Mitreaktionen feststellen. So wird z.B. die Juckempfindung, die vorzugsweise durch chemische Reizstoffe ausgelöst wird, oberflächlich lokalisiert und ist relativ scharf begrenzt. Dies gilt auch für den hellen Oberflächenschmerz, an dem noch verschiedene Qualitäten unterschieden werden können, während der dumpfe Tiefenschmerz wesentlich diffuser ist und mit seinen besonders negativen Erlebnisqualitäten den reinen Affekten nahesteht (Lit.-Übersicht s. AUERSPERG 1963; HENSEL 1966). Dem entspricht auch der besondere Umfang der vegetativen Begleitreaktionen (z.B. Schmerzkollaps). Auf der anderen Seite sollen die Schmerzrezeptoren bereits unterhalb der Wahrnehmungsschwelle Schutz- und Abwehrfunktionen ausüben (REIN 1939), indem sie reflektorisch auf die trophische Regulation des Gewebsstoffwechsels und – über Axonreflexe – auf die lokale Durchblutung einwirken (vgl. dazu JUNG 1972).

Während die Beziehungen zwischen Reizstärke und epikritischer Sinnesreaktion mit Einschluß einiger neurophysiologischer Korrelate systematisch untersucht sind (u.a. WEBER-FECHNERsches Gesetz, STEVENsche Potenzformel; Lit.-Übersicht

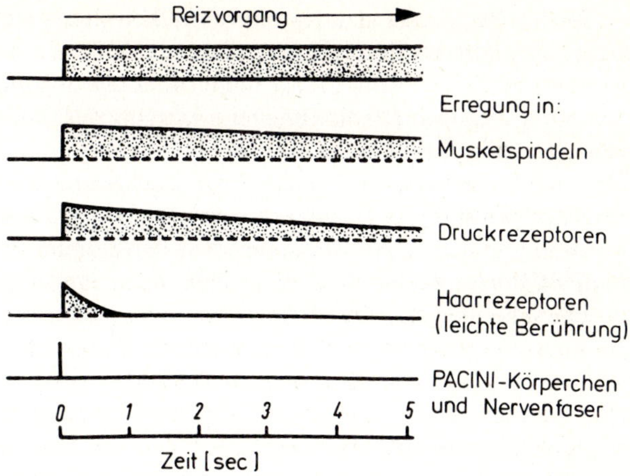

Abb. 2. Beispiele für unterschiedliches adaptives Verhalten verschiedener somato-sensorischer Rezeptoren. (Aus JUNG 1972)

s. HENSEL 1966; TEN BRUGGENCATE 1971; JUNG 1972), stehen entsprechende Untersuchungen für die protopathischen Komponenten und die mit ihnen verbundenen somatischen Vorgänge noch größtenteils aus. Sie wären für die therapeutische Reizanwendung von größtem Interesse. Es bestehen deutliche Wechselwirkungen zwischen den beiden Erlebnis- bzw. Reaktionsbereichen. So gelingt es bekanntlich, eine Schmerzempfindung durch sensorische Ablenkung zu vermindern (vgl. PÖLLMANN u. HILDEBRANDT 1973), wie andererseits nachgewiesen ist, daß vegetative Reaktionen die Sinneswahrnehmung verändern können (CABANAC 1971).

Die Stärke eines Reizes kann im Hinblick auf seine Wirkungen nur dann beurteilt werden, wenn man den Zeitfaktor berücksichtigt. Auch bei objektiv gleichbleibender Reizintensität geht nämlich in der Regel das Ausmaß der augelösten Erregungsvorgänge wie auch der Sinnesempfindung im Laufe der Zeit mehr oder weniger schnell zurück. Dieser Vorgang wird allgemein als Adaptation oder Gewöhnung bezeichnet. Hinsichtlich Zeitverhalten und zugrundeliegender Mechanismen lassen sich allerdings sehr verschiedene Formen von Adaptation unterscheiden (vgl. S. 54).

Auch für die verschiedenen Reizmodalitäten und -qualitäten sind die adaptiven Eigenschaften sehr unterschiedlich ausgeprägt. Besonders schnelle Adaptation zeigen z. B. Berührungs- und Druckempfindungen, während die propriozeptorischen Sehnen- und Muskelspindelafferenzen für längere Zeit das getreueste Abbild des Dehnungsreizes vermitteln (vgl. JUNG 1972; *Abb. 2*).

Die adaptiven Eigenschaften der Sinneskanäle können einerseits dazu dienen, die auf Kontrasterfassung gegründete Wahrnehmungsfunktion durch schnelle „Bereichseinstellung" (RANKE 1956) zu verbessern, wozu der maximale Empfindlichkeitsbereich jeweils dem Reizpegel entsprechend verschoben wird. Andererseits kann die Adaptation bei sprungförmigem Reizbeginn auch als Ausdruck einer initial überschießenden Empfindlichkeit interpretiert werden (Differentialquotienten-Empfindlichkeit, vgl. S. 22), wodurch der Warnungscharakter exterozeptorischer Erregungen besonders hervorgehoben wird.

Als Grundlage für seine homöostatischen Regelungen benötigt der Organismus nicht nur relative Informationen über stattfindende Änderungen, sondern zumindest in letzter Instanz auch Meldungen über den absoluten Zustand und dessen Abweichung vom Soll (Fühler mit zeitunabhängiger, statischer Proportionalempfindlichkeit). Dies gilt insbesondere für die proprio- und enterozeptorischen Meldungen. Als Extrembeispiel kann hier der Schmerz angeführt werden, obwohl Änderungen der intentionalen Einstellung das Schmerzerlebnis modifizieren können und auch adaptive Veränderungen bestimmter Schmerzkomponenten dargestellt wurden (vgl. HENSEL 1966; STREMPEL u. STROH 1982).

Die schnellen adaptiven Vorgänge im Sinne der Bereichseinstellung der Sinnesempfindlichkeit spielen sich überwiegend am Rezeptor selbst ab. Dabei können sowohl lokale stoffwechselchemische Veränderungen maßgebend sein (vgl. RANKE 1956) als auch efferente Rückwirkungen auf den Rezeptor, die von besonderen afferenten Schaltmechanismen oder auch von höheren nervösen Instanzen ausgehen (vgl. BURKHARDT 1960; HENSEL u. HILDEBRANDT 1964a; HENSEL 1966; JUNG 1972). Die geringere Fähigkeit zu schneller adaptiver Bereichseinstellung gegenüber proprio- und enterozeptiven Reizen ist aber verbunden mit umfassenderen adaptiven Fähigkeiten im Bereich der angeschlossenen reaktiven Systeme. Solche physiologischen Adaptationen höherer Ordnung (vgl. S. 52) haben einen wesentlich größeren Zeitbedarf und setzen längerfristige oder serienmäßig wiederholte Reizeinwirkungen voraus. Länger anhaltende Reizwirkungen sind wiederum an vorherrschend statisch-proportionale Erregungsbedingungen gebunden.

Infolge der unterschiedlichen adaptiven Eigenschaften exterozeptorisch-epikritischer und enterozeptorisch-pathischer Reizeffekte kann es bei längerer Reizeinwirkung zu charakteristischen Dissoziationen beider Komponenten kommen. So kann z. B. eine Kaltempfindung an der Haut innerhalb von Minuten durch Adaptation weitgehend verschwinden, während sich zugleich das durch denselben Kaltreiz hervorgerufene Gefühl des Frierens steigert. Ein solches Verhalten ist wiederum besonders für diejenigen Reizmodalitäten charakteristisch, die durch einen starken pathisch-vegetativen Reaktionsanteil für eine therapeutische Reizanwendung in Betracht kommen. Bei objektiv gleichbleibender Reizstärke treten hier mit zunehmender Reizdauer trotz Abklingens der epikritischen Empfindungen die somatischen Reizwirkungen in den Vordergrund.

Die therapeutische Verwendung von Reizen verlangt daher neben der Reizstärke auch eine strenge Dosierung der Reizdauer. Um so wichtiger ist es, darauf hinzuweisen, daß gerade im Bereich der therapeutisch nutzbaren Reizqualitäten unsere Kenntnisse über die Bedeutung des Zeitfaktors bei der Reizdosierung noch unzureichend sind. Dies gilt insbesondere auch im Hinblick auf die Bedeutung der Reizintervalle bei wiederholter Anwendung.

3. Afferente Systeme

a) Rezeptor-Verteilung

Um gegenüber Störungen und Belastungen angemessen reagieren zu können, benötigt der Organismus nicht nur Informationen über seine Umwelt (Exterozeption), sondern auch über seine inneren Verhältnisse (Enterozeption, Propriozeption). Informationen über die Außenwelt sind in erster Linie dazu geeignet, Gefährdungen und zu erwartende Störungen des inneren Milieus anzukündigen (Warnreize), Grad und Umfang der bereits eingetretenen Störungen können dagegen nur durch Informationen aus dem Körperinneren beurteilt werden.

Diese Informationen sind nicht nur entsprechend der Reizintensität abgestuft, sondern vor allem auch durch die topographische Anordnung und Verteilungsdichte der Rezeptoren. An der Hautoberfläche führt z. B. die unterschiedliche Dichte der Rezeptoren dazu, daß der Warneffekt eines Kaltreizes am Körperstamm wesentlich größer ist als an den Extremitäten. Ebenso bedeutsam ist die räumliche Anordnung der Enterorezeptoren für die Beurteilung des manifesten Störungsumfanges. Hier findet sich eine Art von Tiefenstaffelung, die es ermöglicht, in mehreren Stufen entweder lokale Gewebspartien, größere Funktionssysteme oder den Gesamtorganismus zu überwachen.

Die exterozeptorischen Warnmeldungen von der Körperoberfläche haben häufig einen recht komplexen oder gar unspezifischen Charakter und werden vom Organismus vorwiegend zur allgemeinen Steigerung der Abwehr- und Reaktionsbereitschaft verarbeitet (unspezifisches Aktivierungssystem; vgl. S. 23). Darüber hinaus werden sie aber auch in den spezifisch angesprochenen Regelsystemen nach Art einer Störgrößenaufschaltung für die Bemessung des Reaktionsumfanges berücksichtigt. Die enterozeptorischen Meldungen werden über afferente Verbindungen, die bereits nach ihrem Ortswert abgestuft sind, verschiedenen Organisationsstufen des autonomen Systems zugeführt und tragen auf diese Weise dazu bei, den Regulationsaufwand auf den notwendigen Umfang zu beschränken.

Die in der Bäder- und Klimaheilkunde bevorzugt verwendeten Reize treffen im Organismus auf besonders vielfältig abgestufte Rezeptorsysteme. Thermisch, mechanisch, chemisch und osmotisch empfindliche Strukturen finden sich nicht nur in Haut und Schleimhäuten, sondern auch in den Geweben, an den großen Transport- und Verteilungssystemen (Atmung, Kreislauf, Verdauungstrakt) sowie als zentrale Fühlerinstanzen im Kopfbereich und in den regelnden Zentren des Gehirns selbst *(Tabelle 2)* (vgl. SIMON 1974; WERNER 1980).

Der breiten Verteilung dieser „Gewebssinne“ (ROHEN 1971) entsprechend ist der Differenzierungsgrad der Enterozeptoren durchweg wesentlich geringer als etwa bei den höheren Sinnen, wo die Rezeptoren in komplizierte Hilfsapparate eingebaut sind. Die einfacher gestalteten Enterozeptoren stellen z. T. nur periphere Aufsplitterungen einzelner Nervenfasern oder knäuelartige Terminalstrukturen dar, und auch die afferente Nervenleitung ist weniger differenziert.

Die ausgeprägte Tiefenstaffelung dieser Rezeptorsysteme läßt die vielfältigen Möglichkeiten einer Abstufung therapeutischer Reaktionen im vegetativ-autonomen Bereich erkennen, die allein durch die mehr oder weniger große „Tiefenwir-

Tabelle 2. Beispiele für die topographisch abgestufte Anordnung der Rezeptorfelder im Organismus (Integument – Gewebe, Eingeweide – Verteilungs- und Koordinationssysteme – Integrierte zentrale Überwachung)

Thermo-rezeptoren	Chemo-rezeptoren	Osmo-rezeptoren	Mechano-rezeptoren
Hypothalamus	Hirnventrikel	Hypothalamus (Carotis int.)	Innenohr Vestibularorgane
Mittelhirn			
Medulla obl.	Medulläre Zentren	?	Lunge, Herz, Kreislauf (Volumen, Druck)
Rückenmark	Glomusorgane in Lunge und Kreislauf		
Visceral	Gewebe (Muskel)	Leber	Bewegungsapparat (Muskel, Sehnen, Gelenke)
Schleimhäute	Schleimhäute (Geschmack, Geruch)	?	Schleimhäute
Haut			Haut

kung“ von Warn- und Störreizen in diesen Modalbereichen gegeben sind. Für einige Reizqualitäten, die für den Organismus von existentieller Bedeutung sind (z. B. O_2-Mangel), fehlt allerdings die exterozeptorische Warnstufe, doch ist auch hier eine enterozeptorische Tiefenstaffelung vorhanden.

b) Afferente Erregungsleitung

Den Beziehungen der Modalbereiche zu den drei Reaktionssystemen entsprechend (vgl. Abb. 1, S. 8) werden die afferenten Erregungen schwerpunktmäßig unterschiedlichen Regionen des Zentralnervensystems zugeleitet. Die der bewußten Wahrnehmung dienenden exterozeptorischen Afferenzen erreichen über thalamische Stationen die Großhirnrinde. Die propriozeptorischen Informationsleitungen enden vor allem im Rauten- und Kleinhirnbereich als dem Zentrum der unbewußten Sensomotorik. Die enterozeptorischen Afferenzen schließlich erreichen vornehmlich die vegetativen Zentren in Hypothalamus, Mittel- und Rautenhirn. Die der afferenten Leitung dienenden Neuronenketten zeigen aber auch in Struktur und Gliederung charakterische Unterschiede zwischen den drei Systemen, die zugleich Grundlage für deren wechselseitige Beeinflussung auf verschiedenen Organisationsebenen sind.

Die zur epikritischen Wahrnehmung vordringenden Informationen werden dem Zentralnervensystem in markhaltigen, schnell leitenden Neuronenketten zugeführt, die durch das Überwiegen von Konvergenzschaltungen die Tendenz zu einer möglichst spezifischen und isolierten Erregungsleitung erkennen lassen. Schon im Rezeptorfeld wird durch spezielle Mechanismen zur sog. lateralen Hemmung die abgrenzende und kontrastverschärfende Funktionsweise dieses Empfangssystems deutlich (vgl. v. Békésy 1970; Jung 1972; Kornhuber 1972). Direkte Anschlüsse an efferente Systeme sind wenig entwickelt, soweit sie nicht dem Wahrnehmungsprozeß selbst dienen (z. B. Bereichseinstellung).

Die propriozeptorischen Afferenzen werden zwar auch mit größtmöglicher Geschwindigkeit in dicken markreichen Nervenfasern zentralwärts geleitet, doch erfolgt die erste Anschaltung an das efferente motorische System bereits auf der untersten segmentalen Organisationsstufe (monosynaptischer Reflex). Dadurch zeigt dieses System – im Gegensatz zur Spezialisierung des exterozeptorischen Systems auf afferente Leistungen – eine besondere Betonung der efferenten Leistungen. Zugleich bietet es schon frühzeitig Möglichkeiten zur Anschaltung und Mitreaktion anderer Systeme. Nach elektrophysiologischen Reizversuchen bleiben die autonomen Mitreaktionen aber meist segmental begrenzt.

Die von den weniger differenzierten Rezeptoren des protopathischen Systems der Körperoberfläche sowie aus dem enterozeptorischen System einlaufenden Informationen werden dagegen in markärmeren, dünneren und weniger schnell leitenden Nervenfasern zentralwärts geführt. Für diese ist eine besonders starke Ausbildung kollateraler Verbindungen zum vegetativ-autonomen System kennzeichnend. Direkte Messungen der sympathischen Aktivität bei afferenter Nervenreizung haben ergeben, daß die autonome Mitreaktion um so weniger auf das betreffende Spinalsegment beschränkt bleibt, je dünner die gereizten Fasern sind. Bei C-Faser-Reizung (Schmerz, Temperatur etc.) kommt es stets zu supraspinaler Generalisation der sympathischen Miterregung (Lit.-Übersicht s. Koizumi u. Brooks 1972).

Die sich hier für das afferente System der pathisch-vegetativen Reaktionen anzeigende besondere Tendenz zu Divergenz und Irradiation ist auch schon an der Beteiligung des peripheren vegetativen Nervensystems abzulesen. Insbesondere thermische, mechanische, chemische und osmotische Reize erregen außer den spezifischen Rezeptoren des zerebrospinalen Systems offenbar auch direkt sympathische Fasern und lösen dadurch über axonale und ganglionäre Reflexe lokale Mitreaktionen aus. Die netzförmigen Strukturen des peripheren autonomen Systems, die cutaneo-visceralen und viscero-cutanen Verknüpfungen unterstreichen die Irradiationstendenz der Erregungsleitung in diesem Empfangssystem (vgl. Gross 1959, 1961).

Die Tendenz zu Irradiation und Generalisation der afferenten Erregungsausbreitung kommt insbesondere auch im humoralen Transport von Erregungsstoffen (Transmittern und Stimulonen) zum Ausdruck, die als Reizfolge in den Geweben entstehen bzw. aus Reservoiren freigesetzt werden (Histamin, Bradykinin, Serotonin, Prostaglandine, Acetylcholin, Adrenalin bzw. Noradrenalin etc). Ihre Abbaugeschwindigkeiten und damit Umfang und Dauer der Fernwirkungen sind sehr unterschiedlich.

Sämtliche Sinnesafferenzen werden durch Kollateralen dem unspezifischen Aktivierungssystem der Formatio reticularis, speziell des Hirnstamms, zugeschaltet. Der hierdurch mögliche generalisierende Erregungseffekt ist aber wiederum besonders ausgeprägt für afferente Impulse aus denjenigen Modalbezirken, die therapeutisch bevorzugt genutzt werden (vgl. Müller-Limmroth 1973, 1980).

4. Das vegetative Reaktionsvermögen

a) Funktionelle Struktur des autonomen Systems

Ebenso wie die motorischen Reaktionen des Organismus durch eine hierarchische Organisation des Zentralnervensystems nach Gestalt und Umfang zweckmäßig abgestuft werden (vgl. ROHEN 1971), können auch die Reizantworten des vegetativ-autonomen Systems nach Umfang, Komplexität und Spezifität verschieden sein. Auch hier liegt ein hierarchisch abgestuftes Organisationsprinzip zugrunde, bei dem die reflektorischen Mechanismen der niederen Stufen jeweils in die höheren Stufen integriert und deren höheren Funktionszielen zugeordnet werden. So kommt eine zunehmende Komplexität der Reaktionen zustande, die stets noch Bestandteile niederer Organisationsstufen in sich enthält. Durch Einschränkung der Freiheitsgrade der jeweils niederen Ebenen wird eine Optimierung der Funktionen erreicht. Zugleich nimmt die Adaptationsfähigkeit des Systems an die Umweltbedingungen von Stufe zu Stufe zu (vgl. JÄNIG 1976). Prinzipieller Aufbau und funktionelles Verhalten des autonomen Systems sollen hier nur so weit geschildert werden, daß die therapeutischen Effekte und Möglichkeiten verständlich werden. Hinsichtlich näherer Einzelheiten und Belege muß auf die Darstellungen in der einschlägigen Literatur verwiesen werden (HESS 1948; MÜLLER 1931; WACHHOLDER 1961; INGRAM 1960; MONNIER 1967; KOIZUMI u. BROOKS 1972; JÄNIG 1976; u.a.). Dabei wird zugleich deutlich, daß viele Einzelheiten noch einer näheren Klärung bedürfen.

In *Tabelle 3* sind die Organisationsstufen bzw. Integrationsebenen des autonomen Systems mit ihren Funktionskreisen in ihrer hierarchischen Gliederung zusammengestellt. Für das sensomotorische System läßt sich eine parallele Anordnung zwanglos aus der Gliederung von ROHEN (1971) entwickeln. Auch für die sensorischen Systeme und für die psychischen Reaktionskorrelate ergibt sich eine entsprechend abgestufte Zuordnung (vgl. INGRAM 1960; JÄNIG 1976).

Eine anatomische Zuordnung der drei Reaktionssysteme (vgl. Abb. 1, S. 8) ist nur auf den untersten Organisationsstufen möglich. So werden die vornehmlich zu bewußten Wahrnehmungen verarbeiteten Afferenzen in den dorsalen Abschnitten des Zentralnervensystems geleitet, die efferent-motorischen Impulse in den ventralen Abschnitten. Die autonomen Strukturen befinden sich dagegen überwiegend in den lateralen Anteilen der Querschnitte. Auf den höheren Stufen der Organisation ist keine räumliche Trennung der drei Systeme mehr erkennbar. Hier ist ihre Integration auch funktionell so gesteigert, daß eine isolierte Betrachtung z. B. einer Affektreaktion als eines nur motorischen, vegetativen oder psychischen Reaktionsablaufs nicht mehr adäquat ist (vgl. JÄNIG 1976). Die stufenweise zunehmende Komplexität als wichtiges Organisationsprinzip des autonomen Systems, der auch die differenzierte Zeitstruktur der spontanen und reaktiven Vorgänge entspricht (vgl. dazu S. 30 ff.), geht auch aus der Folge der Funktionskreise in Tabelle 3 hervor.

Auf der untersten *Stufe der peripheren Autonomie* sind zunächst nur lokale Reaktionen möglich, die überwiegend trophisch-nutritive Funktionen erfüllen (z. B. Axonreflexe). Die funktionelle Bedeutung dieser Mechanismen ist trotz der Überlagerung durch höhere nervale und humorale Steuerungen sehr groß. Dies belegt z. B.

Tabelle 3. Schema der hierarchischen Organisation des autonomen Systems

Morphologische Substrate	Integrationsstufe	Autonome Funktionskreise
Neocortex	Adjustierung an aktuelle Umweltsituationen, intellektuelle Lernprozesse (Zentrale Autonomie)	Vegetative Mitinnervation, bedingte Reflexe, „Streß“-Effekte
Mesocortex (Äußerer Ring d. limbischen Systems)	Vegetative Lernprozesse und Verhaltensregulation	Adaptive Modifikation autonomer Reaktionen und Verhaltensmuster
Allocortex (Innerer Ring d. limbischen Systems)	Artspezifische Trieb- und Verhaltenssteuerungen	Reproduktion, Regeneration, Alimentation
Hypothalamus, Formatio reticul. in Mittel- und Rautenhirn	Vegetative Gleichgewichte (Homöodynamik)	Temperatur, Stoffwechsel, Wasser-, Elektrolyt-, Säure-Basen-Haushalt, Schlaf-Wach-Rhythmik.
Medulla oblongata	Systemreflexe (Tonische Reflexsteuerungen)	Atmung, Herz und Kreislauf u. a.
Rückenmark	Spinale autonome Reflexe	Schutzreflexe, Blutverteilung, u. a. Cutaneo-viscerale Wechselbeziehungen
Intramurales Nervensystem	Periphere Autonomie	Axonreflexe, lokal-chemische Regulationen

die Prävalenz der lokal-chemischen Durchblutungsregelung gegenüber allen anderen Steuerungsfaktoren der Gefäßweite (vgl. REIN 1941; GOLENHOFEN 1962a). Die starke Beteiligung chemischer Wirkstoffe (Gewebshormone etc) an den afferenten wie efferenten Vorgängen der autonomen Peripherie weist zugleich auf die Möglichkeit gewisser Fernwirkungen im Organismus hin, vor allem durch den Übertritt solcher Stoffe in die Blutbahn.

Die *spino-segmentale Integrationsstufe* umfaßt zahlreiche autonome Reflexmechanismen (z. B. für Vasomotorik, Schweißsekretion, Pilomotorik etc.). Die Reaktionen schließen zwar bereits konsensuelle Beteiligungen sowie intersegmentale und cutaneo-viscerale bzw. somato-viscerale Koordinationen mit ein, doch funktionieren diese spinalen Mechanismen außerhalb des Einflusses höherer Regionen mehr für den lokalen und augenblicklichen Bedarf; sie sind noch nicht in der Lage, selbständig im Sinne der vegetativen Homöostase des Gesamtorganismus zu wirken. Projektionen der spinalen Reflexkreise lassen sich bis zum zerebralen Cortex nachweisen, wodurch die modulierenden Rückkoppelungen der höheren Organisationsstufen ins Spiel gebracht werden können (vgl. INGRAM 1960).

Die auf der *medullären Integrationsstufe* organisierten Reaktionen bzw. Reaktionsmuster betreffen bereits ganze Funktionssysteme, insbesondere Atmung und Kreislauf. Die entsprechenden „Zentren“ sind sämtlich dem neuronalen Netzwerk der hier mächtig entwickelten Formatio reticularis eingebettet und stehen darum in engen Wechselwirkungen (vgl. Koepchen u. Mitarb. 1981; Raschke 1981). Die von diesem Bereich ausgehenden Efferenzen sind einerseits für die „Spannungsregelung“ in Kreislauf und Atmungssystem verantwortlich, zum anderen sind sie für den Gesamttonus im autonomen Nervensystem von dominierender Bedeutung („Generator des neurogenen Tonus“, Jänig 1976). Auch die Beziehung zur Tonussteuerung im motorischen System ist hier sehr eng. – Die wichtigsten Afferenzen kommen aus dem Kreislauf (Pressorezeptoren) und dem Atmungssystem, aber auch die kollateralen Zuflüsse aus thermischen und mechanischen Afferenzen von der Körperoberfläche beeinflussen den Gesamttonus. – Die Reflexmuster umfassen bereits verschiedene Mechanismen, die koordiniert als Stellgrößen im Regelkreis zur Aufrechterhaltung der „Betriebsspannung“ dienen (z. B. Herzfrequenz- und Gefäßtonussteuerung). Aktivitätssteigerung auf dieser Organisationsstufe erzeugt weitgehend generalisierte Effekte im Sinne einer Bereitstellungsreaktion, an der auch hormonale Efferenzen (Adrenalin-Ausschüttung aus der Nebenniere) beteiligt werden. Sie aktivieren auch die motorische und psychische Leistungsbereitschaft (Vigilanzsteigerung). Die im Hirnstamm repräsentierten Funktionskreise zeichnen sich durch ausgeprägte rhythmogene Eigenschaften aus. Sie besitzen zudem ausgedehnte rückgekoppelte Verbindungen mit höheren Ebenen (z. B. Hypothalamus) bis hin zum Cortex.

Die nächste Integrationsstufe umfaßt die autonomen Strukturen von *Rautenhirn, Mittelhirn und Hypothalamus,* die wiederum in das ausgedehnte Netzwerk der Formatio reticularis eingebettet sind. Diese Stufe stellt einerseits eine zentrale Instanz des gesamten autonomen Systems dar, läßt andererseits aber auch deutliche Merkmale einer Übergangsstufe zwischen den unteren einfacher strukturierten Reflexkreisen und solchen autonomen Reaktionsmustern erkennen, die bereits die Komplexität von Verhaltensregulationen besitzen und in den noch höheren Stufen weiter ausgebildet werden. Dabei lassen sich – auch anatomisch – Areale unterscheiden, deren Reizung entweder mehr leistungsbetonte, spannungssteigernde autonome Muster (Ergotropie) auslöst, und solche, die auf Entspannung, Ruhe, Erholung und Befriedigung (Komfortgefühl) zielen (Trophotrop-endophylaktische Muster). Letztere sind vorwiegend in den rostralen Abschnitten des Hypothalamus angeordnet (vgl. Hess 1948; Koizumi u. Brooks 1972). Die mannigfaltigen Wechselwirkungen zwischen diesen beiden polaren Funktionstendenzen und die Repräsentation zentraler Schaltstellen für die Regulation aller Teilbereiche des „internen Milieus“ kennzeichnen die Bedeutung dieser Integrationsstufe für die Aufrechterhaltung vegetativer Gleichgewichte. Diese Funktion der Homöostase ist nach neueren Erkenntnissen aufs engste verknüpft mit der Fähigkeit einer permanenten zeitlichen Gliederung, die dazu führt, daß die gegensätzlichen Tendenzen der autonomen Funktionen in rhythmischem Wechsel dominieren (Homöodynamik, vgl. Hildebrandt 1979). Dies geschieht zudem im zeitlichen Einklang mit den regelmäßig wechselnden geophysikalischen Umweltverhältnissen (vgl. S. 30).

Die anatomischen Voraussetzungen für die zentrale Mittlerfunktion dieser Integrationsstufe des autonomen Systems sind einerseits durch die besonders umfangreichen und vielseitigen nervalen Verbindungen in ascendierender und descendierender Richtung sowie durch den engen Zusammenhang mit der Formatio reticularis gegeben. Andererseits liegen im Hypothalamus bzw. Zwischenhirn die zentralen Schaltstellen der meisten hormonalen Regelkreise. Die Regelzentren unterstehen hormonalen Rückkoppelungen und sprechen vorwiegend auf blutchemische Veränderungen an (vgl. INGRAM 1964). Sie stellen besonders für die tiefengestaffelten Rezeptorsysteme der Enterozeption oberste Fühlerinstanzen dar (z. B. für thermische und osmotische Reize). Die hormonalen Efferenzen der Hypophyse werden über die Bildung von hypothalamischen Releasing- und Hemmfaktoren neurohormonal gesteuert, wobei diese Steuerhormone auf dem Blutwege über das hypothalamo-hypophysäre Pfortadersystem zum Hypophysenvorderlappen transportiert werden. Über aminerge Systeme unterliegen die hormonalen Regelungen Einflüssen aus den verschiedensten Bereichen des Zentralnervensystems. Direkte Reizung löst in verschiedenen Bezirken des Hypothalamus und Zwischenhirns unterschiedliche Reaktionsmuster aus. Von diesen stehen die einfacheren (z. B. Aggression, Wut) in engerer Beziehung zu den ergotropen Spannungsregelungen der niederen Integrationsstufe, während die komplizierteren Muster mit überwiegend trophotrop-hemmender Charakteristik in näherer Beziehung zu den Verhaltenssteuerungen der nächsthöheren Stufe stehen.

Wenn man den unbewußt-reflektorischen Charakter der autonomen Reaktionen in den Vordergrund stellt, erscheint es berechtigt, die Stufe der vegetativen Gleichgewichtsregelungen als höchste Instanz des autonomen Systems anzusehen (vgl. HESS 1948; HOFF 1957; u. a.). Erst in neuerer Zeit wird stärker beachtet, daß die Verhaltensregelungen, die die Ausbildung noch komplexerer Reaktionsmuster voraussetzen und dabei auch somato-motorische und psychische Vorgänge integrieren, von übergeordneter Bedeutung sind. Ihre Auslösung erfolgt in erster Linie über pathisch-affektive Erlebnisse, das Behaglichkeitsgefühl (Komfortgefühl) kann daher als „Sollwert" solcher höheren Regelkreise angesehen werden. Auch beim Menschen sorgt der Einsatz von efferenten Verhaltensmustern von großer funktioneller wie zeitlicher Kompliziertheit dafür, daß die niedrigeren autonomen Reflexe und Regelungen auf ein Minimum reduziert werden, vor allem zur Einhaltung betont trophotroper Bedingungen (vgl. CABANAC u. Mitarb. 1976; HILDEBRANDT u. Mitarb. 1981).

Natürlich wirken auch die Efferenzen dieser höheren Integrationsstufen nur durch Modifikation bzw. Optimierung der auf den niederen Stufen vorgebildeten Reflexmuster. Dadurch werden die Aufgaben der vegetativen Gleichgewichtsregelungen gewissermaßen unter höheren Gesichtspunkten wahrgenommen. Die übergeordneten Instanzen haben aber eigene Zielsetzungen, denen die niederen Systeme durch zweckmäßige Modifikation dienen müssen, insbesondere gilt dies für die autonomen Lern- und Anpassungsvorgänge.

So lassen sich der folgenden Integrationsstufe des *Limbischen Systems* (phylogenetisch älterer „innerer Ring": Allocortex), das in enger Interaktion mit den hypothalamischen Strukturen steht, mannigfaltige (Re-)Aktionsmuster der Trieb- und Verhaltenssteuerung zuordnen, als deren Ziele die Sicherung des Lebensbestandes durch Nahrungsaufnahme, Wachstum und Reproduktion charakterisiert werden können. Diese Muster werden vorzugsweise über kortikale Zuflüsse oder von solchen Afferenzen ausgelöst, die mit pathischen Erlebnissen verbunden sind, welche den Charakter der sog. Gemeingefühle haben (Hunger, Appetenz etc.). Die efferenten Vorgänge werden von mehr oder weniger bewußten Motivationen begleitet, ein Zeichen dafür, daß von dieser Stufe der Organisation Wechselwirkungen mit den noch höheren Ebenen bestehen.

Auffallend ist die phasisch-periodische Zeitstruktur der hier gesteuerten Vorgänge. So zeigt die Nahrungsaufnahme eine deutliche rhythmische Gliederung, die übrigens weitgehend unabhängig von Menge und Qualität der aufgenommenen Nahrung ist (MORATH 1974). Das (regeneratorische) Gewebswachstum ist periodisch geordnet (vgl. S. 40), und die Sexualfunktionen zeigen eine ausgeprägte rhythmische Gliederung, wobei die Periodendauer infolge der eingeschalteten trophisch-plastischen Phasen (z. B. Aufbau des Endometriums, Brunftzyklus) die Größenordnung von Wochen erreicht und überschreiten kann.

Je höher die Stufe der Organisation wird, um so stärker dominieren inhibitorische Effekte bei der Ausbildung der Reaktionsmuster. So wird auf der nächsthöheren Integrationsstufe, die anatomisch möglicherweise den *mesocortikalen Anteilen des limbischen Systems* (äußerer Ring) zugeordnet ist, die trophotrope Tendenz der Reaktionen durch Einbeziehung von Lernprozessen des autonomen Systems nochmals gesteigert. Dadurch gewinnen die Reaktionsmuster an Ökonomie. Eine Trennung von vegetativen, motorischen und psychischen Anteilen ist dabei kaum noch möglich; autonomes und somatisches Lernen geschehen gemeinsam (vgl. KOIZUMI u. BROOKS 1972). Für welche Formen von adaptiven Prozessen diese Integrationsstufe zuständig ist, kann allerdings bisher nur in Analogie zu den motorischen Lernvorgängen, die in den Stammganglien des extrapyramidalen Systems repräsentiert sind, erwogen werden. Vermutlich bestehen die engsten Beziehungen zu den sog. funktionellen Adaptationen, während die Vorgänge der Habituation und Toleranzsteigerung in näherer Verbindung zur kortikalen Dynamik der bedingten Reflexe stehen (vgl. GLASER 1968) und die trophisch-plastischen Adaptationen stärkere Verwandtschaft zu den Funktionszielen der niederen Integrationsebene besitzen (vgl. dazu S. 53 ff.).

Die höchste Integrationsstufe der autonomen Kontrolle umfaßt *neokortikale Mechanismen*. Die Hirnrinde ist einerseits verantwortlich für generalisierte Antworten und Bereitstellungsreaktionen, die im Sinne einer vegetativen Mitinnervation bei motorischen und psychischen Vorgängen kortikal gesteuert werden. Die Einbeziehung kortikaler Kontrollfunktionen dient andererseits der Feinjustierung des vegetativen Nervensystems an aktuelle Umweltsituationen (JÄNIG 1976). Die Erforschung der bedingten Reflexmechanismen hat gezeigt, daß die kortikale Dynamik die autonomen Funktionen bis in den Bereich der peripheren Gewebe beeinflussen kann (vgl. BYKOW 1954). Auch die über das autogene Training und andere Verfahren möglichen Eingriffe in die autonomen Regelsysteme machen diese Zusammenhänge deutlich.

Die kortikalen Verhaltensreaktionen stellen in erster Linie bewußt kontrollierte somatisch-motorische Aktionen dar, deren vegetative Begleitreaktionen vollständig integriert sind. Diese können aber dann stärker hervortreten, wenn die motorischen Aktionen gehemmt bzw. unterdrückt werden, und können dann den Charakter generalisierter Streß-Reaktionen annehmen (z. B. Restraint-Effekt). Auch die chronisch-einseitige Beanspruchung kortikaler Strukturen (z. B. anhaltende Lärmbelastung, Monotonie u. a.) kann zur Verselbständigung kortikal gesteuerter autonomer Effekte führen. Die Dissoziation sonst einheitlich somatisch-autonomer Reaktionsmuster durch kortikale Hemmwirkungen dürfte als pathogenetischer Faktor bedeutsam sein. Inwieweit sie auch beim Zustandekommen therapeutischer Effekte eine Rolle spielt, ist noch nicht untersucht, obwohl das Tolerieren subjektiv unangenehmer Reizwirkungen gerade in der Reaktionstherapie nicht selten vorkommt.

Der hierarchische Aufbau des autonomen Systems ist zwar in seinen Grundzügen erkennbar, die nähere Abgrenzung der einzelnen Integrationsstufen ist aber wegen der komplizierten Wechselwirkungen nicht überall hinreichend geklärt. Bei den zentripetalen wie zentrifugalen Informationsflüssen werden häufig eine oder mehrere Stufen übersprungen. Alle Organisationsebenen erhalten aber direkt oder indirekt afferente Informationen aus dem Körperinneren und aus der Umwelt (vgl. JÄNIG 1976).

Ein weiterer Ausbau unserer Kenntnisse des Gesamtsystems ist im Hinblick auf die Reaktions- und Adaptationstherapie von größter Bedeutung, weil das hierarchische Organisationsprinzip auch den Umfang der therapeutisch nutzbaren Reaktionen betrifft und zugleich deren Zeitverhalten kennzeichnet.

b) Struktur der autonomen Funktionskreise

Die durch Reize auslösbaren Reaktionen sind zwar auf den verschiedenen Integrationsstufen von unterschiedlicher Qualität und Komplexität, die zugrundeliegenden Wirkungsgefüge lassen sich aber unter den Gesichtspunkten der Kybernetik auf das gemeinsame Organisationsprinzip des Regelkreises zurückführen (Lit.-Übersichten s. WAGNER 1954; MITTELSTAEDT 1956, 1961; DICKMEIER 1964; DRISCHEL 1973; RENSING 1973; SINZ 1978, 1980; ZWIENER 1976; u.a.). In solchen Regelkreisen wirken die von Störeinflüssen bewirkten Zustandsänderungen der sog. Regelstrecke durch afferente Rückkoppelung in der Weise auf die steuernden Instanzen zurück, daß der Sollzustand durch Gegegensteuerung wieder hergestellt wird. Regelkreise sind damit die Grundlage der Homöostase des Organismus, indem sie die von Reizen gesetzten Störungen kompensieren. Für einzelne relativ einfache biologische Regelsysteme konnte die Struktur des Wirkungsgefüges als Grundlage für das dynamische Verhalten weitgehend aufgeklärt werden.

Bei den höheren Organismen ist eine solche Analyse dadurch erschwert, daß innerhalb der hierarchischen Struktur des autonomen Systems die Regelkreise der verschiedenen Integrationsstufen miteinander „vermascht" sind, d.h. Teile eines Regelkreises zugleich Teilstücke eines anderen sein können. Auf den höheren Organisationsebenen nimmt nicht nur die Komplexität der Wirkungsgefüge in schwer überschaubarer Weise zu, vielmehr wirken die höheren Integrationsstufen maßgebend auf die Regelkreise der niederen Stufen ein, indem sie deren Sollwerte bestimmen oder verstellen. Diese sog. Führungsgrößenaufschaltung geschieht zudem häufig in Form spontanrhythmischer oder induzierter periodischer Schwankungen.

Die rückgekoppelte Kreisstruktur der Regeleinrichtungen macht alle Funktionskreise im Prinzip schwingungsfähig (DRISCHEL 1973; RENSING 1973), sodaß sie sowohl spontane Rhythmizität als auch periodische Antworten zeigen können. Solche Oszillationen sind aber nicht nur als Abfallprodukte der homöostatischen Regelung zu betrachten (vgl. HILDEBRANDT 1961, 1967a), sie erweisen sich vielmehr als eigenes Ordnungssystem (vgl. rhythmische Funktionsordnung, S. 30), das in einem umfassenden Zusammenhang steht und bei entsprechendem dynamischem

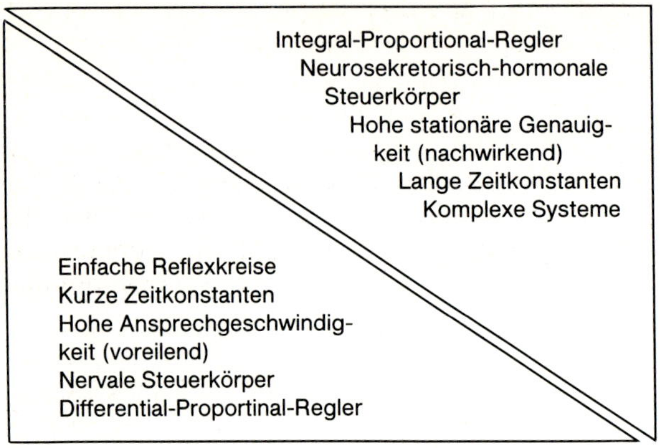

Abb. 3. Schematische Gegenüberstellung polarer Eigenschaften der Regelkreise in Bezug auf den hierarchischen Aufbau des autonomen Systems

Verhalten des Regelkreises als dissipatives System (vgl. SINZ 1978, 1980) der Stabilität der oscillierenden Funktionen dient.

Das Wirkungsgefüge der Funktionskreise kann rein nervaler oder humoraler Natur sein, kann aber auch beide Komponenten enthalten. Ein Teil besonders der höher organisierten Regelungsvorgänge spielt sich nicht allein innerhalb des autonomen Systems bzw. des Organismus ab, sondern bezieht das Kommunikationssystem Organismus-Umwelt mit ein (z. B. Verhaltensregelungen). Im Hinblick auf den hierarchischen Stufenbau des autonomen Systems muß eine differenzierte Systematik im Sinne einer „Evolution der Regelkreise“ noch entwickelt werden, es können daher hier nur einige Gesichtspunkte angeführt werden, die eine grobe Zuordnung bestimmter Strukturmerkmale, Mechanismen und dynamischen Verhaltensweisen zu den Integrationsebenen des autonomen Systems erlauben und damit dessen Funktionsweisen wenigstens im Prinzip verständlicher machen können.

Im Schema der *Abb. 3* sind einige polare Eigenschaften der autonomen Regelkreise so einander gegenübergestellt, daß die oberen den höchsten Integrationsstufen, die unteren den niedersten zugeordnet sind und zwischen den beiden Extremen im mittleren Bereich alle möglichen Übergänge denkbar sind.

Auf den unteren Integrationsstufen stellen die Regelkreise vorwiegend einfachere Reflexkreise dar, die ausschließlich nervale Steuerkörper enthalten und daher kurze Zeitkonstanten und eine hohe Ansprechgeschwindigkeit haben. Infolge differentialquotienten-empfindlicher Fühler oder Stellglieder kommt es zu initial überschießenden Reaktionen, so daß diese Funktionskreise häufig Warnfunktionen haben (d. h. zukunftsorientiert arbeiten). Dieses dynamische Verhalten der Regler wird als Differential-Proportional-Regelung (DP-Regler) bezeichnet (vgl. KEIDEL 1973; ZIMMERMANN 1976).

Die höchst komplexen Funktionskreise der oberen Integrationsstufen enthalten dagegen vorwiegend neurosekretorisch-hormonale Steuerungen, die lange Wirkungslatenzen haben und außerdem durch Induktion von Stoffwechsel- und Wachstumsprozessen in den peripheren Geweben große Zeitkonstanten einschließen. Solche Langzeitwirkungen mit Beteiligung von Entwicklungsprozessen verleihen dem Regelsystem die Dynamik eines Integral-Proportional-Reglers, dessen Reaktionen auf einen längerfristigen Kompensationsbedarf abgestimmt werden und einen größeren Erfahrungsbereich der Vergangenheit berücksichtigen können. Solche IP-Regler zeichnen sich durch besonders hohe stationäre Genauigkeit aus.

Die hier aufgeführten Eigenschaften des Zeitverhaltens entsprechen wegen der Schwingungsfähigkeit der Regelkreise unterschiedlichen Eigenfrequenzen, so daß der hierarchischen Anordnung der Funktionskreise ein ganzes Spektrum von rhythmisch-oszillierenden Funktionen zugeordnet werden kann, deren Periodendauer mit den höheren Integrationsstufen zunimmt (vgl. Rhythmische Funktionsordnung S. 30 und Abb. 9).

Schon auf Grund der unterschiedlichen Wirkungslatenzen und Wirkungsdauern lassen sich die humoralen bzw. hormonalen Wirkstoffe des Organismus den verschiedenen Integrationsstufen des autonomen Systems zuordnen. Dabei ergäbe sich eine Stufenfolge von den synaptischen Überträgerstoffen und lokal wirkenden Gewebshormonen über die von den inkretorischen Drüsen und anderen Geweben in die Blutbahn abgegebenen Hormone bis zu den neurosekretorischen Mechanismen des Großhirns. Möglicherweise ist dabei die Wirkstoffspeicherung im Zentralnervensystem mit ihren generellen Einflüssen auf das autonome System dem Wirkungsgefüge der höchsten Integrationsstufen zuzuordnen.

Eine kontrollierte Nutzung von bestimmten Reaktions- und Regulationsmechanismen zur Therapie setzt eine differenzierte Kenntnis des ganzen Wirkungsgefüges der betroffenen Funktionskreise voraus. Auch scheint es nur so möglich, durch gezielte Wahl der zugehörigen humoralen Indikatoren eine Kontrolle des Reaktionsablaufs durchzuführen.

c) Unspezifische Mitaktivierung

Das autonome System reagiert auf die ihm zugeleiteten Erregungen einerseits mit vorgebildeten spezifischen Reflexmustern, die in erster Linie auf die Reizqualität abgestimmt sind und deren Komplexität mit der Höhe der antwortenden Integrationsstufe zunimmt (vgl. S. 16). Andererseits führen aber zugleich alle afferenten Erregungen infolge der Tendenz zu irradiierender Erregungsausbreitung und Generalisation auch zu einer mehr oder weniger ausgebreiteten unspezifischen Aktivierung des sympathiko-adrenalen Systems (Cannon 1928; v. Skramlik 1956). Diese intensiviert insbesondere die ergotrop gerichteten Funktionen des Organismus (Hess 1948). Die unspezifische Mitaktivierung treibt aber nicht nur die vegetativen Reaktionen an, sondern fördert auch die Funktionen des sensomotorischen Systems (Steigerung von Muskeltonus und Reflexerregbarkeit) sowie die psychischen Abläufe (Steigerung von Vigilanz und Antrieb).

Es kann davon ausgegangen werden, daß auch die unspezifische Mitaktivierung in ihrem Umfang den Integrationsstufen des vegetativen Systems entsprechend abgestuft werden kann. Dafür sind aber in erster Linie Reizstärke und Reizdauer maßgebend, weniger die Reizqualität (vgl. Weisbach 1956).

Die peripheren Gewebe, insbesondere Haut und Schleimhäute, verfügen bereits über einen autonomen Mechanismus der unspezifischen Mitaktivierung, wobei u. a. dem Histamin große Bedeutung im Sinne eines Alarmstoffes bzw. Hormons der zellulären Abwehr zukommt. So führt jede Freisetzung von Histamin durch ein lokales Reizereignis über Axonreflexe zu einer verstärkten Histaminmobilisierung (Verstärkerwirkung) und entsprechender Sensibilisierung der Gewebe (SCHNITZER 1956a).

Die afferente Erregung der zentralen Abschnitte des unspezifischen Aktivierungssystems geschieht über Kollateralen. Das Ausmaß der aufsteigenden Miterregung ist dabei sehr verschieden. So haben die schnell geleiteten Afferenzen aus der Muskulatur Aktivierungseffekte, die vorwiegend auf das betreffende Spinalsegment begrenzt bleiben. C-Faser-Afferenzen für Kalt- und Schmerzempfindung führen dagegen stets zu supraspinalen bzw. supramedullären Mitreaktionen. Offenbar ist der pathische Empfindungsgehalt mit dem Grade der unspezifischen Mitaktivierung korreliert.

Besonders starken tonisierenden Einfluß haben bekanntlich die pressorezeptorischen Afferenzen des Hirnstamms, auch hier ist die generalisierende Miterregung in weiten Bereichen nachweisbar. Die tonische Spontanaktivität der sympathischen Neurone zeigt überall pulsatorische wie respiratorische Schwankungen.

Die Formatio reticularis des Stammhirns erhält von allen Sinnesafferenzen kollaterale Erregungen, ihre aktivierende Funktion geht sowohl auf die höheren vegetativen Zentren als auch auf den Cortex über. Durch Stimulierung des kortikalen Aktivitätsniveaus hat die Formatio reticularis des Stammhirns entscheidenden Einfluß auf die Bewußtseinslage (Vigilanz) (vgl. MÜLLER-LIMMROTH 1971). Außer der aufsteigenden Aktivierung des Systems ist auch absteigend eine generalisierte Aktivierung über psychische Vorgänge möglich (Psychischer Streß).

Vor allem unter dem Gesichtspunkt ihres Zeitverhaltens lassen sich am System der unspezifischen Mitaktivierung zwei Anteile unterscheiden: ein nervaler Anteil, der im wesentlichen durch Änderungen des Aktivitätsniveaus der Formatio reticularis repräsentiert wird, und ein hormonaler Anteil, dessen generalisierende Effekte in erster Linie durch die inkretorische Funktion des Nebennierenmarks vermittelt werden.

1) Die Aktivierungseffekte des *nervalen Anteils* sind sehr schnell verfügbar, haben aber nach Umfang und Dauer eine begrenzte Kapazität. Die Retikularformation enthält im gesamten Spinalbereich als Columna lat. die sympathischen und parasympathischen Wurzelzellen. Im Bereich der Medulla oblongata und des gesamten Stammhirns nimmt sie an Umfang stark zu und enthält einen großen Teil der vegetativ-autonomen Zentren des Hirnstamms (z. B. Kreislauf- und Atmungszentren). Sie durchsetzt auch das Zwischenhirn und setzt sich wahrscheinlich in Form vielgliedriger Neuronenketten über Tegmentum und Hypothalamus hinaus noch bis zur Rinde hinauf fort, um hier diffus auszustrahlen (ROHEN 1971).

Auf der spinalen Ebene steigert die allgemeine Tonisierung des sympathischen Systems, die meßbarer Erfolg der unspezifischen Mitaktivierung ist, nicht nur die sensomotorische, sondern auch die vegetative Reflexerregbarkeit. Dadurch nimmt der Umfang der konsensuellen Mitreaktionen einschließlich der cutaneo-visceralen und viscero-motorischen Reflexe zu. Auf der medullären Ebene wird neben einer allgemeinen Tonussteigerung der Kreislauf- und Atmungszentren auch deren Empfindlichkeit für die adäquaten Reize erhöht (z. B. Versteilerung der CO_2-Antwortkurve bei Muskelarbeit; STEGEMANN 1977). Auch die vegetativen Regelzentren in Hypothalamus, Rauten- und Mittelhirn erfahren unter dem Einfluß der sympathischen Mitaktivierung eine Verstellung ihrer Regelcharakteristik, und zwar im Sinne einer allgemeinen Empfindlichkeitssteigerung, die häufig als Sollwertverstellung interpretiert wird (z. B. Sollwertänderungen der Körpertemperatur bei Arbeit und künstlicher Hypothermie; PIRLET 1962; BLEICHERT u. Mitarb. 1972). Schließlich steigert die unspezifische Aktivierung der Retikularformation auch Tonus und Reagibilität der höchsten Integrationsstufen einschließlich der Großhirnrinde im Sinne von Bereitschafts- und Weckreaktionen.

Insgesamt dienen also alle vom nervalen Anteil der unspezifischen Mitaktivierung auslösbaren Effekte einer kurzfristig verfügbaren und abstufbaren Steigerung von Leistung und Reagibilität des sensomotorischen und autonomen Systems sowie der psychischen Funktionen, die als Verstärkerwirkung charakterisiert werden kann. Da die Aktivierung des nervalen Anteils schon durch kurze periphere Störreize auslösbar ist, bevor effektive Störungen der inneren Gleichgewichte eingetreten sind, kommt diesem Anteil insbesondere eine „Warnfunktion" zu (vgl. Störgrößenaufschaltung der Regeltechnik).

2) *Hormonaler Anteil* der unspezifischen Mitaktivierung. Obwohl das hormonale System, insoweit seine Effektoren vegetativ innerviert sind (vgl. dazu VOGT 1957), stets bis zu einem gewissen Grade schon an den nervalen Tonusschwankungen des sympathischen Systems beteiligt wird, müssen die Reizbelastungen je nach Qualität doch eine bestimmte Schwelle an Stärke und besonders an Dauer überschreiten, bevor der hormonale Anteil als weitere Stufe der Verstärkung und Generalisation der unspezifischen Mitaktivierung einbezogen wird. Die durch ihn vermittelten ergotropen Effekte erstrecken sich auch auf den Gewebsstoffwechsel und ermöglichen durch die Mobilisierung sonst autonom geschützter Reserven eine längerfristige Leistungssteigerung („Notfallsfunktion"; CANNON 1928). Die Bedeutung des Zeitfaktors bei der nervalen und humoralen Mitaktivierung des sympathiko-adrenalen Systems läßt sich experimentell sehr anschaulich belegen *(Abb. 4)*.

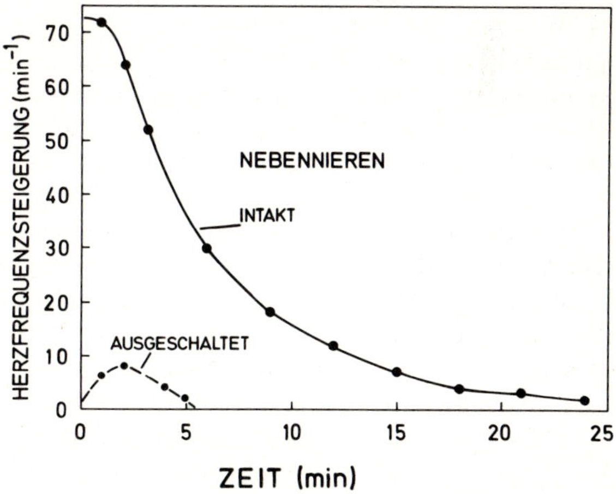

Abb. 4. Lang anhaltende Herzbeschleunigung einer Katze nach Aufregung durch einen bellenden Hund während 1 min bei intakten Nebennieren, im Vergleich zur Reaktion bei ausgeschalteten Nebennieren und doppelter Expositionsdauer. (Nach CANNON 1939)

Die Ausschüttung der Katecholamine aus dem Nebennierenmark wird nerval gesteuert, die Wirkstoffe benötigen aber zumindest die Kreislaufzeit, bis sie im Gewebe wirksam werden können. Bei geringer und gewohnter Beanspruchung des Organismus ist der Anteil an Noradrenalin, welches vorwiegend tonisierende, aber keine zentralen und Stoffwechselwirkungen besitzt, relativ hoch, während bei der Notfallsreaktion der Anteil an Adrenalin erheblich zunimmt (KLIMMER u. RUTENFRANZ 1983). Die Wirkungen einer solchen Mitaktivierung gehen daher über die einer Steigerung nervaler Effekte des Sympathikus hinaus. Die Wirkungsschwerpunkte des Adrenalins liegen gegenüber dem Noradrenalin besonders in der Stoffwechselsteigerung, der Glykogenmobilisierung, der Blutumverteilung zugunsten stoffwechselaktiver Gewebe sowie auch im Zentralnervensystem, wo Adrenalin als Adaptationshormon längerfristige Reaktionsfolgen auszulösen vermag (sog. Allgemeines Adaptationssyndrom; vgl. S. 43).

Die Auslösung der hormonalen Generalisation ist in der Regel ein Zeichen dafür, daß die Beanspruchung des Organismus qualitativ, quantitativ bzw. hinsichtlich der Dauer über das gewohnte Maß hinausgegangen ist, daß Schädigungen oder Verletzungen ihn bedrohen (Blutverlust, Gewebsdefekte, O_2-Mangel u.a.) oder daß pathogene Noxen wirksam sind, denen mit der Aktivierung der immunologischen Abwehr begegnet werden muß. Bei einer solchen Aktivierung des sympathiko-adrenalen Systems wirken nicht nur nervale Afferenzen mit, sondern auch humorale Wirkstoffe, die in den gefährdeten bzw. geschädigten Geweben freigesetzt werden (z.B. Histamin, Heparin, Serotonin) und dort bereits Auslöser einer lokal-autonomen unspezifischen Mitaktivierung sind. Schließlich kann das gesamte System auch über psychische Belastungen aktiviert werden (psychischer Streß), wobei gleichfalls alle Abstufungen der Generalisation möglich sind (vgl. LEVI 1972).

Auch die hormonalen Mechanismen der unspezifischen Mitaktivierung können insgesamt im Sinne eines Verstärkereffektes angesehen werden, der zu überschießenden Abwehr- und Bereitstellungsreaktionen führt. Diese können allerdings auch nicht auf Dauer durchgehalten werden, sondern erfordern die Ablösung durch gleichfalls überschießende Erholungs- und Regenerationseffekte.

d) Reziprok-alternierende Funktionsweise

Wichtigste Voraussetzung für die nach überschießender Aktivierung erforderlichen Kompensationsvorgänge ist die ausgeprägte Fähigkeit des unspezifischen Aktivierungssystems, die Auslenkungen seines Aktivitätsniveaus in bestimmten Zeitmustern phasisch-periodisch zu formen, so daß Phasen erhöhter Aktivität jeweils zwangsläufig von solchen verminderter Aktivierung der autonomen Funktionskreise gefolgt werden.

Schon die bei experimenteller Reizung afferenter autonomer Fasern im Spinalbereich auslösbaren segmental begrenzten Aktivierungsreaktionen werden von einer (allerdings schwer nachweisbaren) Hemmphase abgelöst, die einige Millisekunden andauert. Sehr viel deutlicher ist die „silent period" der supraspinalen Mitreaktionen, die 0,5–1,0 sec lang ist und bei kontinuierlichem Erregungseinstrom zu einer entsprechenden periodischen Gliederung des Efferenzmusters der betroffenen Reflexzentren führen muß (vgl. KOIZUMI u. BROOKS 1972). Auch die bekann-

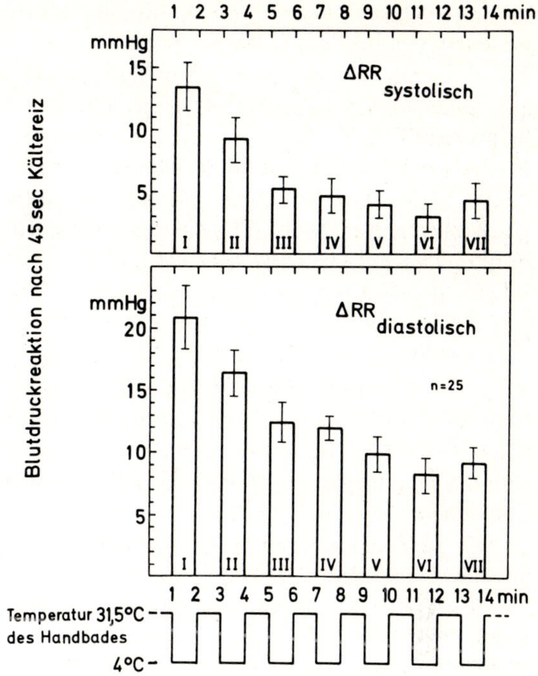

Abb. 5. Habituationsverlauf der systolischen (oben) und diastolischen Blutdruckreaktion (unten) von 25 gesunden Versuchspersonen bei intermittierender Eintauchung einer Hand in 4 °C während je 1 min. Während der Pausen von 1 min Dauer wurde die Hand in Wasser von 31,5 °C eingetaucht. (Nach Untersuchungen von STREMPEL 1975)

ten reziproken Hemmwirkungen zwischen Inspirations- und Exspirationszentren, die beide in die Formatio reticularis eingebettet sind, weisen auf die Fähigkeit zu zeitlicher Gliederung des Aktivierungsniveaus hin.

Abgesehen von einer Ermüdung oder Erschöpfung kann man sich als Grundlage dieser Fähigkeit vorstellen, daß das System auf jeder Integrationsstufe über eine Sättigungsgrenze verfügt und bei Übersteuerung „abschaltet", so daß mit dem gleichen Reiz dann entgegengesetzte Effekte ausgelöst werden können (MÜLLER-LIMMROTH 1973, 1980; RENSING 1973). Darüber hinaus sind an den nachfolgenden Hemmphasen auch Rückkoppelungen aus den angeschalteten Funktionskreisen beteiligt, die in Abhängigkeit vom Zeitbedarf der efferenten Wirkungen mit entsprechenden Verzögerungen zurückwirken.

Je nach den Abklingeigenschaften (Dämpfung) solcher Reaktionen sind alle Übergänge von einer einmaligen Phasenumschaltung bis zu einer fortdauernden Periodik oder gar sich aufschwingenden Dekompensation des Systems möglich (vgl. S. 97). Der Dämpfungsgrad der Funktionskreise, der u. a. von Ansprechzeit (sog. Totzeit) und Verstärkungsgrad bestimmt wird, ist daher wesentlich von Grad und Umfang der unspezifischen Mitaktivierung abhängig (vgl. DRISCHEL 1973; RENSING 1973).

Aktivitätsniveau und Aktivierbarkeit der Formatio reticularis werden vor allem durch Hemmwirkungen vermindert, deren Hauptantriebe von den höher gelegenen

Stammganglien sowie von sog. Suppressorfeldern der Großhirnrinde ausgehen und bis ins Rückenmark weitervermittelt werden. Solche bei länger anhaltenden oder kurzfristig wiederholten Reizen auftretenden Hemmwirkungen lassen sich am Beispiel der Cold-Pressure-Reaktion des Blutdrucks (HINES u. BROWN 1932) leicht nachweisen *(Abb. 5)*. Sie entwickeln sich innerhalb von Minuten und halten für etwa 10 min an. Bei Verlängerung der Reizintervalle über diesen Zeitraum hinaus bleibt diese sog. Habituation (GLASER 1968; STREMPEL u. HILDEBRANDT 1977) aus oder geht sogar in eine Sensibilisierung des Reaktionssystems über (vgl. Abb. 38, S. 84; STREMPEL u. TÄNDLER 1977).

Die physiologische Bedeutung dieser automatischen nervalen Hemmeffekte besteht in dem Abbau überschießender Initialreaktionen, der eine Zunahme an Ökonomie und Toleranz mit sich bringt und letzten Endes adaptive Bedeutung hat (vgl. dazu den Abschnitt Physiologische Adaptation, S. 51). Solche Effekte betreffen auch die Empfindlichkeit der Regelsysteme. Bei länger anhaltender oder wiederholter Reizbelastung können hier Schwellenverschiebungen für den Einsatz der Stellglieder im Sinne einer Verbreiterung des Toleranzbereiches festgestellt werden („Spreizung des Regelbereiches"; BRÜCK 1973).

Die reziprok-alternierende Funktionsweise schließt auch den hormonalen Anteil des unspezifischen Aktivierungssystems ein. So löst jede Katecholaminausschüttung eine cholinerge Gegenregulation aus (vgl. LEVI 1972; KLIMMER u. RUTENFRANZ 1983). Die durch Adrenalin bewirkten ergotropen Effekte im Gewebsstoffwechsel werden gehemmt, indem Adrenalin zugleich im Zwischenhirn-Hypophysensystem eine ACTH-Ausschüttung veranlaßt. Diese führt zu vermehrter Produktion von Glukokortikoiden, welche ihrerseits die tropho-histiotropen Tendenzen im Gewebe verstärken und es vor ergotroper Schädigung schützen (vgl. Allgemeines Adaptationssyndrom; SELYE 1953). Die unter diesen hormonalen Wirkungen sehr viel längere Dauer der Hemm- bzw. Schonphasen bildet die Voraussetzung für überschießende Erholungs- und Reparationsvorgänge, die schließlich auch Wachstumsphasen miteinbeziehen können.

Im Gegensatz zu den nerval vermittelten Hemmphasen, die eine funktionelle Erholung im wesentlichen durch Abbau unspezifischer Mitreaktionen und Empfindlichkeitsverminderung ermöglichen (toleranzsteigernde Adaptation), zielen die überschießenden Erholungsvorgänge in Stoffwechselbereich und Gewebstrophik auf Leistungs- und Kapazitätssteigerung (Leistungs- bzw. Kapazitäts-Adaptation; vgl. S. 59).

e) Unspezifische phasische Reaktionsmodelle

Prinzipielle und praktische Bedeutung der reziprok-alternierenden Funktionsweise des unspezifischen Reaktionssystems und seiner modifizierenden Wirkung auf die vegetativen Funktionskreise sind vor allem daraus zu ersehen, daß von verschiedenen Forschern rein empirisch unspezifische Reaktionsmodelle entwickelt wurden, die in ihrer phasischen Struktur übereinstimmen, obwohl die zugrundeliegenden Beobachtungen aus verschiedenen Funktionsbereichen stammen. In *Tabelle 4* sind drei der bekanntesten Modell-Konzeptionen einander gegenübergestellt. Die Mög-

Tabelle 4. Gegenüberstellung verschiedener phasischer Modelle der unspezifischen Reaktion. (Nach WEISBACH 1956, verändert)

Reaktionsmodell	Reizbelastung	1. Phase tropho-histiotrop	2. Phase ergotrop	3. Phase tropho-histiotrop
Vegetativer Dreitakt (SIEDECK 1951 a, 1955)	schwache, kurzdauernde Reize (auch physiologische Reize)	Bereitstellung	Reaktion	Erholung
Vegetative Gesamtumschaltung (HOFF 1930, 1957)	stärkere, länger dauernde Reize (bes. Infekte)	Flüchtige negative Vorschwankung	Kampfphase	Heilphase
Allgemeines Adaptations-Syndrom (SELYE 1953, 1974)	starke, langfristig einwirkende Reize und Schädigungen	Schock, Alarmreaktion	Kontraschock, Widerstandsphase	Adaptation oder Erschöpfung

lichkeit einer periodischen Fortsetzung des Reaktionsablaufs ist dabei noch nicht berücksichtigt.

Bemerkenswert ist zunächst, daß nach den praktischen und experimentellen Beobachtungen der verschiedenen Autoren der Reaktionsablauf nicht mit einer ergotropen Verstärkerphase beginnt, dieser vielmehr noch in mehr oder weniger deutlicher Ausprägung eine kürzere trophotrop gerichtete Hemmphase (negative Vorschwankung) vorausgeht.

Das Modell der vegetativen Gesamtumschaltung (HOFF 1930, 1957) ist empirisch insbesondere von Reaktionsabläufen abgeleitet worden, die z. B. durch physikalische Reizbelastungen oder Injektion pyrogener Stoffe ausgelöst wurden, wobei die Phasendauern die Größenordnung eines Tages erreichen. Für die Phasensteuerung wurde in erster Linie ein wechselndes Überwiegen des nervalen Sympathikus- und Parasympathikustonus verantwortlich gemacht. Dieses Reaktionsmodell wurde aber auch auf längerphasische Abläufe der natürlichen Abwehr- und Selbstheilungsvorgänge, z. B. bei Infektionskrankheiten, übertragen, bei denen die hormonale Phasensteuerung dominiert und die Phasendauern die Größenordnung bis zu einer Woche erreichen können.

Das Konzept des allgemeinen Adaptationssyndroms (SELYE 1953, 1974) ist demgegenüber primär an solchen längeren, vorwiegend hormonal gesteuerten Reaktionsabläufen entwickelt worden. Dabei fällt wegen ihrer längeren Dauer auch die initiale Hemmphase stärker ins Gewicht (Schockphase, Alarmphase), während HOFF (1957) die erste Phase seines Reaktionsmodells (negative Vorschwankung) als oft wenig ausgeprägt und dosisabhängig beschrieb (vgl. Abb. 35, S. 79).

Das Modell des vegetativen Dreitaktes (SIEDECK 1951 a, 1955) betont gleichfalls den dreiphasischen Reaktionsablauf mit der initialen Hemmphase, obwohl es aufgrund von Beobachtungen nach Anwendung schwacher, kurzdauernder Reize entwickelt wurde (vgl. HAMMERL u. PICHLER 1961), wobei die Phasendauern im Bereich von Stunden lagen (HÄUSLER u. ZACH 1954).

Die Bedeutung nervaler und humoraler Steuerungsmechanismen der unspezifischen Reaktion ist von den verschiedenen Autoren recht unterschiedlich eingeschätzt und teilweise kontrovers diskutiert worden (vgl. HOFF 1957; SELYE 1959). Dies läßt sich heute zwanglos dadurch erklären, daß den Modellbildungen Beobachtungen von Reaktionsabläufen zugrundelagen, die jeweils von unterschiedlichen Integrationsstufen gesteuert wurden, d. h. die Unterschiede hinsichtlich Komplexität und Phasendauer bzw. Periodendauer der Reaktion aufwiesen (vgl. S. 33). Dem entspricht auch die Tatsache, daß sich trotz der prinzipiellen Übereinstimmung der Reaktionsmodelle beim Vergleich einzelner Funktionsgrößen Widersprüche in der Phasenzuordnung ihres Verhaltens zeigen (vgl. z. B. Blutzucker, Leukozytose u. a. in den Tabellen 5 und 6). Bestimmte Funktionen können offenbar von den verschiedenen Integrationsstufen in qualitativ unterschiedlicher Weise gesteuert werden. Hinzu kommt, daß mit zunehmender Phasendauer bei ergotroper Funktionsrichtung Erschöpfungsphänomene, bei trophotroper Funktionsrichtung überschießende Erholungsvorgänge auftreten. So wird z. B. die Reaktionszeit im Rahmen kurzer ergotroper Phasen verkürzt, im Laufe langfristig gesteigerter ergotroper Tendenz dagegen verlängert (ergotrope Erschöpfung).

So stimmen die Reaktionsmodelle in der Phasenfolge von ergotroper und tropho-histiotroper Funktionstendenz zwar grundsätzlich überein, für die Analyse komplexer Reaktionsmuster und für das Verständnis des Zusammenwirkens verschiedener Integrationsstufen des autonomen Systems ist es aber erforderlich, die diesen jeweils eigentümliche Form ergotroper und tropho-histiotroper Phasenwirkungen näher zu differenzieren. Dazu muß vor allem die zeitliche Gliederung der Reaktionsabläufe nach Phasen- bzw. Periodendauer herangezogen werden, weil diese maßgebend mit der hierarchischen Struktur des autonomen Systems korrespondiert (vgl. S. 47).

5. Die rhythmische Funktionsordnung

a) Spontanrhythmische Funktionen

Die vegetativ-autonomen Funktionskreise werden nicht nur reaktiv, d. h. nach Reizbelastung und Störung des Ruhegleichgewichtes tätig, sondern sind großenteils bereits spontan in Form selbsterregter rhythmischer Schwankungen ständig aktiv. Die dabei mehr oder weniger streng eingehaltenen Periodendauern verteilen sich über ein breites Spektrum, das von Bruchteilen einer Sekunde bis zur Größenordnung von Jahren reicht (HILDEBRANDT 1958, 1967 b; ASCHOFF 1959; HALBERG 1969; RENSING 1973; u. a.). Das Spektrum der rhythmischen Funktionen des Menschen *(Abb. 6)* ist, der Struktur des autonomen Systems entsprechend, hierarchisch gegliedert. Die rhythmischen Vorgänge werden mit zunehmender Periodendauer immer umfassender und integrieren immer mehr Teilfunktionen zu gemeinsamen rhythmischen Aktionen. Ein Vergleich des Periodenspektrums mit den vegetativen Integrationsstufen (vgl. Tabelle 3, S. 17) läßt die prinzipielle Übereinstimmung erkennen. Dem zunehmenden Zeitbedarf für die Antworten der höheren Integrationsstufen entspricht eine längerwellige Spontanrhythmik. Lediglich die nervalen Aktionsrhythmen, die als Informationsträger dienen, erscheinen als eine besondere Funktionsebene im Spektrum.

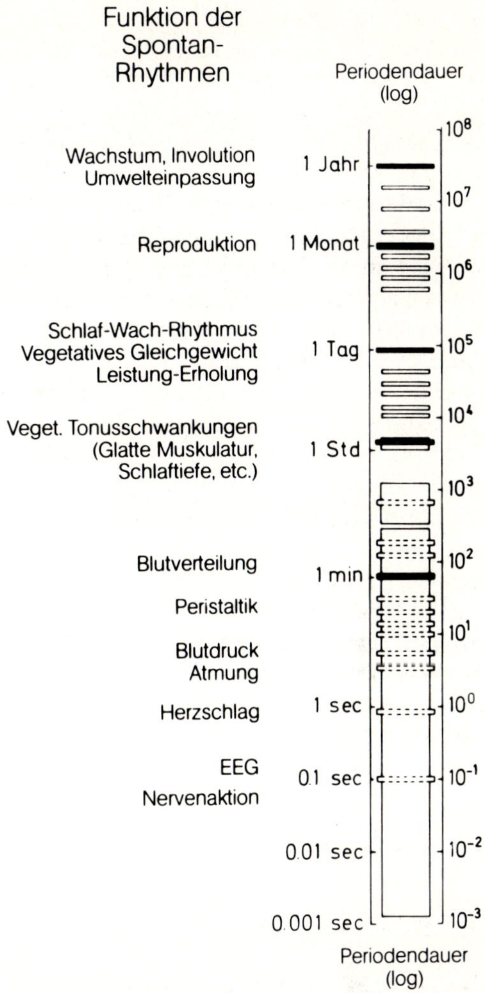

Abb. 6. Übersicht über die bevorzugten Periodendauern (Frequenzbanden) rhythmischer Funktionen beim Menschen. Die Skala der Periodendauer ist logarithmisch geteilt. Die stabilen Frequenzbanden der Spontanrhythmen sind besonders hervorgehoben. Vgl. dazu Abb. 9, S. 35. (Nach HILDEBRANDT 1975)

Neben seiner hierarchischen Struktur weist das Spektrum der rhythmischen Funktionen noch besondere Ordnungsmerkmale auf. So korrespondiert die Periodendauer der langwelligen Rhythmen mit geophysikalischen bzw. kosmischen Zeitordnungen. Biologischer Jahres- und Tagesrhythmus sind zwar spontan-endogene Rhythmen, die bei Umweltisolierung des Organismus mit nur geringer Frequenzabweichung fortbestehen (sog. circannuale bzw. circadiane Rhythmik), sie werden aber normalerweise durch periodische Zeitgeberreize der Umwelt synchronisiert. Dieser Zusammenhang stellt einen bedeutsamen Mechanismus der Umweltanpassung des Organismus dar. Beim Monatsrhythmus, dem Menstruationszyklus der Frau, für den auch beim Mann Äquivalente gleicher Periodendauer nachweisbar sind, ist eine solche Synchronisation mit der Lunarperiodik im Gegensatz zu ähnlichen Vorgängen im Tierreich nicht sicher belegt (Lit.-Übersicht s. HILDEBRANDT 1981).

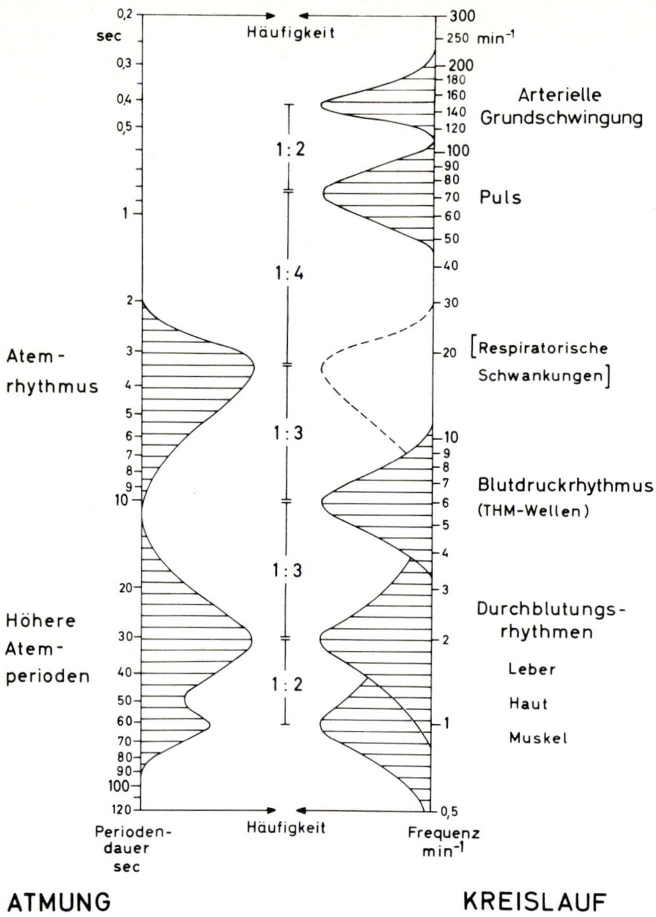

Abb. 7. Häufigkeitsverteilung der Frequenz bzw. Periodendauer verschiedener Atmungs- und Kreislaufrhythmen bei größeren Personengruppen. Die Häufigkeiten sind jeweils relativ und zur Mitte hin aufgetragen. (Nach HILDEBRANDT 1967 b)

Dem Bereich der umweltsynchronisierten Ordnung langwelliger Rhythmen steht bei den kürzerwelligen ein anderes Ordnungsprinzip gegenüber, das auf einer wechselseitigen inneren Abstimmung der rhythmischen Vorgänge beruht. Bei dieser Koordination lassen sich Frequenz- und Phasenabstimmungen nachweisen. So stehen z. B. bei den Rhythmen von Atmung und Kreislauf alle Vorzugsfrequenzen bzw. Frequenznormen zueinander bevorzugt in einfachen ganzzahligen Frequenzproportionen *(Abb. 7)*. Analoge Befunde liegen auch für die glattmuskulären Rhythmen des Intestinaltraktes vor (Lit.-Übersicht s. GOLENHOFEN 1970). Phasenkoppelungen sind vor allem im mittleren Frequenzbereich des Spektrums nachgewiesen, z. B. zwischen Herzschlag, Atemrhythmus, Blutdruckrhythmus (10-sec-Rhythmus) und 1-min-Rhythmus der glatten Muskulatur und peripheren Durchblutung (Lit.-Übersicht s. HILDEBRANDT 1967 b; RASCHKE 1981) (Beispiel s. *Abb. 8*).

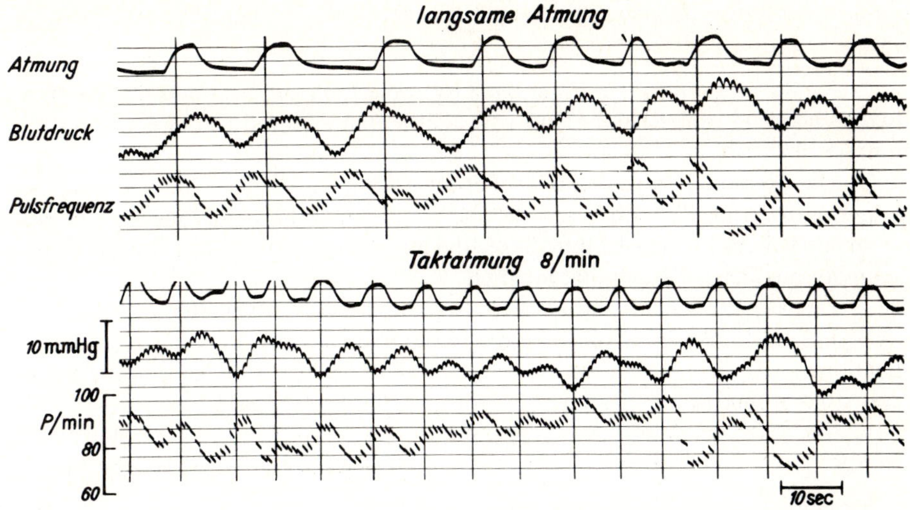

Abb. 8. Phasenkoppelung im Sinne einer relativen Koordination zwischen Atmung und Blutdruckrhythmus. Die senkrechten Striche bezeichnen die angestrebte Lage des unteren Umkehrpunktes der Blutdruckkurve. Bei willkürlich verlangsamter Atmung (oben) stellt sich die Atmung auf den Blutdruckrhythmus ein, bei Atmung nach vorgegebenem Takt wechselt der Blutdruckrhythmus seine Periodendauer, um die angestrebte Koaktionslage einzuhalten. (Nach GOLENHOFEN u. HILDEBRANDT 1958)

Die Synchronisation aller Teilfunktionen bei den langwelligen umweltsynchronen Rhythmen kann als strengste Ausprägung einer Frequenz- und Phasenkoordination angesehen werden, so daß insgesamt auch der zeitliche Ordnungsgrad im Spektrum mit steigender Periodendauer zunimmt. Demgegenüber geht die Leistungsbeanspruchung rhythmischer Funktionen im hochfrequenten Bereich des Spektrums mit Frequenzauslenkungen und Desynchronisation einher. Die inneren Koordinationen von Frequenz und Phase der Rhythmen dienen der Funktionsökonomie. Sie finden sich daher verstärkt unter allen trophotropen Bedingungen, z. B. in Ruhe gegenüber Arbeit, im Liegen gegenüber Stehen, bei Trainierten und vor allem während des Nachtschlafes (Lit.-Übersichten s. HILDEBRANDT 1961, 1967b, 1980a).

b) Reaktive Perioden (Zeitstruktur der Reaktionen)

1) Allgemeine Übersicht

Obwohl es seit längerer Zeit bekannt war, daß die vegetativen Reaktionen des Organismus prinzipiell phasisch-periodisch gegliedert verlaufen (HOFF 1930, 1957; OTT 1952; WACHHOLDER u. BECKMANN 1952, 1953; SIEDECK 1951a, b, 1955) ist eine nähere Abgrenzung der reaktiv ausgelösten periodischen Vorgänge (reaktive Perioden) gegenüber den Spontanrhythmen erst in den beiden letzten Jahrzehnten vorgenommen worden (HILDEBRANDT 1962a, b, 1975, 1982a, b). Dabei konnten die folgenden charakteristischen Eigenschaften der reaktiven Perioden, die in allen

Größenordnungen der Periodendauer beobachtet werden können, herausgestellt werden:

1) Reaktive Perioden treten nur nach Reizbelastung auf, während die Spontanrhythmen nur im unbelasteten und voll adaptierten Zustand des Organismus die Funktionsordnung bestimmen.

2) Die Phasenlage der reaktiven Perioden wird durch den Reizzeitpunkt bestimmt, weil der auslösende Reiz als Zeitgeber die Periodik synchronisiert. Interindividuelle Unterschiede der Phasenlage sind auch bei gleichem Reizzeitpunkt infolge unterschiedlicher Reagibilität möglich.

3) Die Amplituden der periodischen Reaktionen werden mit dem Fortschreiten der regulatorischen bzw. adaptiven Kompensation gedämpft. Sie klingen aus, wenn funktionelles Gleichgewicht und volle Adaptation erreicht sind, so daß die Spontanrhythmen wieder hervortreten.

4) Die Periodendauern der reaktiven Perioden sind nicht identisch mit denen der Spontanrhythmen. Sie nehmen mit dem Zeitbedarf der reaktiven Prozesse zu.

Trotz dieser deutlichen Unterschiede steht die periodische Zeitstruktur der Reaktionen in einem engen Zusammenhang mit den Spontanrhythmen und dadurch mit der gesamten rhythmischen Funktionsordnung des Organismus. Diese Beziehungen sind aber – je nach der Periodendauer – sehr differenziert und werden daher erst bei Betrachtung des Gesamtspektrums verständlich.

In *Abb. 9* sind in Ausweitung der Abb. 6 (S. 31) auf der logarithmischen Skala der Periodendauer alle bevorzugten Frequenzbanden für die rhythmischen Funktionen des Menschen mit Einschluß der periodischen Reaktionen eingezeichnet. Auf der linken Seite sind die zugehörigen Funktionen der Spontanrhythmen angegeben, die in aufsteigender Reihenfolge, d. h. mit zunehmender Periodendauer immer umfassender werden. Auf der rechten Seite sind demgegenüber die reaktiven Vorgänge zusammengestellt, die nun in den verschiedenen Bereichen des Spektrums ein unterschiedliches Verhalten und unterschiedliche Beziehungen zu den Spontanrhythmen zeigen:

Im kurzwelligen Bereich führen reaktive Funktionsbelastungen bekanntlich zu kontinuierlichen Frequenzmodulationen, z. B. bei der Informationsrhythmik des Nervensystems, bei Herzschlag- und Atemrhythmus, oder zur Desynchronisation, wie im Elektroenzephalogramm. Nur unter Ruhebedingungen werden spontan bestimmte Vorzugsfrequenzen bzw. Frequenznormen eingehalten.

Im mittleren Frequenzbereich führen reaktive Belastungen nicht mehr zu kontinuierlichen, sondern zu sprunghaften Frequenzänderungen der rhythmischen Funktionen, wobei besonders im glattmuskulären System zahlreiche präformierte Frequenzbanden benutzt werden. Alle diese Vorzugsfrequenzen stehen aber untereinander in einfachen ganzzahligen Frequenzproportionen, so daß auch die Reaktionen in ihrer zeitlichen Gliederung mit den Spontanrhythmen koordiniert bleiben. So steht z. B. die Arbeitsperistaltik des gefüllten Magens mit 20–22 sec Periodendauer im Verhältnis 3:1 zum 1-min-Grundrhythmus der glatten Fundusmuskulatur (vgl. Golenhofen 1970) und zugleich im Verhältnis 4:1 zur Kontraktionsrhythmik des Duodenums (Davenport 1971). Bei den periodischen Reaktionen der Muskelgefäße auf den Reiz einer vorübergehenden Durchblutungssperre oder den einer kontinuierlichen Adrenalin-Infusion (vgl. *Abb. 10*) geht der spontane 1-min-Rhyth-

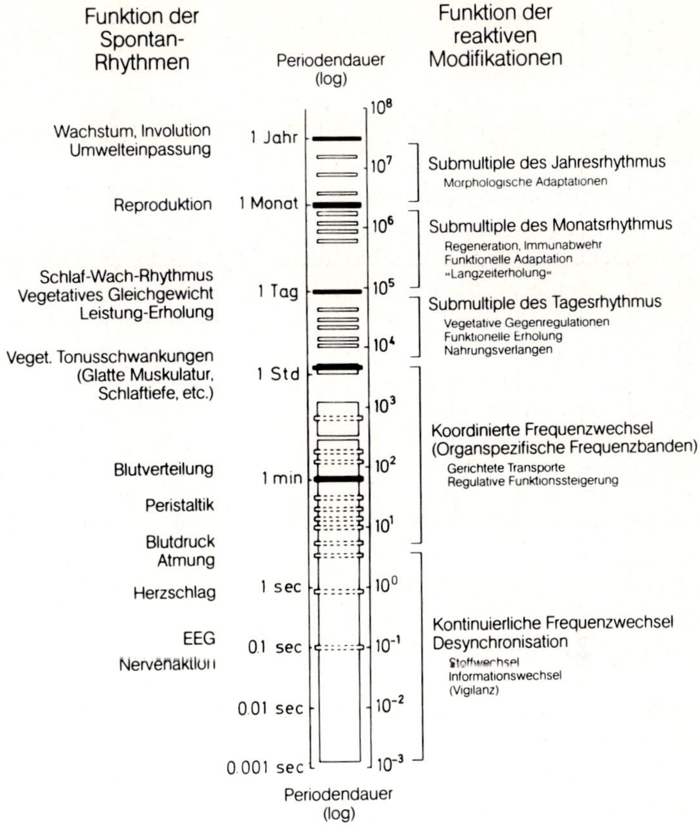

Abb. 9. Übersicht über die bevorzugten Periodendauern (Frequenzbanden) rhythmischer Funktionen beim Menschen. Die Skala der Periodendauer ist logarithmisch geteilt. Auf der linken Seite sind die spontan-rhythmischen Funktionen angegeben (vgl. dazu auch das Spektrum der Abb. 6), auf der rechten Seite sind die reaktiven Vorgänge für die jeweils umklammerten Frequenzbereiche zusammengestellt. (Nach HILDEBRANDT 1975, verändert)

mus der Muskeldurchblutung in eine Periodik über, die im Laufe der Zeit gedämpft abklingt und deren Periodendauer das Doppelte des Spontanrhythmus beträgt (GOLENHOFEN 1962b). Zwei-Minuten-Perioden finden sich aber auch spontan in glattmuskulären Systemen, so daß eine klare Trennung spontaner und reaktiver Frequenzbanden in diesem mittleren Bereich des Spektrums mit seinen vielfältigen harmonischen Koordinationen noch nicht möglich ist.

Erst im langwelligen Bereich des Spektrums, wo vor allem Tages- und Jahresrhythmus durch ihre Synchronisation mit Umweltrhythmen in ihrer Frequenz streng fixiert sind, wird deutlich, daß die periodische Zeitstruktur der Reaktionen nicht identisch mit der der Spontanrhythmen ist (HILDEBRANDT 1962b). Wie die umklammerten Bereiche in Abb. 9 zeigen, spielen sich die periodischen Reaktionen vielmehr jeweils im Bereich zwischen den Spontanrhythmen ab. Sie bevorzugen aber auch hier ganz bestimmte Frequenzbanden, und diese erweisen sich wiederum als ganzzahlig-harmonisch koordinierte Submultiple des jeweils höheren Spontan-

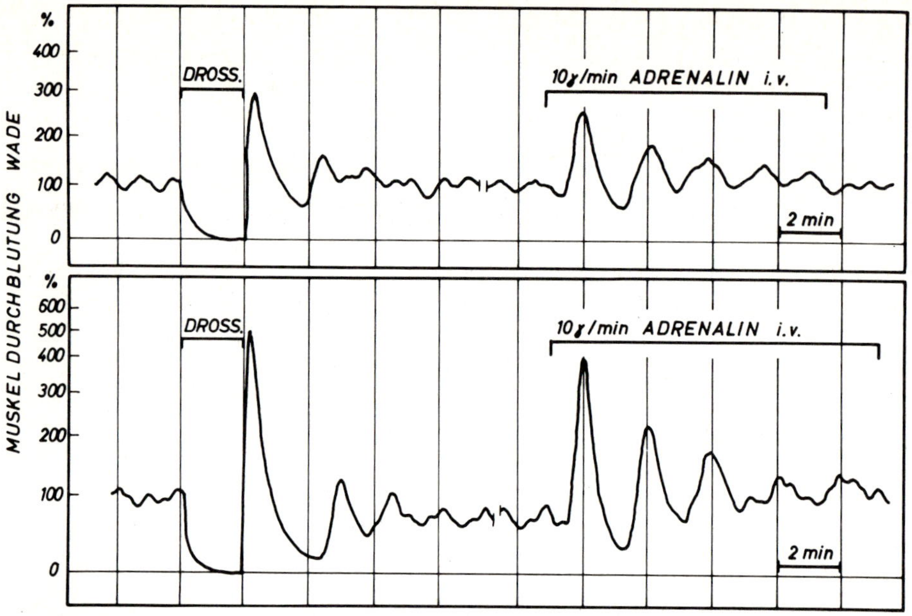

Abb. 10. Zwei Beispiele für den reaktiv-periodischen Verlauf der Muskeldurchblutung nach arterieller Durchblutungssperre (Dross.) und während intravenöser Dauerinfusion von Adrenalin. Fortlaufende Registrierung der Muskeldurchblutung bei gesunden Versuchspersonen mit dem Fluvographen n. Hensel. Eichung in Prozent der mittleren Ruhedurchblutung. (Nach Golenhofen 1962b)

rhythmus. So werden bei physiologischen wie pathologischen Reaktionen im Bereich der mehrstündigen reaktiven Perioden vor allem 12-, 8-, 6- oder 4-stündige (sog. ultradiane Perioden) bevorzugt. Von den Submultiplen des Monatsrhythmus sind es vor allem etwa 7-tägige, 9–10-tägige oder 14- wie auch 21-tägige Periodendauern, und von den Submultiplen des Jahresrhythmus werden am häufigsten 6-monatige, 4-monatige und 6-wöchige Periodendauern beobachtet.

Auch bei den Reaktionen nehmen Umfang und Komplexität der Vorgänge mit der Periodendauer zu. Schon die Submultiplen des Tagesrhythmus, d.h. die mehrstündigen Reaktionen haben den Charakter von unspezifischen vegetativen Gesamtumschaltungen im Sinne von Hoff (1930, 1957; vgl. Tabelle 5, S. 41). Bei den Submultiplen des Monats- und Jahresrhythmus sind zunehmend hormonal vermittelte trophisch-plastische Langzeitreaktionen peripherer Gewebe an den Funktionskreisen beteiligt und bedingen die längere Periodendauer der Reaktionen. Deren Charakter zeigt jeweils Verwandtschaft zu dem übergeordneten Spontanrhythmus, so daß sich auch die Reaktionen als hierarchisch gegliedert erweisen. Entscheidend ist dabei vor allem die zunehmende Dauer der tropho-histiotropen Phasen des periodischen Ablaufs. Kurze Phasendauern der vegetativen Gesamtumschaltung lassen nur funktionelle Erholungsvorgänge zu, während kompensatorische und regeneratorische Wachstumsprozesse sowie morphologisch fixierte Adaptationen einen größeren trophotropen Zeitbedarf haben (vgl. dazu Tabelle 7, S. 47).

Für die Beurteilung therapeutischer Reaktionen sind die reaktiven Perioden des Langwellenbereichs am wichtigsten, sie werden daher im Folgenden noch näher geschildert. Hierbei zeigt sich, daß gerade die Berücksichtigung des Zeitmusters der Reaktionen zu einer Differenzierung der jeweils reagierenden Integrationsstufe des autonomen Systems führen kann.

2) Submultiple Perioden des Tagesrhythmus (Ultradiane Perioden)

Die Untersuchung von Tagesgängen der verschiedensten Funktionsgrößen ergibt, daß der 24-Stunden-Rhythmus meist von kürzeren Perioden überlagert wird, die sich bei näherer Analyse bevorzugt als Submultiple darstellen (Menzel u. Mitarb. 1952; Hildebrandt 1962a, 1967d; Menzel 1962). In der Regel besitzen diese am Vormittag die größte Amplitude, um im Laufe des Nachmittags oder der folgenden Nacht abzuklingen (Beispiele s. *Abb. 11*). Dadurch erweisen sie sich als reaktive Perioden, die im Zusammenhang mit der morgendlichen Aktivierung, z. B. schon durch den Lichteinfall auf die Netzhaut, angestoßen werden (Hildebrandt u. Lowes 1972). Charakteristisch ist, daß ihre Periodendauer sowohl interindividuell als auch intraindividuell in verschiedenen Systemen unterschiedlich sein kann (Hildebrandt 1962b).

Besonders stark ausgeprägt sind submultiple Überlagerungen des Tagesrhythmus bei ungewohnter, inadäquater oder pathologischer Belastung des Organismus, wobei die Amplitude des 24-Stunden-Rhythmus u. U. ganz in den Hintergrund treten kann. So überwiegt bei schlafgestörten Patienten eine 12-stündige Periodik im Tagesgang vegetativer Funktionsgrößen (Menzel 1955). Auch bei Wechselschichtarbeitern kann das Erholungsdefizit an dem Hervortreten einer 12-stündigen Periodik nachgewiesen werden (Hildebrandt u. Mitarb. 1974). In den Ausscheidungsrhythmen der Niere treten kürzerwellige Überlagerungen um so mehr in den Vordergrund, je stärker die Organleistung eingeschränkt ist (Menzel u. Mitarb. 1952).

Im Rahmen von längerwelligen Anpassungsprozessen ist das Auftreten von ultradianen Perioden im Tagesgang vor allem während der ergotropen Phasen des Reaktionsablaufes nachgewiesen, so z. B. nach Zeitzonensprüngen und experimentellem Zeitgeberausschluß (Schäfer u. Mitarb. 1967), nach intermittierenden Unterdruckbelastungen (Heckmann 1981, 1982) sowie nach operativen Eingriffen (Pöllmann u. Hildebrandt 1982). Beim Neugeborenen dominieren in den Funktionsabläufen während der ersten Lebenswochen submultiple Perioden des Tagesrhythmus, während ein synchronisierter 24-Stunden-Rhythmus erst später hervortritt (Hellbrügge 1967). Das Neugeborene besitzt von Anfang an eine etwa 4-stündige Periodik des Nahrungsverlangens, die zunächst auch während der Nacht fortbesteht. Mit zunehmender Reifung der Sinneskanäle für die tagesperiodischen Zeitgeberwirkungen und entsprechender Ausbildung tagesrhythmischer Amplituden werden die ultradianen Perioden in der Nacht gedämpft und unterschwellig, so daß die Pausen des Nahrungsverlangens sprunghaft auf 8 und 12 Stunden verlängert werden (Morath 1974).

Solche Befunde stützen die Vorstellung, daß es sich bei den submultiplen Perioden des Tagesrhythmus wie bei allen reaktiven Perioden um unterschwellig bereitliegende Kompensationsprozesse handelt, die bei Überschreiten bestimmter Bean-

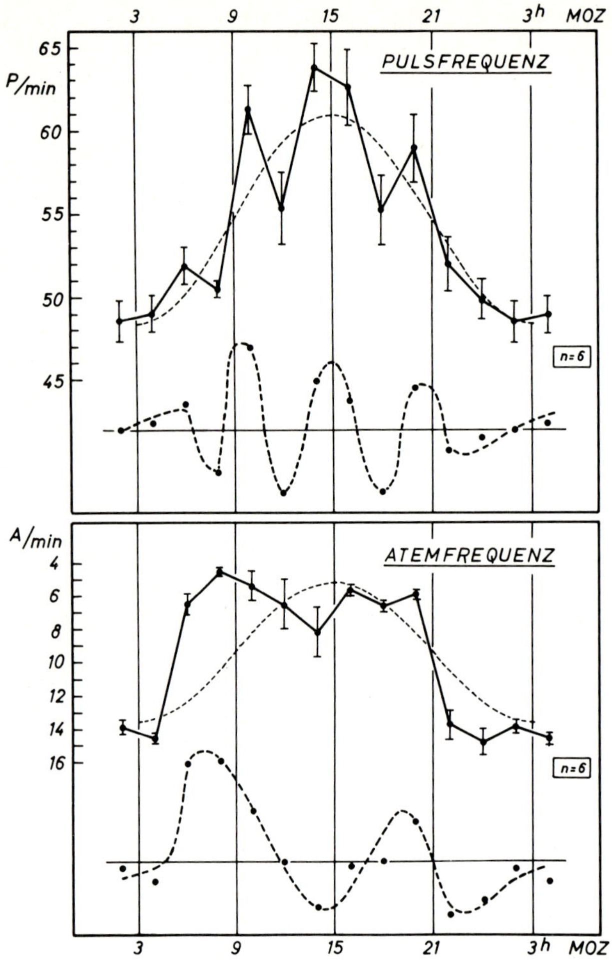

Abb. 11. Mittlerer Tagesgang von Pulsfrequenz und Atemfrequenz aus 2-stündlichen Untersuchungen an sechs aufeinander folgenden Tagen mit Konstruktion der reaktiv-periodischen Überlagerung aus den Differenzwerten zu einer sinusförmigen 24-Stunden-Schwingung. Für die Pulsfrequenz ergibt sich eine etwa 6-stündige, für die Atemfrequenz eine etwa 12-stündige reaktive Periodik. Die Klammern bezeichnen den Bereich des mittleren Fehlers der Mittelwerte. Gesunde Versuchsperson unter gleichbleibenden Ruhebedingungen. (Nach HILDEBRANDT 1962b)

spruchungsgrenzen angestoßen werden, mit fortschreitender Kompensation gedämpft werden und die Spontanrhythmen wieder hervortreten lassen.

Die reaktiven Perioden in diesem Frequenzbereich müssen demnach als Zeichen besonderer regulativer Beanspruchung des Organismus angesehen werden. Die periodische Gliederung der Reaktionen dient dabei der Sicherstellung wiederkehrender Entlastungs- und Erholungsphasen. Als Triebkraft dieser ultradianen Periodik sind in erster Linie Schwankungen des nerval-autonomen Tonus anzunehmen, an denen allerdings auch hormonale Aktivitätsschwankungen beteiligt werden. So löst z. B. die morgendliche Belichtungsreaktion eine periodische Aktivi-

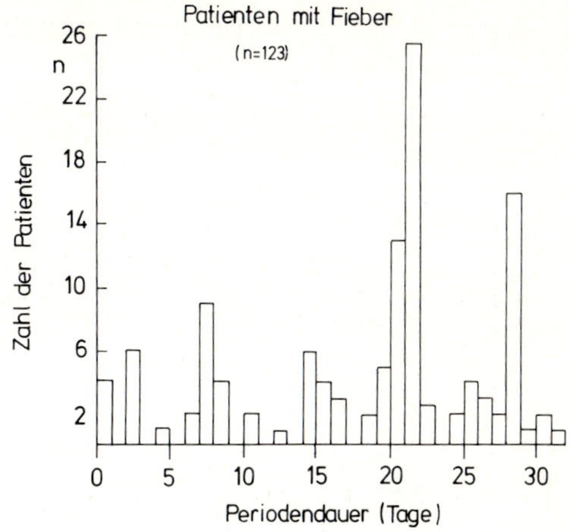

Abb. 12. Häufigkeitsverteilung der bei fiebernden Kranken festgestellten Periodendauern der Körpertemperatur. (Nach Richter 1965)

tät des Hypophysen-Nebennierenrinden-Systems aus. Die starke Mitbeteiligung von Kreislauf, Atmung und anderen Systemen läßt aber erkennen, daß hier umfassende vegetativ-nervöse Gleichgewichtsschwankungen im Vordergrund stehen (Hildebrandt u. Lowes 1972).

In Bezug auf die Therapie sind es insbesondere die immediaten Primär-Reaktionen auf einzelne Anwendungen, die durch submultiple Perioden des Tagesrhythmus gegliedert werden. Sie kennzeichnen die primäre funktionelle Kompensation und Gegenregulation.

3) Submultiple Perioden des Monatsrhythmus (Circaseptan-Periodik)

Passager auftretende periodische Vorgänge im Bereich der Submultiplen des Monatsrhythmus sind zunächst vor allem in klinischen Verlaufsstudien beobachtet worden (Beispiel s. *Abb. 12*). Insbesondere Reimann (1963, 1974) hat ein großes Material über periodische Krankheitsverläufe zusammengestellt. Am häufigsten werden etwa 7-tägige Perioden beobachtet (sog. Circaseptan-Perioden; zur Nomenklatur vgl. Halberg u. Mitarb. 1977), aber auch deren Vielfache, also etwa 14-, 21- und 28-tägige periodische Abläufe werden beschrieben. Daneben können offenbar auch etwa 9–10-tägige und 18–20-tägige Perioden als Submultiple des Monatsrhythmus auftreten. Auch bei psychiatrischen Erkrankungen sind periodische Verläufe der genannten Größenordnungen seit längerer Zeit bekannt (Cramer 1959; Menninger-Lerchenthal 1960; Richter 1965; Supprian 1973, 1975).

Dérer (1956) hat wohl als erster die Meinung vertreten, daß diese von ihm als Makroperioden bezeichneten Reaktionsabläufe eine umfassende, zentral koordinierte Kompensationsleistung des Organismus darstellen, die nicht nur von pathogenen Noxen, sondern auch von andersartigen Reizen ausgelöst werden kann, wenn die Reizstärke oder die Reizdauer eine bestimmte Schwelle überschreitet. Das besondere Hervortreten solcher reaktiven Perioden während der Bäder- und Klimakurbehandlung spricht dafür, daß sie auch gerade durch iterative und chronische Reizbelastungen ausgelöst werden (vgl. S. 82).

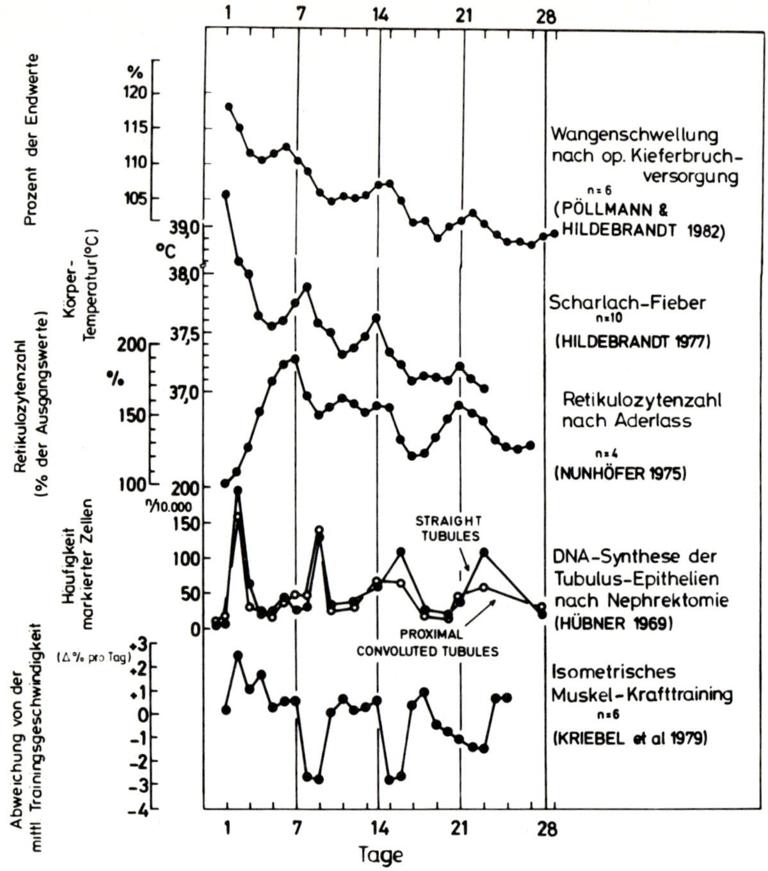

Abb. 13. Beispiele für die circaseptane reaktive Periodik im Verlauf verschiedener Funktionsgrößen während adaptiver Prozesse unterschiedlicher Art. Zusammenstellung von Ergebnissen der Literatur (Nach HILDEBRANDT 1982b). Nähere Einzelheiten s. im Text

Charakter und Bedeutung der circaseptanperiodisch gegliederten Reaktionen lassen sich heute weitgehend erschließen, nachdem zahlreiche weitere Vorgänge bekannt geworden sind, die der gleichen Zeitstruktur unterliegen *(Abb. 13)*. So erweist sich z. B. der Verlauf der Wundheilung nach Maßgabe der Gewebsschwellung als etwa 7-tägig gegliedert (PÖLLMANN u. HILDEBRANDT 1982). Die zweite Kurve der Abbildung zeigt am mittleren Fieberverlauf von unkompliziert verlaufenen Scharlachfällen die für zahlreiche immunologische Reaktionen typische circaseptanperiodische Gliederung mit gedämpft abklingenden Amplituden. Eine entsprechende Zeitstruktur ist neuerdings auch bei den Abstoßungsreaktionen nach Herz- und Nierentransplantationen festgestellt worden (DE VECCHI u. Mitarb. 1978; KAWAHARA u. Mitarb. 1980). Weiterhin ist für die erythropoetische Reaktion nach Aderlaß und Sauerstoffmangelbelastung ein circaseptan-periodischer Verlauf bei Mensch und Tier nachgewiesen worden (Lit.-Übers. s. HECKMANN u. Mitarb. 1979). Schließlich liegen neuere Erfahrungen vor, nach denen der Kraftzuwachs beim isometrischen Muskeltraining aus atrophischer Ausgangslage so lange circaseptanperio-

Tabelle 5. Das Verhalten verschiedener Funktionsgrößen in den Phasen der vegetativen Gesamtumschaltung. (Nach HOFF 1957) + = Anstieg oder hohe Werte; − = Abfall oder niedrige Werte

	Übergewicht des Sympathikus (Ergophase)	Übergewicht des Parasympathikus (Trophophase)
Fieber	+	−
Leukozytenzahl	+	−
Myeloische Tendenz	+	−
Lymphatische Tendenz	−	+
Stoffwechsel und Aktivität neutrophiler Zellen	+	−
Eosinophilenzahl	−	+
Retikulozytenzahl	+	−
Alkalireserve	−	+
Gesamtstoffwechsel	+	−
Serumeiweißgehalt	+	−
Albumin/Globulin-Quotient	−	+
Blutzuckerspiegel	+	−
Blutfettgehalt	−	+
Cholesterin im Blut	−	+
Ketonkörper im Blut	+	−
Kreatinin im Blut	+	−
Kalium/Calcium-Quotient	−	+
Properdinspiegel im Blut	−	+
Fibrinolytische Aktivität	+	−
Eisenspiegel im Plasma	−	+
Kupferspiegel im Plasma	+	−

disch gegliedert verläuft, bis die normale Kraftlage wieder erreicht ist. Wird diese beim Weitertraining überschritten, so treten Prozesse mit längeren Zeitkonstanten hervor (vgl. unterste Kurve der Abb. 13).

Faßt man alle Befunde zusammen, so sind es vor allem die therapeutisch bedeutsamen Vorgänge der Selbstheilung und Regeneration, der Infektionsabwehr und adaptiven Kompensation bis zur Normalisierung der Funktionsleistungen, die durch eine circaseptane Reaktionsperiodik gegliedert werden (HILDEBRANDT 1982 a, b).

Der vegetativen Symptomatik nach, die bisher fast ausschließlich bei den etwa 7-tägigen reaktiven Perioden untersucht wurde, handelt es sich auch bei den submultiplen Perioden des Monatsrhythmus um unspezifische Vorgänge nach Art einer vegetativen Gesamtumschaltung (HOFF 1930, 1957, 1969) (vgl. *Tabelle 5*). Schon aus der Größenordnung der Phasendauern läßt sich aber ableiten, daß diese Schwankungen zwischen Ergophase und Trophophase im Gegensatz zu den submultiplen Perioden des Tagesrhythmus nicht primär von Schwankungen des nerval-autonomen Tonus unterhalten werden können, daß dabei vielmehr hormonale Funktionskreise im Vordergrund stehen. Dafür sprechen auch verschiedene experimentelle Ergebnisse.

So wurde z. B. in Tierversuchen gezeigt (HÜBNER 1967, 1969), daß das kompensatorische Wachstum einer Niere nach Exstirpation der anderen Niere über lange Zeit hin in periodischen Zellteilungsschüben von etwa 7 Tagen Periodendauer ver-

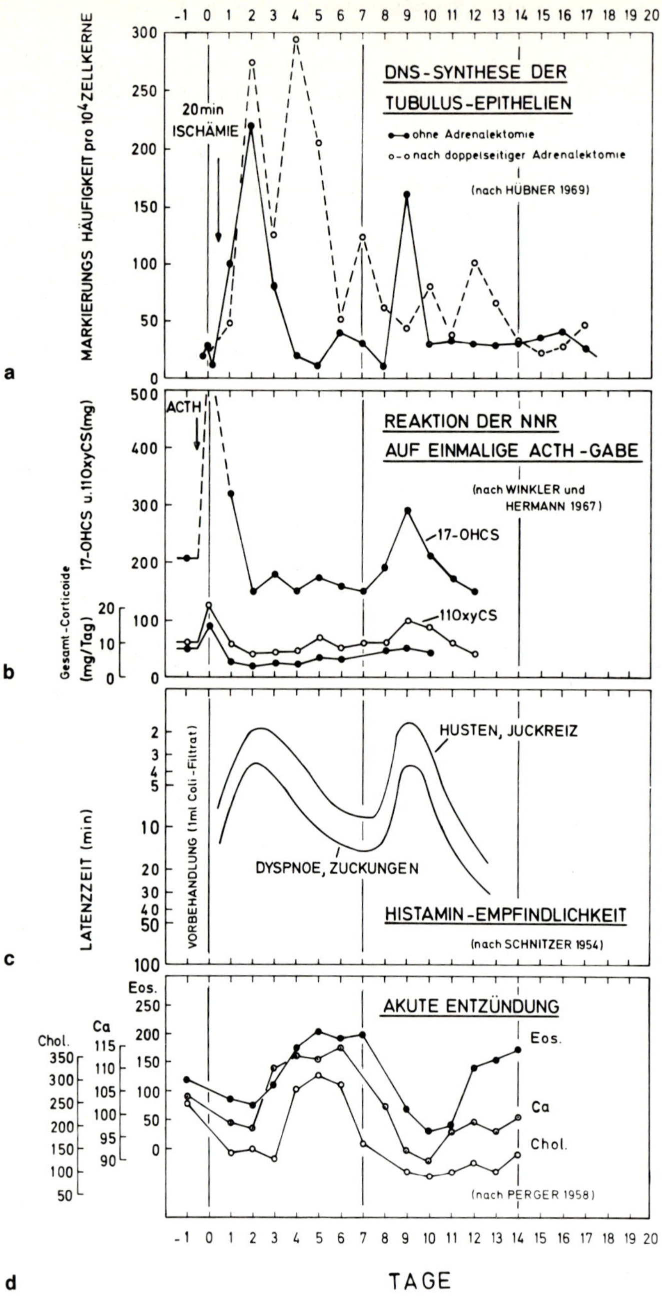

Abb. 14. a Häufigkeitsverlauf von in der DNS-Synthese-Phase befindlichen Tubulus-Epithelzellen nach experimenteller Schädigung der Niere durch temporäre Ischämie bei Ratten mit und ohne Adrenalektomie. (Nach Hübner 1969). **b** Veränderungen der Nebennierenrindenhormon-Ausscheidung nach einmaliger ACTH-Gabe beim Menschen. (Nach Winkler u. Herrmann 1967). **c** Verlauf der Histamin-Empfindlichkeit von Ratten nach Vorbehandlung mit Coli-Filtrat, bei täglicher Wiederholung kleiner Histamin-Gaben, an verschiedenen Indikatoren beurteilt. (Nach Schnitzer 1954). **d** Das Verhalten von Eosinophilenzahl im Blut sowie Calciumgehalt und Cholesteringehalt im Serum im Verlauf einer akut entzündlichen Erkrankung. (Nach Perger 1958)

läuft (vgl. Abb. 13, vierte Kurve von oben). Der unspezifische Charakter dieser Reaktionsperiodik zeigte sich daran, daß sie auch nach experimenteller Schädigung verschiedener Organe und Gewebe sowie nach Geburtsstreß beobachtet werden konnte, und zwar nicht nur in unmittelbar betroffenen Geweben. Der erste Häufigkeitsgipfel von Zellen in DNS-Synthese-Phase lag stets 2 Tage nach dem Reizzeitpunkt (HÜBNER 1969). Doppelseitige Adrenalektomie (*Abb. 14a*) und Hypophysektomie zerstörten die reaktive Circaseptanperiodik. Es muß daher angenommen werden, daß periodische Reaktionen dieser Größenordnung unter Beteiligung des Zwischenhirn-Hypophysen-Nebennierenrindensystems angetrieben werden und in enger Beziehung zu den Vorgängen des allgemeinen Adaptationssyndroms (SELYE 1953; vgl. Tabelle 4, S. 29) stehen.

Tatsächlich weist dieses System Zeitkonstanten der in Betracht kommenden Größenordnung auf. So führt z. B. eine stoßförmige Aktivierung durch einmalige ACTH-Gabe bei Tier und Mensch nicht nur zu sofortiger Funktionssteigerung der Nebennierenrinde, sondern ohne weiteren Eingriff nach etwa 9 Tagen zu einer weiteren Aktivitätswelle, die den periodischen Charakter der Reaktion eines im Prinzip schwingungsfähigen Systems anzeigt (*Abb. 14b*) (WINKLER u. HERRMANN 1967).

Auffälligerweise betreffen periodische Vorgänge dieser Größenordnung auch das Gewebshormon Histamin, das in vieler Hinsicht als Gegenspieler bzw. Aktivator der Nebennierenrinde, speziell der Glukokortikoide angesehen werden muß (vgl. *Tabelle 6*), vor allem auch im Hinblick auf den phasischen Ablauf des allgemeinen Adaptationssyndroms n. SELYE (1953) (SCHNITZER 1956a, b; KÜHNAU 1962). Verfolgt man nach Vorbehandlung von Versuchstieren mit pathogenen Noxen die Histamin-Empfindlichkeit (Allergie-Bereitschaft) durch tägliche Injektion kleiner Histamindosen, so stellt sich ein periodischer Verlauf mit einer Periodendauer von etwa 7 Tagen dar (*Abb. 14c*). Dabei handelt es sich um Schwankungen der Bereitschaft zur Histaminentladung im Gewebe, die durch Glukokortikoide gehemmt werden kann.

Die große Bedeutung, die dem Histamin als Vertreter einer offenbar größeren Stoffgruppe im Rahmen der Gewebsabwehr zukommt, macht es verständlich, daß

Tabelle 6. Gegenüberstellung klinischer Effekte von Histamin und ACTH-Cortison. (Nach SCHNITZER 1955)

	Histamin	Cortison (ACTH)
Natrium und Chlorid	−	+
Calcium	+	−
Alkalireserve	−	+
Blutzucker	−	+
Rest-N	+	−
Leukozytenzahl im Blut	−	+
Thrombozytenzahl	−	+
Kapillarresistenz	−	+
Blutsenkungsgeschwindigkeit	+	−
Tuberkulinreaktion	+	−
Gesamtproteine	+	−

auch im Verlauf entzündlicher Prozesse sowie bei der sog. Sensibilisierung periodische Erscheinungen von gleicher Größenordnung beobachtet werden. *Abb. 14d* zeigt als Beispiel den Verlauf verschiedener Meßgrößen, deren gegensinnige Beeinflussung durch NNR-Hormone und Histamin bekannt ist, während einer entzündlichen Hauterkrankung. Auch hier ist eine Reaktionsperiodik mit etwa 7 Tagen Periodendauer abzulesen. Umfangreiche Untersuchungen von PERGER (1958) haben gezeigt, daß diese Periodik dem normalen Heilungsverlauf entspricht, während bei chronischem Verlauf andere Zeitmuster auftreten (vgl. Abb. 15). In allen Fällen bleibt aber eine gesetzmäßige Zuordnung der Abwehrprozesse zu den Phasen des Reaktionsablaufs erhalten. So sind Phasen mit Abfall der Eosinophilenzahl und entsprechend erhöhter NNR-Aktivität stets mit Steigerung der unspezifischen Resistenz (Zunahme des Properdin-Titers, des Magnesiumspiegels und der Alpha-Globulin-Fraktion im Serum) verbunden. Die Gegenphasen, für die eine entscheidende Prägung durch die Aktivierung von Gewebshormonen nach Art des Histamins angenommen werden kann, gehen dagegen mit einer Steigerung der spezifischen Immunabwehr einher (Zunahme der Gamma-Globuline, Abnahme der Albuminfraktion). – Auch auf die große Bedeutung, die dem Histamin bei der Einleitung balneotherapeutisch auslösbarer Sekundärreaktionen zugemessen wird, sei hier schon hingewiesen (Lit.-Übersicht s. KÜHNAU 1962; HILDEBRANDT 1959).

Insgesamt ist die Vorstellung berechtigt, daß die reaktiven Perioden im Bereich der Submultiplen des Monatsrhythmus eine Integrationsstufe betreffen, die überwiegend hormonale Funktionskreise zusammenfaßt. Dabei spielen – ähnlich wie beim übergeordneten Monatsrhythmus – sowohl die zentralen hormonalen Steuerungen des Zwischenhirn-Hypophysen-Nebennierenrinden-Systems als auch die hormonalen Gewebsantworten der Peripherie (Histamin u. a.) eine Rolle (vgl. auch JORDAN 1972). Es bestehen enge Beziehungen zu den Vorgängen des allgemeinen Adaptationssyndroms. Möglicherweise ist die Eigenfrequenz der zentralen und peripheren Anteile nicht identisch (vgl. HILDEBRANDT u. WITZENRATH 1969), indem die Periodendauer des zentralen Systems nach Anstoß näher an 10 Tagen liegt, die des peripheren Systems näher an 7 Tagen (vgl. dazu SUPPRIAN 1973, 1975). Je nach dem Dominieren des einen oder anderen Anteils als Schrittmacher der reaktiven Periodik könnte die resultierende Periodendauer unterschiedlich sein. Entsprechende jahresrhythmische Schwankungen der Circaseptan-Periodik sind beobachtet worden (HILDEBRANDT u. FRANK 1974). Die Bedingungen, unter denen Periodenverdoppelungen auftreten können (BAIER u. Mitarb. 1974), sind bisher nicht näher untersucht.

Die naheliegende Frage, welche Beziehungen zwischen der circaseptanen Reaktionsperiodik und dem äußeren Wochenrhythmus bestehen, kann heute klar beantwortet werden: Das Auftreten reaktiver Perioden von circaseptaner Periodendauer ist unabhängig von den Wochentagen, die Phasenlage wird vielmehr ausschließlich vom Reizzeitpunkt bestimmt (Lit.-Übers. s. HILDEBRANDT 1980b). Unter Zeitgeberausschluß, z. B. beim Aufenthalt in Höhlen, weicht die Spontanperiodendauer circaseptaner Rhythmen eindeutig von 7 Tagen ab und erweist damit ihre endogene Entstehung (HALBERG u. Mitarb. 1974). Circaseptane Perioden können auch vom äußeren Wochenrhythmus ausgelöst und synchronisiert werden, ihre Amplitude ist dann aber in der Regel wesentlich kleiner als die von reaktiven Perioden, die durch therapeutische Reizbelastungen ausgelöst werden (HILDEBRANDT u. Mitarb. 1980).

4) Submultiple Perioden des Jahresrhythmus

Erst in jüngerer Zeit ist beachtet worden, daß auch der biologische Jahresrhythmus häufig von kürzeren Perioden mitgestaltet wird, die bevorzugt in einfachen ganzzahligen Frequenzverhältnissen stehen (HILDEBRANDT 1962a, 1965b; KLINKER 1968, 1971; KLINKER u. LEIDREITER 1969; KLINKER u. Mitarb. 1972). Am häufigsten sind hier Perioden von 6 Monaten, 4 und 3 Monaten sowie etwa 6 Wochen beschrieben worden. KLINKER (1969) hat solche überlagerten Perioden als jahreszeitliche Anpassungsreaktionen gedeutet. Da die Amplituden meist während der sog. Übergangsjahreszeiten und hier besonders in der ersten Jahreshälfte größer sind und in den folgenden Monaten abklingen (vgl. Beispiele der Abb. 95, S. 204), ist anzunehmen, daß solche reaktiven Perioden vorwiegend im Frühjahr ausgelöst werden. Hier kommt insbesondere die steile Zunahme von Licht- und Ultravioletteinstrahlung (sog. Winter-Frühjahrsrelation; DE RUDDER 1952) als Zeitgeberreiz in Betracht (vgl. RANDALL 1970).

Darüber hinaus sind submultiple Perioden des Jahresrhythmus auch bereits in zeitlicher Zuordnung zum Behandlungs- oder Krankheitsbeginn bei chronisch Kranken beobachtet worden. So hat z. B. KIHN (1962, 1963) etwa 6-wöchige periodische Schwankungen des Puls-Atem-Quotienten registriert, deren Phasenlage überwiegend auf den Behandlungsbeginn bezogen werden konnte. PERGER (1957, 1958, 1979) fand, daß die Immunreaktionen, die bei akuten Entzündungsverläufen eine circaseptan-periodische Gliederung aufweisen (vgl. S. 42), bei chronisch-degenerativen Verlaufsformen eine sehr viel längere Phasendauer besitzen, die vermutlich Bestandteil einer etwa 6-wöchigen Periodik ist (vgl. *Abb. 15*). Auch bei Bäder- und Klimakurverläufen lassen sich z. T. etwa 6-wöchige Komponenten des Reaktionsmusters feststellen (vgl. S. 121). Neuerdings sind im Nachkurverlauf auch Schwankungen von etwa 9 Monaten Periodendauer festgestellt worden (BAIER u. ROMPEL-PÜRCKHAUER 1980).

In Tierversuchen sind für verschiedene Funktionen enge Korrelationen zwischen submultiplen Schwankungen des Jahresrhythmus und entsprechenden Schwankungen der Sonnenscheindauer beschrieben, z. B. für Schilddrüsenaktivität, Körpergewicht, Nahrungsaufnahme, Adrenalinsekretion und Glukokortikoidausscheidung wie auch für Verhaltensparameter (Lit.-Übersicht s. RANDALL 1970; KLINKER u. ZENKER 1972). Sie weisen auf besondere Beziehungen der steuernden Integrationsstufe zu biologischen Lichtwirkungen sowie auf die Beteiligung von Stoffwechsel- und Wachstumsvorgängen hin. Für die Phasensteuerung dieser langwelligen Reaktionen kommen Hormone des Zwischenhirn-Hypophysensystems, der Schilddrüse und Nebennierenrinde sowie der Gonaden, möglicherweise auch der Epiphyse in Betracht; daneben ist auch mit peripheren Gewebswirkstoffen zu rechnen, z. B. den von der Ultraviolettstrahlung abhängigen Sterinen der Haut.

Obwohl die submultiplen Perioden des Jahresrhythmus beim Menschen noch wenig erforscht sind, darf angenommen werden, daß periodische Vorgänge dieser Größenordnung eine vorwiegend adaptive Bedeutung haben, und zwar im Sinne langfristiger morphologischer Anpassungen (vgl. Winterschlafbereitschaft, Brunftzyklus, Pelzwachstum der Tiere), bei denen die steuernden inkretorischen Drüsen Involutions- und Wachstumsphasen durchlaufen (z. B. Schilddrüse, Gonaden). Im Vordergrund stehen dabei belichtungsabhängige und thermisch induzierte Reaktio-

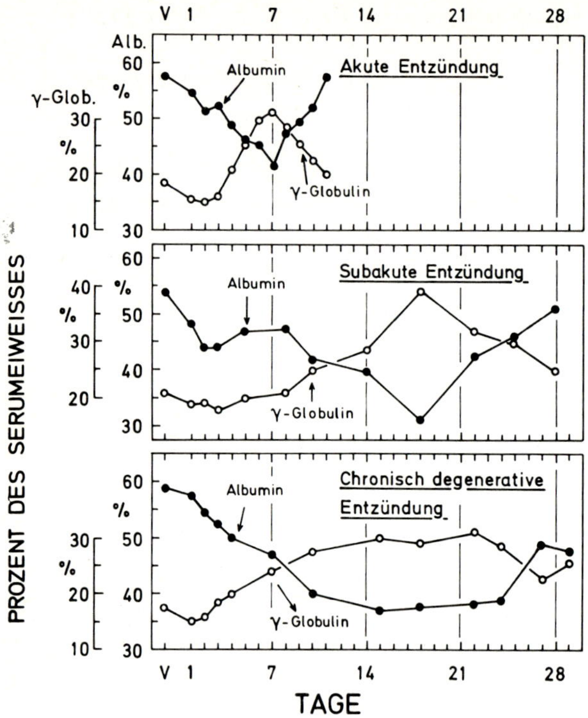

Abb. 15. Beispiele für den Verlauf von Albumin- und Gamma-Globulingehalt im Serum bei akuter, subakuter und chronisch-degenerativer Verlaufsform entzündlicher Erkrankungen. (Nach PERGER 1958)

nen. Aber auch andere trophisch-plastische Adaptationen gehören infolge ihres längeren Zeitbedarfs in die Größenordnung der Submultiplen des Jahresrhythmus. So erreicht beim isometrischen Muskelkrafttraining die durch eine kurze Trainingsperiode ausgelöste Muskelhypertrophie erst nach etwa 6 Wochen ihr Maximum und geht nach insgesamt 12 Wochen auf den Ausgangswert zurück (RIECK u. Mitarb. 1977). Bei langdauerndem Krafttraining finden sich im Maximalkraftverlauf langwellige Perioden, die bisher nicht näher analysiert wurden (HETTINGER 1972).

Die in der Regel mehrwöchige Reizbelastung während einer Kurbehandlung läßt erwarten, daß periodische Reaktionen von adaptiver Funktion auch das Reaktionsmuster des Kurverlaufs mitbestimmen. Schon die alte Erfahrung, daß der endgültige Kurerfolg u. U. erst Monate nach der Kur eintreten kann (vgl. S. 176), zeigt, daß die ausgelösten Reaktionen auch den Zeitbedarf von Submultiplen des Jahresrhythmus haben können. Die nähere Untersuchung stößt auf besondere Schwierigkeiten, da sie eine kontinuierliche Weiterbeobachtung des Patienten nach der Kur erfordert, die aber zugleich durch Rückkehrreaktionen (vgl. S. 136) erheblich kompliziert werden kann. Eine wichtige Aufgabe wäre zudem die nähere Abgrenzung von Phasen-Leithormonen für die submultiplen Reaktionsperioden des Jahresrhythmus.

Tabelle 7. Zeitbedarf der (hygiogenetischen) Erholungs-, Heilungs- und Anpassungsprozesse. (Nach HILDEBRANDT 1983, verändert)

Hygiogenetischer Prozeß	Zeitbedarf
Trophisch-plastische Adaptation Spezifische Anpassungen	Monate
Funktionelle Adaptation mit Normalisierung Langzeiterholung, vegetative Äquilibrierung, Selbstheilung	Wochen
Überschießende Erholung Überkompensation nach Überschreitung des Anpassungsbereiches	Tage
Zentral koordinierte Erholung Schlaferholung, Entmüdung	Nacht
Stoffwechselerholung Abbau der Ermüdungsprodukte, Auffüllung der Energiespeicher	Stunden
Lokale Gewebserholung Abtragung der Sauerstoffschuld	Minuten
Membranerholung Wiederaufladung der elektro-chemischen Gradienten	Sekunden – Millisekunden

c) Hygiogenetische und therapeutische Bedeutung der Reaktionen

Es hat sich gezeigt, daß die chronobiologische Analyse der Reaktionen zu einer Systematik führt, die der hierarchischen Struktur des autonomen Systems entspricht. Die mit der Periodendauer der Reaktionen zunehmende Komplexität geht auch mit einer stufenweisen Wandlung der funktionellen Bedeutung der Phasen des Reaktionsablaufs einher. Dabei ist im Hinblick auf die hygiogenetische und therapeutische Bedeutung die Funktion der tropho-histiotropen Phasen (Trophophasen n. REINBERG 1979) von besonderem Interesse, weil sich in ihnen die zu Erholung, Regeneration und Adaptation führenden Prozesse vollziehen müssen. Die besondere therapeutische Bedeutung einer ausgiebigen und lang anhaltenden tropho-histiotropen Einstellung des vegetativen Systems ist gerade in der Bäder- und Klimaheilkunde seit langem betont worden (Lit.-Übersicht s. AMELUNG u. EVERS 1962).

Zunächst ist zu beachten, daß die verschiedenen hygiogenetischen Reaktionen, die dem Organismus zur Verfügung stehen, je nach ihrer Zielsetzung und Komplexität einen recht unterschiedlichen Zeitbedarf haben. *Tabelle 7* gibt eine systematische Übersicht. Sie läßt erkennen, wie die zunächst einfachen Erholungsprozesse mit zunehmender Zeitdauer und wachsendem Umfang eine Tendenz zur Überkompensation und damit schließlich zur Anpassung (Adaptation) an veränderte Beanspruchungsniveaus gewinnen. Diese Tendenz tritt zunächst nur im Funktionellen in Erscheinung, manifestiert sich aber zuletzt in spezifischen trophisch-plastischen Adaptationsprozessen. In Entsprechung zur hierarchischen Struktur der Reaktionssysteme besteht demnach auch eine Hierarchie der hygiogenetischen Prozesse, die den Integrationsstufen des autonomen Systems zugeordnet werden können (vgl.

Tabelle 8. Übersicht über die ergophasischen und trophophasischen Funktionstendenzen der reaktiven Perioden auf den verschiedenen Integrationsstufen des autonomen Systems (vgl. dazu die Tabellen 3 und 7). Die Zusammenstellung läßt erkennen, daß die reaktiven Antworten der niederen Integrationsebenen die ergophasischen Tendenzen betonen, während die Reaktionen der höheren Integrationsstufen mehr die trophophasischen Funktionstendenzen verwirklichen (Überkompensation)

Periodendauer der Reaktionen	Phasententendenzen	
	Ergophase	Trophophase
Submultiple des Jahresrhythmus	Involution Hypoplasie	Wachstum Hyperplasie
Submultiple des Monatsrhythmus	Hypotrophie Hyperergie	Hypertrophie Hypo-ergie
Submultiple des Tagesrhythmus	Leistung (Ermüdung)	Erholung (Entmüdung)
Bereich der koordinierten Frequenzwechsel	Anspannung (Hypertonie)	Entspannung (Hypotonie)
Bereich der kontinuierlichen Frequenzwechsel	Erregung (Bahnung)	Hemmung

dazu Tabelle 3, S. 17). Entscheidend für die höheren Organisationsstufen der überkompensierenden Erholungsvorgänge ist sicherlich nicht allein der größere Zeitbedarf, der mit einer längeren Phasendauer der periodischen Reaktionen verbunden ist, sondern auch die höhere Amplitude d. h. Intensität der tropho-histiotropen Einstellung des Organismus.

Aus diesen Gegebenheiten ist klar abzulesen, daß alle Therapieformen, die adaptive Reaktionsmechanismen zur Änderung der Reaktionslage und Besserung von Krankheiten nutzen wollen, mit ihren therapeutischen Reizbelastungen die höheren Integrationsstufen des autonomen Systems ansprechen und dem hygiogenetischen Prozeß einen kurmäßigen Zeitraum einräumen müssen. Es ist sicher kein Zufall, daß gerade die Regeln der Bäder- und Klimakurbehandlung von jeher diesen Voraussetzungen gerecht werden.

Bis zu welchem Ausmaß die hygiogenetischen Funktionen in Anspruch genommen werden, hängt von Art und Umfang der jeweils vorangegangenen Beanspruchung des Organismus während der Ergophasen ab. Charakter und Zielsetzung der Erholungsprozesse werden daher nicht allein von den jeweils möglichen Vorgängen während der Trophophasen des periodischen Reaktionsablaufs bestimmt. Dauer und Amplitude der Ergophasen kennzeichnen die primäre Antwort des Organismus auf den auslösenden Stressor und stellen damit die Voraussetzungen für den Beanspruchungsgrad dar, der die nachfolgenden Erholungsvorgänge dimensioniert.

In *Tabelle 8* ist versucht, in Ergänzung zu Tabelle 7 (S. 47) für die verschiedenen Frequenzbereiche der reaktiven Perioden die dominierenden Funktionstendenzen der Ergo- und Trophophase zu kennzeichnen. Auch hierbei wird die große Bedeutung des Zeitfaktors für die richtige hierarchische Einordnung verschiedener funktioneller Modalitäten deutlich. Mit zunehmender Phasen- bzw. Periodendauer gehen die zugrundeliegenden Prozesse infolge stärkerer Ausschöpfung der autonom

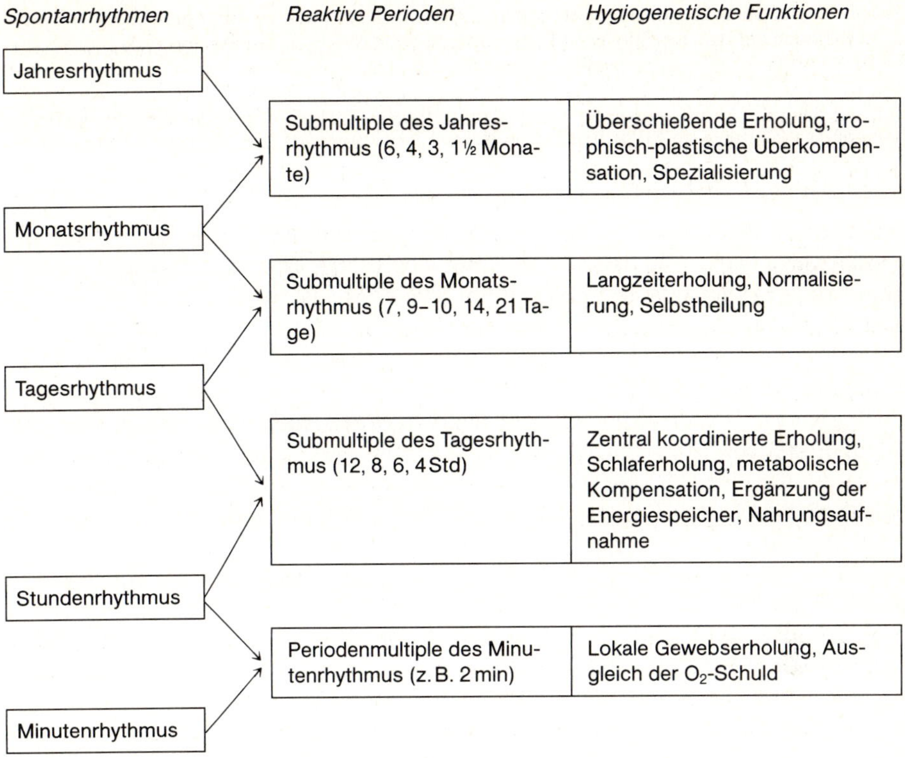

Abb. 16. Die Stellung der reaktiven Perioden zwischen den biologischen Spontanrhythmen und ihre hygiogenetische bzw. adaptive Funktion in den verschiedenen Abschnitten des Rhythmusspektrums. (Nach HILDEBRANDT 1982b, verändert)

geschützten Reserven von den nur funktionellen Modifikationen zu den trophisch-plastischen Veränderungen über. Das im periodischen Wechsel von Ergophase und Trophophase eingestellte neue Gleichgewicht ist jeweils auf den die Reaktion auslösenden Beanspruchungsgrad abgestimmt. Die Dämpfungsmechanismen der Reaktionsperiodik hängen von den Fortschritten der Überkompensation während der Trophophasen ab (vgl. S. 74). Nur in diesem Sinne kann der Erzeugung einer verstärkten Trophotropie ein therapeutischer Wert zugemessen werden.

Zweifellos kommt auch den spontan-rhythmischen Wechseln zwischen Ergophase und Trophophase in den verschiedenen Frequenzbereichen des Rhythmusspektrums eine hygiogenetische bzw. Erholungsfunktion zu. Diese reicht aber offenbar nur aus, um die gewohnten Beanspruchungen des Organismus zu kompensieren. So ist z. B. die Trophophase der Nachterholung ausreichend zum ständigen Ausgleich der Tagesbelastung, solange diese nicht das individuelle Adaptationsniveau überschreitet.

Das sprunghafte Auftreten der reaktiven Perioden mit abweichender Periodendauer unter ungewohnten Belastungen erhöht die Kompensationsfähigkeit des Organismus in zweierlei Hinsicht (vgl. dazu *Abb. 16*) (HILDEBRANDT 1982b):

1) Vom Standpunkt des langsameren, in der Hierarchie übergeordneten Spontanrhythmus stellt sich die Induktion einer höher frequenten Reaktionsperiodik als *Perioden-Submultiplikation* dar (Frequenzmultiplikation). Diese nutzt das Prinzip der frequenteren Intervallbelastung mit schnelleren Wechseln von Leistung (Ergophase) und Erholung (Trophophase). Dies führt nach den Erfahrungen mit dem Intervall-Training (vgl. MÜLLER u. KARRASCH 1955) zu einer effektiveren Nutzung der vorhandenen Leistungskapazität. Die Ursache liegt darin, daß die Erholungsprozesse mit längerer Dauer an Intensität abnehmen, so daß nach dem Prinzip der „lohnenden Pause" (LEHMANN 1962) ein schnellerer Wechsel zwischen Leistung und Erholung die Gesamtleistung erhöht. Dieser Mechanismus kommt daher in erster Linie den ergophasischen Funktionszielen zugute.

2) Vom Standpunkt des schnelleren, in der Hierarchie tiefer stehenden Spontanrhythmus (vgl. Abb. 16) stellt das Auftreten einer längerwelligen reaktiven Periodik eine *Perioden-Multiplikation* dar, wodurch Dauer, Umfang und Intensität (Amplitude) von Ergo- und Trophophase erhöht und Funktionsziele der höheren Integrationsstufe ins Spiel gebracht werden. Dies ist die Voraussetzung für die Entwicklung gesteigerter Kompensation, Überkompensation und Adaptation und betrifft in erster Linie die hygiogenetischen Prozesse der Trophophase.

Die Tatsache, daß die reaktiven Perioden mit einer Periodendauer auftreten, die jeweils zwischen zwei ständig aktiven Spontanrhythmen liegt, kennzeichnet somit ihre Schlüsselfunktion bei der adaptiven Steigerung von Ökonomie und Kapazität der Regulationsleistungen des Organismus. Dies macht auch ihre hygiogenetische Bedeutung für die Reaktions- und Regulationstherapie deutlich.

Auch in diesem Zusammenhang muß noch einmal hervorgehoben werden, daß die bevorzugten Periodendauern der periodischen Reaktionen in einfachen ganzzahligen Verhältnissen mit den Spontanrhythmen koordiniert sind. Sie erweisen sich damit als Glieder der umfassenden, harmonisch aufgebauten rhythmischen Funktionsordnung des Organismus. Diese Koordination erleichtert zugleich die Rückkehr zur normalen rhythmischen Spontanaktivität des autonomen Systems (HILDEBRANDT 1962b, 1974, 1975; SCHUH 1979) nach erfolgreicher Kompensation der Reizbelastung.

Die auf Grund langer Empirie übliche mehrwöchige Kurdauer von Bäder- und Klimakurbehandlungen weist darauf hin, daß die submultiplen reaktiven Perioden des Monatsrhythmus für die therapeutischen Wirkungen dieser Behandlungsform von dominierender Bedeutung sind (vgl. S. 112). Die periodischen Reaktionen dieser Größenordnung dienen in erster Linie den Vorgängen der Regeneration und Restitution, der Infektionsabwehr und -überwindung sowie den Selbstheilungs- und Selbstordnungsprozessen. Wie das Beispiel der Abb. 13 (S. 40) erkennen ließ, gehen während der Trophophasen der Circaseptanperiodik auch synchronisierte Zellwachstums- und Zellteilungsschübe vor sich. Diese führen aber im Rahmen der noch relativ kurzen trophotropen Phasendauer wahrscheinlich nicht über regenerative Vorgänge hinaus bis zur Hyperplasie, sondern dürften vorwiegend der „Gewebsverjüngung" (vgl. PIRLET 1969) und „Langzeiterholung" (SCHMIDT-KESSEN 1960, 1962) dienen.

In allen Bereichen des Spektrums der reaktiven Perioden ist eine Verstärkung der hygiogenetischen Potenz nur auf dem Wege über eine adaptive Überkompensation möglich. Daher kommt den adaptiven Mechanismen für das Verständnis der

Reaktionstherapie und ihrer Wirkungsmöglichkeiten eine entscheidende Bedeutung zu. Sie sollen daher im Folgenden einer eingehenderen Betrachtung unterzogen werden.

6. Physiologische Adaptation

a) Allgemeines

Wirken Reize für längere Zeit kontinuierlich ein oder werden sie intermittierend wiederholt, so zeigen die Reaktionen des Organismus bestimmte Modifikationen. Diese führen in der Regel über eine Steigerung von Reaktionsökonomie und Kompensationsleistungen zu einer erhöhten Widerstandsfähigkeit gegenüber dem auslösenden Reiz, z.T. aber auch gegenüber anderen Reizbelastungen, und verbessern dadurch die Überlebens- und Reproduktionschancen des Organismus. Ein solcher Modifikationsprozeß, der unter dem Gesichtspunkt der Homöostase einer „Regulation höherer Ordnung" (GOLENHOFEN 1966) entspricht, wird allgemein als *Adaptation* (Anpassung) bezeichnet. Dieser Begriff umfaßt eine Reihe von Spezialformen adaptiver Vorgänge, deren Bezeichnungen oft synonym gebraucht werden, z.B. Gewöhnung, Habituation, Übung, Training, Abhärtung, Akklimatisation, Immunisierung, Resistenzsteigerung.

Reize, die hinsichtlich Qualität, Intensität und zeitlicher Eigenschaften geeignet sind, Adaptation hervorzurufen, werden als Stressoren, besser als *Adaptogene* (BRÜCK 1969) bezeichnet. Als weitere Synonyme sind Adaptagent (ADOLPH 1964) und Adaptor (HENSEL 1974) vorgeschlagen. Die ausgelösten Modifikationen, gleichgültig ob sie funktioneller oder stofflich-morphologischer Natur sind, werden *Adaptate* genannt (ADOLPH 1956).

Physiologische Adaptation ist im Prinzip nicht auf phänotypische Modifikationen beschränkt (vgl. *Tabelle 9*), sie umfaßt auch genetische Anpassungsprozesse von sehr hohem Zeitbedarf (PROSSER 1958). Diesen wird aber, ebenso wie den schnell verlaufenden Adaptationsvorgängen an den nervalen Rezeptoren, welche der Bereichseinstellung der Sinnesorgane dienen (vgl. S.11), im Rahmen der Physiologischen Adaptation meist eine Sonderstellung zugewiesen. Dies ist vor allem auch im Hinblick auf die therapeutischen Belange berechtigt.

Endet die Einwirkung eines adaptogenen Reizes, so bilden sich die Adaptate ganz oder teilweise zurück. Eine solche *Deadaptation* ist allerdings nicht nur als passiver Vorgang anzusehen, sondern kann auch als ein neu ausgelöster Adaptationsprozeß an die erneut veränderten Umwelt- oder Inweltbedingungen aufgefaßt werden. In diesem Sinne stellen Adaptation und Deadaptation gleichwertige Änderungen des Adaptationsniveaus dar (ADOLPH 1964).

Störungen der physiologischen Adaptation, insbesondere solche, die durch Überforderung der Adaptationskapazität des Organismus hervorgerufen werden (Adaptationskrankheiten; SELYE 1953), können als *Dysadaptation* bezeichnet werden. Ungenügende Entwicklung oder Ausbleiben der spezifischen Adaptatbildung ist in erster Linie auf eine übersteigerte unspezifische Mitaktivierung mit Störung

Tabelle 9. Zeitbedarf adaptiver Prozesse. (In Anlehnung an PROSSER 1958; nach HILDEBRANDT 1982b)

Selektion genetisch angepaßter Typen	viele Generationen	
non-genetic transmission	mehrere Lebenszyklen	
Wachstum (Plastische Adaptate)	Monate	Kapazitätssteigerung (Leistungsadaptation) ↑
Zunahme der Energiespeicher (Trophische Adaptate)	Wochen	
Steigerung der Funktionsökonomie Umsynchronisation	Tage	Steigerung der Funktionsökonomie (Normalisierung)
Metabolische Kompensationen	Stunden	↓
Sollwertverstellung		
Lernen Habituation	Minuten	Toleranzsteigerung (Toleranzadaptation)
Nervale Hemmung		
	Sekunden	
Rezeptor-Adaptation		

der reziprok-alternierenden Funktionsweise des autonomen Systems zu beziehen („Systemic stress", SELYE 1953) (vgl. dazu S. 43).

Besonders zu beachten ist, daß Adaptationsvorgänge nicht allein die Reaktionen des Organismus gegenüber von außen kommenden Reizen betreffen müssen, sie können vielmehr auch an der inneren Abstimmung und Wechselwirkung zwischen verschiedenen Systemen und Organfunktionen beteiligt sein. Auch in diesem Sinne können Krankheiten als Störung oder Verlust an Adaptation aufgefaßt werden (GROTE 1961). Eine klare Trennung zwischen äußerer und innerer Adaptation ist aber schon deswegen nicht überall möglich, weil manche Umweltbedingungen sich ins Innere des Organismus fortsetzen und über innere Rezeptoren kontrolliert werden (vgl. dazu S. 13).

b) Adaptate (Systematische Übersicht)

Die im Adaptationsprozeß auftretenden Modifikationen unterscheiden sich zunächst durch ihren mehr funktionellen oder trophisch-plastischen Charakter. Darüber hinaus bestehen erhebliche Unterschiede hinsichtlich des Zeitbedarfs ihrer Entwicklung (vgl. Tabelle 9), was allein schon durch die Latenz der verschiedenen nervalen oder hormonalen Auslösemechanismen (Mediatoren) bedingt sein kann. Weiterhin besitzen die Adaptate einen mehr oder weniger hohen Grad an Spezifität

Tabelle 10. Systematische Ordnung der adaptiven Modifikationen (vgl. dazu Tabelle 9, S. 52)

Adaptationsmodus	Funktionelle Bedeutung
Cortikal-autonome Adaptation	Lernen, Begriffsbildung Herstellung technischer Hilfsmittel (Werkzeugadaptation) Verhaltensanpassung Ausbildung bedingter Reflexe
Plastische Adaptation	Bildung und Wachstum spezifischer Leistungs- und Schutzgewebe (z. B. Pelzwachstum der Tiere, braunes Fettgewebe, Steigerung der Erythropoese, Lichtschwielenbildung der Haut)
Trophische Adaptation	Steigerung von Energiereserven, Versorgungs- und Sekretionskapazität (z. B. Glykogendepots, Muskelhypertrophie, Vaskularisation)
Funktionelle Adaptation	Ökonomisierung, Steigerung von Regelgüte und zeitlicher Koordination, Normalisierung (z. B. sog. Abhärtung, Umweltsynchronisation, Spreizung des Regelbereichs)
Habituation	Dämpfung der Formatio reticularis, Sollwertverstellungen (z. B. Habituation der Cold-Pressure-Reaktion, Reduzierung der Kreislauf- und Atmungsantriebe bei Körperarbeit und psychischer Belastung)
Nervale Hemmung	Einschränkung des afferenten Erregungseinstroms, Hemmung der spinalen Irradiation (z. B. laterale Hemmung, Kontrastbildung, prä- und postsynaptische Hemmungen, Rezeptoradaptation)
Lokal-autonome Gewebsadaptationen	Steigerung der Gewebstoleranz, zelluläre Adaptationen, periphere Schutzmechanismen (z. B. Senkung der kritischen O_2-Schwelle, Myoglobineinlagerung)

im Hinblick auf ihren modifizierenden Einfluß bei der Beantwortung des adaptogenen Reizes. Schließlich aber unterscheiden sich die Adaptate in Bezug auf den Wirkungsmodus, mit welchem sie den Organismus befähigen, eine länger anhaltende oder wiederkehrende Reizbelastung zunehmend besser zu bewältigen: Steigerung der Toleranz und Funktionsökonomie, der Funktionskapazität oder Ausbildung von Schutzeinrichtungen (z. B. Isoliergewebe, Immunität) (vgl. Abb. 21, S. 60).

Tabelle 10 gibt eine schematische Übersicht über diese Eigenschaften der Adaptate. Dabei ist zu berücksichtigen, daß zwischen den einzelnen Ebenen keine scharfen Grenzen gezogen werden können. Überdies lassen sich in der Regel auch bei nur einem adaptogenen Reiz nebeneinander mehrere Adaptate beobachten, wenn auch in unterschiedlichem Grade ihrer Entwicklung (sog. Adaptatmuster; Adolph 1964).

Vergleicht man die Reihenfolge der aufgeführten Adaptat-Typen mit der funktionellen Gliederung des autonomen Systems (vgl. Tabelle 3, S. 17) und mit den reaktiven Äußerungen seiner verschiedenen Integrationsstufen (vgl. Tabelle 7, S. 47), so wird deutlich, daß sich auch die adaptiven Modifikationen jeweils bestimmten Integrationsstufen des autonomen Systems zuordnen lassen. Sie stellen dabei jeweils die tropho-histiotrop gerichteten Reaktionsphasen (Trophophasen) dar bzw. entwickeln sich in diesen. Infolge des periodischen Wechsels von Ergo- und Trophophasen im physiologischen Reaktionsablauf enthält und durchläuft daher jede Reaktion gesetzmäßig Phasen von adaptiver Wirkung. Bei anhaltender Reizbelastung ist die Dämpfung der autonomen Reaktionen auf die phasenabhängig zunehmende Wirksamkeit von adaptiven Modifikationen (Überkompensation) zurückzuführen.

Adaptation ist demnach integrierender Bestandteil jeder physiologischen Reaktion. Fortschritte in der Differenzierung komplexer Reaktionen sind erst von einer systematischen Analyse ihrer periodischen Abläufe und ihrer Zuordnung zu den Organisationsebenen des autonomen Systems zu erwarten.

Über die adaptiven Funktionen im Rahmen der verschiedenen Integrationsstufen hinaus hat jedes Gewebe bzw. jede Zelle im Sinne einer *lokalen Autonomie* noch adaptive Potenzen, die sich in erster Linie in einer Steigerung der Gewebstoleranz, z. B. gegenüber Sauerstoffmangel und Kälte, äußern und damit zu peripher-lokalen Modifikationen führen können (Barbashowa 1964; Adolph 1972). Der Anteil dieser lokal-autonomen Adaptate an den zentral gesteuerten Anpassungsvorgängen ist schwer abzugrenzen. Besonders enge Beziehungen bestehen sicherlich zu den hormonal vermittelten Steuerungen der trophisch-plastischen Modifikationen, zumal diese gleichfalls lokal begrenzt bzw. in Abhängigkeit vom lokalen Bedarf ausgebildet werden können.

Auch auf der Stufe der *cortikalen Autonomie* verfügt der Organismus über die Fähigkeit zur Adaptatbildung. Hier handelt es sich um Vorgänge, die über bedingte Reflexbildung und Lernmechanismen zu neuen Verhaltensmustern und schließlich zur technischen Anpassung (Werkzeug-Adaptation) führen. Sie lassen sich unter dem Begriff der Verhaltensadaptation zusammenfassen. Dabei ist zu betonen, daß gerade für den Menschen diese Formen der Adaptatbildung zu den wirksamsten Anpassungsmechanismen überhaupt gehören (vgl. dazu Hildebrandt 1965 a).

c) Adaptationskinetik

Der unterschiedliche Zeitbedarf für die Ausbildung der verschiedenen Adaptate, der schon durch die mehr oder weniger große Wirkungslatenz ihrer nervalen und hormonalen Mediatoren bedingt ist, führt zu einer charakteristischen Zeitfolge ihres Auftretens (Adaptat-Sequenz) (vgl. *Abb. 17*). Dabei können jeweils die später ausgebildeten Adaptate die früheren gewissermaßen ablösen, so daß zunächst an der Kompensation beteiligte Funktionen wieder ihrer normalen Ausgangslage zustreben (Normalisierung). *Abb. 18* zeigt eine Adaptatsequenz am Beispiel der Adaptation an Sauerstoffmangel. Entsprechende Sequenzen sind auch bei der Adaptation an Kälte, Hitze sowie beim Muskeltraining beschrieben worden (Lit.-Übersicht s. Hildebrandt 1967 c; vgl. auch Roskamm u. Mitarb. 1966; Hollmann 1970; Jungmann 1971 b).

Der Gesamtverlauf eines Adaptationsprozesses, wie er am Rückgang der homöostatischen Störung oder am Zuwachs der Kompensationsleistung abgelesen werden kann (vgl. das Schema der Abb. 17), hat in der Regel exponentielle Form, d. h. er schreitet anfangs steil, dann immer langsamer fort. Dieser Fortschritt ist aber nicht stetig, sondern weist mehr oder weniger ausgeprägte periodische Schwankungen auf. Diese sind vor allem auf die reaktive Periodik der vegetativen Gesamtumschaltungen (vgl. S. 33) zurückzuführen, deren trophotrope Phasen jeweils Entwicklungsschübe der adaptiven Modifikationen einleiten und steuern (Hildebrandt 1967 c). Inwieweit an den Schwankungen auch Lücken in der Abfolge der Adaptat-

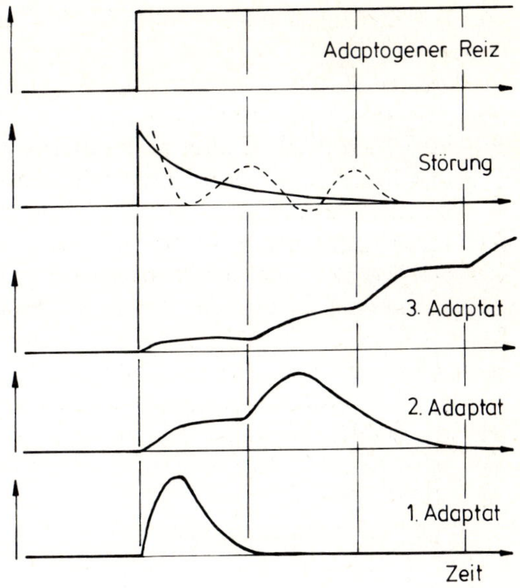

Abb. 17. Schema eines Adaptationsprozesses mit Ausbildung verschiedener Adaptate von unterschiedlichem Zeitbedarf zur Kompensation der Störung (Adaptat-Sequenz)

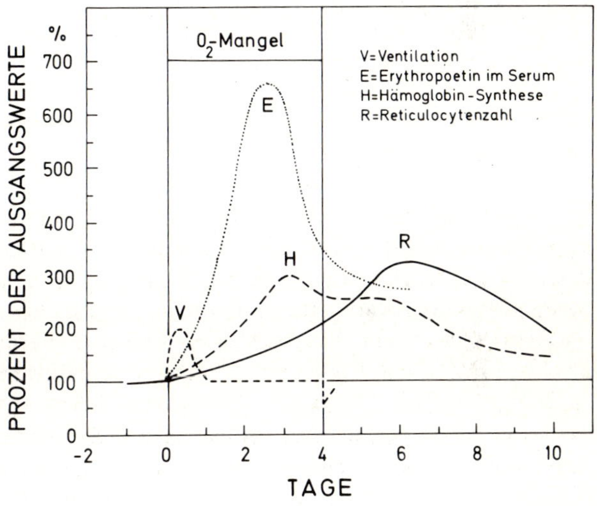

Abb. 18. Adaptatsequenz beim Menschen, ausgelöst durch Sauerstoffmangel-Atmung ($pO_2 = 85$ mm Hg) während 4 Tagen. (Nach Daten von Siri u. Mitarb. 1966; aus Adolph 1972)

sequenz beteiligt sein können, ist noch nicht geklärt. In jedem Falle führt aber die zunehmende Stabilität und Spezifität der späteren Adaptate zu einem gedämpften Ausklingen der reaktiven Periodik des Adaptationsprozesses.

Bei der Deadaptation nach Aussetzen einer adaptogenen Reizbelastung bilden sich die verschiedenen Adaptate wiederum mit unterschiedlicher zeitlicher Charakteristik zurück. Im Durchschnitt scheint die Rückbildung mehr Zeit zu beanspruchen als die Ausbildung eines Adaptats, es ist aber oft unsicher, ob bei Beginn der Deadaptation die betreffenden Adaptate bereits das Ende ihrer Entwicklung er-

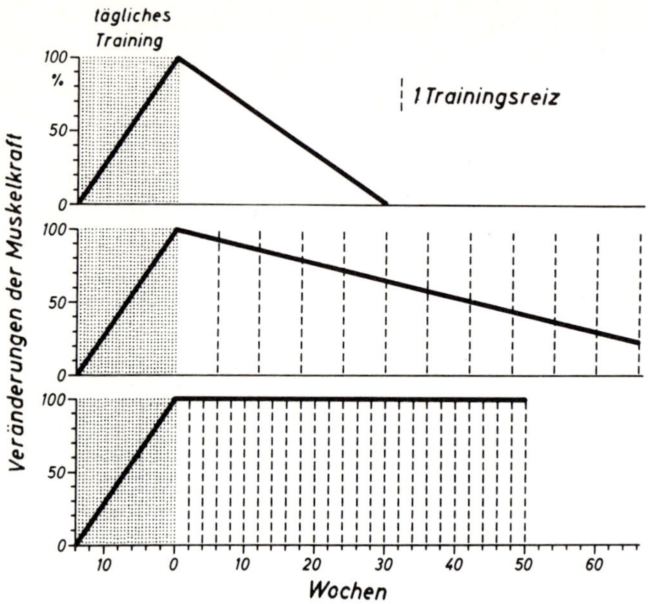

Abb. 19. Das Verhalten der Muskelkraft nach Trainingsende bei Applikation seltener Trainingsreize mit unterschiedlichen Intervallen. (Nach HETTINGER 1972)

reicht hatten. So führt z. B. ein über nur 7 Tage ausgeübtes Muskelkrafttraining erst nach weiteren 35 Tagen zum Maximum der Muskelkraft, und das Maximum der Retikulozytenzahl kann bei einem nur einwöchigen Höhenaufenthalt noch längere Zeit nach der Rückkehr ins Tal auftreten (vgl. Abb. 56, S. 137). Obwohl angenommen werden darf, daß die späteren und spezifischeren Modifikationen stabiler sind und sich langsamer zurückbilden, weist die Literatur keine durchgehenden Beziehungen zwischen Bildungs- und Rückbildungsgeschwindigkeit der Adaptate aus (ADOLPH 1956). Beim Muskelkrafttraining soll allerdings ein schnellerer Aufbau der Muskelkraft nach Trainingsabbruch zu schnellerem Kraftverlust führen als ein langsamer Aufbau (MÜLLER u. HETTINGER 1954). Möglicherweise gibt es auch Adaptate, z. B. das Sportherz, die keinerlei Rückbildungstendenz im Rahmen der Deadaptation haben.

Die näheren Bedingungen, unter denen bei geringerer Dosierung oder intermittierender Unterbrechung des adaptogenen Reizes eine Deadaptation ganz oder teilweise verhindert werden kann, sind speziell beim Menschen nur für das isometrische Krafttraining hinreichend bekannt (HETTINGER 1972) *(Abb. 19).* In Tierversuchen, in denen eine vollständige Deadaptation abgewartet wurde, zeigte die Ausbildung der Adaptate bei erneuter Adaptation (sog. Readaptation) keine Beschleunigung (ADOLPH 1964). Nach allgemeiner Erfahrung verlaufen aber bestimmte Adaptationsprozesse beim Menschen (z. B. Akklimatisation) bei Wiederholung schneller, so daß angenommen werden muß, daß auch bei anscheinend vollständiger Deadaptation gedächtnishafte Residuen der Adaptate erhalten bleiben (vgl. HILDEBRANDT u. Mitarb. 1973).

Tabelle 11. Adaptive Modifikationen bei Ratten, die an Kälte bzw. Sauerstoffmangel adaptiert wurden. (Nach ADOLPH 1956)

Adaptat	5 °C Umgebungstemperatur	70 mm Hg pO_2
Kälteresistenz	+64%	− 25%
Toleranzzeit bei Hypoxie	−70%	+270%
Grundumsatz	+28%	0
Q_{O_2} von Leberschnitten	+43%	0
Schilddrüsengewicht	+13%	0
Nebennierengewicht	+95%	+108%
Herzgewicht	+14%	+ 21%
Körpergewicht	−11%	− 26%

d) Spezifität der Adaptate, Kreuzadaptationen

Ein Vergleich von Adaptatmustern, die unter Einwirkung verschiedener Adaptogene ausgebildet werden, ergibt, daß die Modifikationen teilweise streng spezifisch, teilweise aber auch verschiedenen Mustern gemeinsam sind. So fanden sich z. B. in Tierversuchen mit Kälte- bzw. O_2-Mangel-Belastung Zunahmen von Nebennieren- und Herzgewicht in beiden Gruppen gemeinsam, während die anderen Modifikationen nur in einer Gruppe oder gar in gegensinniger Richtung auftraten *(Tabelle 11)*. Eine solche konkurrierend gegensinnige Beanspruchung bestimmter Funktionssysteme macht es dem Organismus unmöglich, sich gleichzeitig an beliebig viele verschiedene Adaptogene spezifisch anzupassen; vielmehr wird die Ausbildung spezifischer Adaptate die Widerstandsfähigkeit gegenüber anderen Reizen unter Umständen herabsetzen. Eine solche *negative Kreuzadaptation* ist im Tierversuch vor allem zwischen Kälte- und Höhenbelastung zu beobachten (ADOLPH 1956, 1964).

Umgekehrt ist bei einer gleichsinnigen Modifikation von Funktionssystemen unter der Einwirkung verschiedener adaptogener Reize eine wechselseitige Förderung der Adaptationen zu erwarten *(Positive Kreuzadaptation)*. Die oft als Beispiel angeführte positive Wechselbeziehung von Ausdauertraining, Sauerstoffmangel und Höhenexposition ist allerdings nur scheinbar Ausdruck einer solchen positiven Kreuzadaptation, da letzten Endes allen drei Belastungen ein gemeinsamer adaptogener Reiz zugrundeliegt (vgl. dagegen HAUSS u. Mitarb. 1969). In Tierversuchen wurde neuerdings eine positive Kreuzadaptation bei Applikation von Kälte und „Restraint" nachgewiesen, allerdings zunächst nur in Bezug auf frühe Stadien des Adaptationsprozesses (REIMANN u. Mitarb. 1977).

Schließlich besteht auch die dritte Möglichkeit, daß bei der Adaptation an zwei verschiedene Adaptogene keine sich gegenseitig berührenden oder gar ausschließenden Modifikationen in Anspruch genommen werden müssen. Solche *Mehrfachadaptationen* dürften allerdings nur in begrenztem Umfange möglich sein. Immerhin konnte z. B. gezeigt werden, daß auch beim Menschen eine gleichzeitige Adaptation an intermittierende Kälte- und Hitzebelastungen möglich ist (BRÜCK 1969).

Im Prinzip zielt aber jeder Adaptationsprozeß letzten Endes auf Spezialisierung (Brück 1969; vgl. Hildebrandt 1965a, 1967). Die Spezifität der Adaptate nimmt allerdings erst im Laufe ihrer Sequenz zu, so daß vor allem in den frühen Stadien des Adaptationsprozesses, in denen noch funktionelle Modifikationen im Vordergrund stehen, Effekte im Sinne einer positiven Kreuzadaptation bzw. einer universellen Resistenzsteigerung erwartet werden können (sog. Unspezifische Abhärtung; vgl. Franke 1973).

So erzeugten z.B. intermittierende Kälteexpositionen (−20 °C) von nur 10 min Dauer bei Tieren im Laufe von 2 Tagen zugleich Steigerungen der Kälteresistenz wie auch der Hypoxieresistenz, ohne daß Zeichen spezifischer Adaptatbildung vorhanden waren (Le Blanc u. Mitarb. 1967; Le Blanc 1969), die eine solche Kombination ausschließen würden (vgl. Tabelle 11). Wahrscheinlich beruht diese unspezifische Resistenzsteigerung größtenteils auf einer verminderten Aktivierbarkeit des sympathiko-adrenalen Systems (Brück 1969; 1972), zumal die Nordadrenalin-Ausscheidung in den Versuchen signifikant zurückging. Auch bei der Verhinderung der Streß-Ulcusbildung durch positive Kreuzadaptation spielt die Verminderung von Adrenalinausschüttung und Histaminfreisetzung eine entscheidende Rolle (Lorenz u. Mitarb. 1975).

Für die Entscheidung, ob spezifische oder nur unspezifische Modifikationen ausgelöst werden, sind die zeitlichen Parameter des adaptogenen Reizes von besonderer Bedeutung (vgl. dazu die Beispiele der *Abb. 20*). So verhindert die Verkürzung

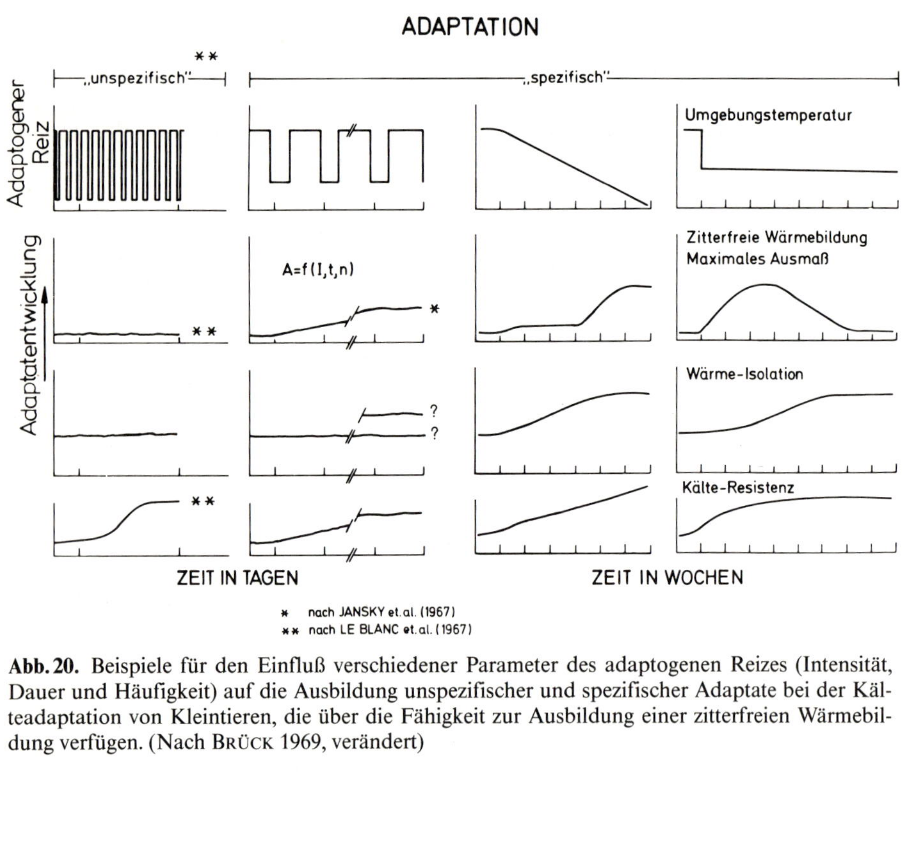

Abb. 20. Beispiele für den Einfluß verschiedener Parameter des adaptogenen Reizes (Intensität, Dauer und Häufigkeit) auf die Ausbildung unspezifischer und spezifischer Adaptate bei der Kälteadaptation von Kleintieren, die über die Fähigkeit zur Ausbildung einer zitterfreien Wärmebildung verfügen. (Nach Brück 1969, verändert)

der Reizzeit unter einen kritischen Schwellenwert die Ausbildung spezifischer Adaptate, auch wenn die Reizintensität gesteigert wird (BRÜCK 1969). Der Schwellenwert der Expositionszeit, an dem der Umschlag von den unspezifischen zu den spezifischen Modifikationen erfolgt, ist allerdings von der Qualität des Adaptogens abhängig. Er ist z. B. bei der Kälteadaptation wesentlich länger als bei der Adaptation an Sauerstoffmangel und wird extrem kurz beim isometrischen Krafttraining der Muskulatur, wo bereits eine maximale Muskelkontraktion von wenigen Sekunden Dauer eine spezifische Hypertrophiereaktion von 7 Tagen Dauer auslöst (MÜLLER u. HETTINGER 1953, 1956; vgl. dazu RIECK u. Mitarb. 1977). Insgesamt scheinen Reize umso schneller spezifische Adaptate auszulösen, je direkter sie das interne Milieu des Organismus zu stören und zentralere Rezeptorfelder zu erregen vermögen (HILDEBRANDT 1967 c). Oberflächlich angreifende Reize, wie z. B. Kaltreize, eignen sich demgegenüber eher zur Erzeugung unspezifischer Resistenzsteigerungen (Abhärtung).

Überdies bestehen in dieser Hinsicht komplizierte Wechselbeziehungen zwischen Reizdauer, Reizintensität sowie Zeitabstand und Häufigkeit der Reizexpositionen (Lit.-Übersicht s. HILDEBRANDT 1967 c). So setzt z. B. bei kontinuierlicher Exposition mit sprunghaftem Reizbeginn die Ausbildung spezifischer Adaptate schneller ein als bei anschwellender Reizstärke (vgl. Abb. 20). Überschreitung einer kritischen Reizintensität führt zum „systemic stress" und verhindert dadurch die Entwicklung spezifischer Adaptate. Auch diese Befunde weisen auf die besondere Rolle des sympathiko-adrenalen Systems der unspezifischen Mitaktivierung bei der Einleitung adaptiver Reaktionen hin.

e) Toleranzsteigerung und Kapazitätssteigerung

Die Zusammenfassung aller im Adaptationsprozeß auftretenden Modifikationen unter dem Begriff „Adaptat" berücksichtigt zunächst nicht, daß hinsichtlich des Wirkungsmodus zwei Grundtypen von Adaptaten unterschieden werden können (vgl. dazu *Abb. 21*), die sich beide nochmals in zwei Teilgruppen auftrennen lassen:

1) Der eine Grundtypus umfaßt Modifikationen, die in erster Linie auf eine Einschränkung und Unterdrückung der Erregungsprozesse zielen. Sie betreffen den afferenten Schenkel der Funktionskreise und gründen sich vornehmlich auf nervale Mechanismen. In der Literatur wird diese Gruppe adaptiver Prozesse häufig mit „Habituation" (GLASER 1968) oder „Gewöhnung" bezeichnet. Es ergibt sich aber, daß an den Vorgängen der afferenten Erregungshemmung oder Reizunterdrückung eine ganze Stufenfolge verschiedener Prozesse beteiligt sein kann, die diesem Ziel in unterschiedlicher Weise dienen. Sie sollen hier als *toleranzsteigernde Adaptate* zusammengefaßt werden (vgl. dazu CHRISTOPHERSEN 1973), weil sie letzten Endes dem Organismus eine Verminderung seines autonom-gegenregulatorischen Aufwandes ermöglichen.

Über die Fähigkeit der peripheren Rezeptoren hinaus, ihre Empfindlichkeit im Sinne einer adaptiven Bereichseinstellung zu verändern (vgl. S. 11), verfügt das Zentralnervensystem auf allen Integrationsstufen über spezielle Einrichtungen zur Hemmung afferenter Impulsströme, von den prä- und postsynaptisch eingreifenden Hemmungsneuronen (RENSHAW 1941; ECCLES 1971) über die supraspinalen

BAHNUNG ↑	Erfinden (Werkzeug-Adaptation)	WACHSTUM ↑	Ausbildung spezifischer Isolier- u. Schutzgewebe
	Lernen (Verhaltens-Adaptation)		Morphologische Umbildung (z.B. Stützapparat)
	Konditionierung		Ausbildung spezifischer Speichergewebe
	Modifikation autonomer Reaktionsmuster		Hyperplasie (Drüsen, Knochenmark etc.)
	„Reaktionstraining"		Funktionelle Hypertrophie
	Spreizung des Regelbereiches		Kapazitätssteigerung der Transport- u. Versorgungssysteme (Atmung, Kreislauf etc.)
	Sollwertverstellung		Steigerung der Energiereserven
	„Habituation"		Biochemische Induktionen
	Nervale Hemmung		
↓ HEMMUNG	Rezeptor-Adaptation	↓ LEISTUNG	Erhöhte Ausschöpfung autonom geschützter Reserven
	Toleranz-Steigerung (nerval-afferent)		*Kapazitäts-Steigerung* (hormonal-efferent)

Abb. 21. Einteilung der adaptiven Modifikationen nach dem Grundprinzip ihrer Wirksamkeit

bis zu den hoch organisierten kortikalen Hemmzentren, von denen durch efferente Verbindungen die hemmenden Neurone der tieferen Ebenen gesteuert werden. Speziell die Form der präsynaptischen Hemmung findet sich auf allen Stufen des Zentralnervensystems, wodurch die jeweils höheren Stufen vor einer Erregungsüberflutung durch die tieferen Gebiete geschützt werden. Die Bedeutung der afferenten Hemmungssysteme für die Informationsverarbeitung ist vorerst überwiegend in Bezug auf die Sinneswahrnehmung untersucht (v. Békésy 1970), ihre Mitwirkung bei der Adaptation autonomer Reaktionen ist bisher noch unzureichend abgegrenzt (Glaser 1968). Grundsätzlich muß aber jeder adaptive Empfindlichkeitsverlust afferenter Systeme über die Verminderung der unspezifischen Mitaktivierung zu einer Toleranzsteigerung der autonomen Regulation führen. Hemmungseffekte treten hauptsächlich im Bereich mittlerer und großer Reiz- bzw. Empfindungsstärken auf, während sich im niederen Intensitätsbereich mehr summative Effekte nachweisen lassen (v. Békésy 1970).

Nervale Hemmungsprozesse sind, wie die Veränderungen der EEG-Vertexpotentiale zeigen (Fruhstorfer 1971), innerhalb von Sekunden verfügbar und entsprechend schnell reversibel. Es wurden periodische Zeitverläufe von Hemmungseffekten beobachtet, die eine Periodendauer im Bereich von einer Sekunde zeigten (v. Békésy 1970).

Die von Glaser (1968) u. Mitarbeitern am Rückgang der Blutdruck- und Pulsfrequenzreaktion auf peripheren Kältereiz untersuchte sog. Habituation tritt innerhalb von Minuten ein und zeigt in ihrem Verlauf periodische Schwankungen von

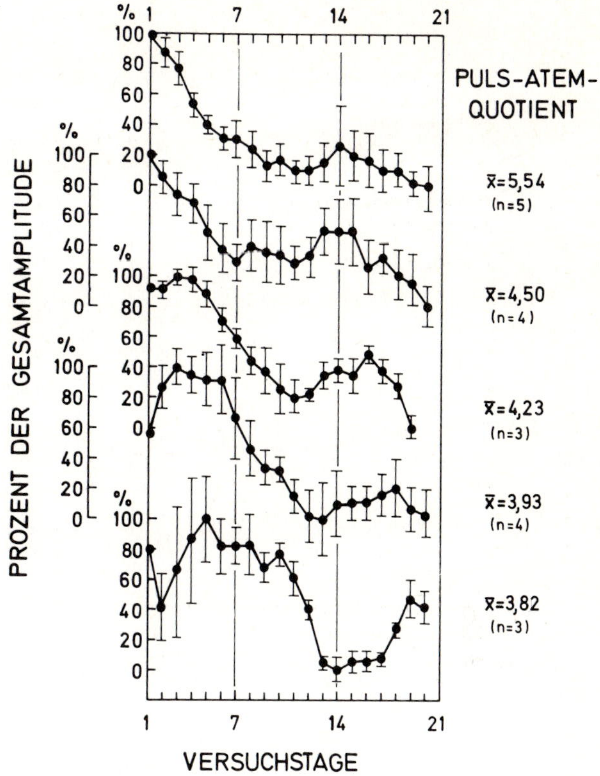

Abb. 22. Mittlerer Verlauf der Cold-Pressure-Reaktion des diastolischen Blutdrucks bei täglich 7-maliger Exposition (gemäß Abb. 5) von fünf Probandengruppen mit unterschiedlicher vegetativer Ausgangslage (gemessen am Puls-Atem-Quotienten). Ordinaten in Prozent der Reaktionsgröße am ersten Tag. (Nach STREMPEL u. HILDEBRANDT 1977)

mehreren Minuten Periodendauer (vgl. Abb. 38, S. 84). Nach Ausschaltungsversuchen ist anzunehmen, daß hemmende Strukturen im Frontalhirn für die Aktivitätsminderung der Formatio reticularis verantwortlich sind (GRIFFIN 1963). In systematischen Längsschnittuntersuchungen ließ sich von dieser, gleichfalls innerhalb von Minuten reversiblen, schnellen Habituation ein langsamerer Abbauprozeß der Cold-Pressure-Reaktion trennen (STREMPEL u. HILDEBRANDT 1974, 1977). Dieser folgt einer langwelligen Periodik und ist wesentlich stabiler sowie abhängig von der vegetativen Ausgangslage. Er wurde dem Bereich der „funktionellen Adaptation“ zugerechnet (Beispiel s. *Abb. 22*). Die im Laufe von hydrotherapeutischen Kurbehandlungen beobachtete Verminderung konstriktorischer Gefäßreaktionen an der Gaumen- und Rachenschleimhaut nach Kaltreiz (FRANKE 1973) dürfte zur gleichen Kategorie gehören.

Die erregungs- und erregbarkeitsmindernden Mechanismen beeinflussen auch die autonomen Regelzentren. Sie verändern deren Antwortcharakteristik und führen zu Verschiebungen von Sollwerten und Schwellenwerten für den Einsatz der Kompensationsleistungen (BRÜCK u. Mitarb. 1970). Diese Form von toleranzstei-

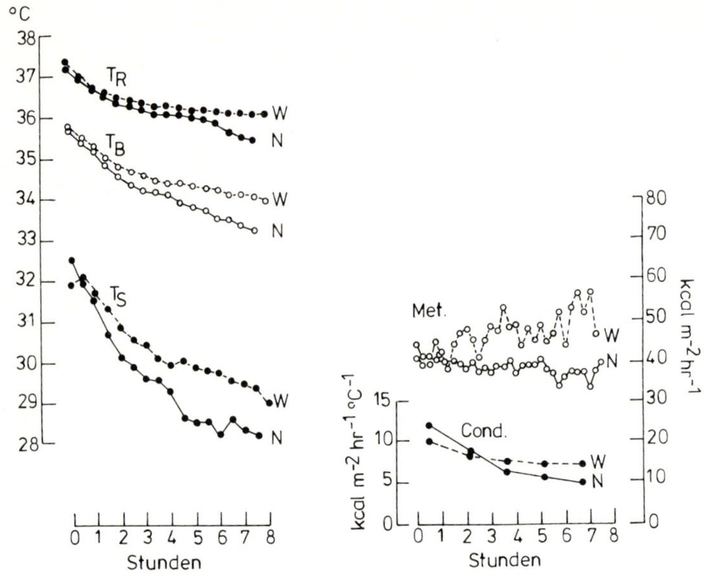

Abb. 23. Vergleich von Temperaturveränderungen und Stoffwechselreaktion zwischen zentralaustralischen Ureinwohnern (N) und weißen Vergleichspersonen (W) während des Nachtschlafes im Freien. T_R = Rektaltemperatur; T_B = Mittlere Körpertemperatur; T_S = Mittlere Hauttemperatur; Met. = Stoffwechselgröße; Cond. = Conductance. (Nach HAMMEL u. Mitarb. 1959)

gernden Adaptaten ist beim Menschen hauptsächlich für die Kälteadaptation untersucht, kommt aber auch für andere Adaptogene, z. B. O_2-Mangel, in Betracht (Lit.-Übersicht s. BRÜCK 1973). So wird z. B. von bestimmten im Freien lebenden ethnischen Gruppen während des Nachtschlafs und bei Kältebelastung ein beträchtlich größerer Abfall der Körperkern- und Hauttemperaturen ohne Einsatz von Stoffwechselsteigerung toleriert (HAMMEL u. Mitarb. 1959; LANGE-ANDERSEN 1970) *(Abb. 23).* Beim zivilisierten Menschen führt intermittierende Kältebelastung im Laufe von wenigen Tagen bis Wochen zur Verminderung von Kältezittern, Energieumsatz sowie Kern- und Hauttemperaturen (LEBLANC 1956; DAVIS 1961; GÄRTNER 1970). Dabei ist auch eine Verschiebung der Zitterschwellentemperatur nach unten nachweisbar (BRÜCK 1972; vgl. auch HONG 1973). Die zeitliche Charakteristik all dieser Vorgänge ist besonders auch im Hinblick auf periodische Komponenten noch unzureichend erforscht. Unmittelbar nach einem auskühlenden kalten Bad sind bereits vorübergehende Schwellenverschiebungen der Temperaturregulation beim Menschen festzustellen (PIRLET 1962). Im Tierreich kommen wesentlich stärkere toleranzsteigernde Sollwertverstellungen vor, z. B. beim Kamel, wo die Tagesamplitude der Kerntemperatur unter Hitzebelastung auf mehr als 6 °C ausgeweitet werden kann, oder schließlich im Extrem beim Winterschläfer.

Während bei den bisher genannten Modifikationen hemmende Einflüsse auf das System der unspezifischen Mitaktivierung eine dominierende Rolle spielen, kommen bei einer anderen Teilgruppe toleranzsteigernder Adaptate spezifisch bahnende Vorgänge in Betracht (vgl. Abb. 21). Sie bestehen in der Ausbildung veränderter und neuer Reaktionsmuster durch Übung, Konditionierung und höhere

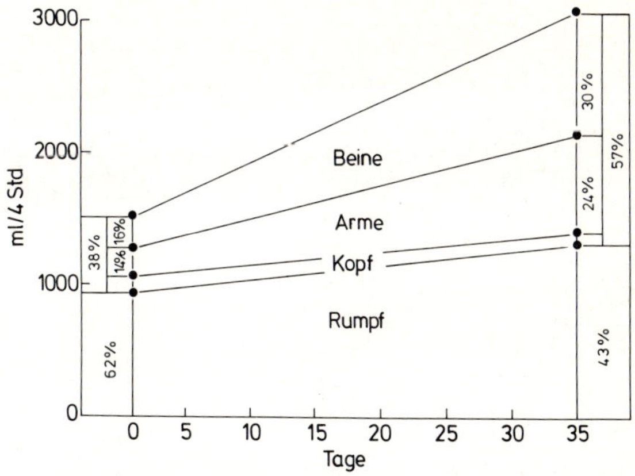

Abb. 24. Veränderungen der Gesamtschweißproduktion und der prozentualen Anteile verschiedener Körperregionen als Ausdruck einer Umbildung des topographischen Schwitzmusters im Laufe einer 35-tägigen Anpassung an feuchte Hitze. (Nach HÖFLER 1968)

Lernvorgänge, die zu Verhaltensänderungen führen. Hierzu zählen zunächst die schnell verfügbare Zentralisation des Muskelzitterns unter Kältebelastung (GOLENHOFEN 1970) oder die Verlagerung des Schwitzens auf die peripheren Körperoberflächen bei der Adaptation an feuchte Hitze (HÖFLER 1966, 1968) *(Abb. 24)*.

In weit stärkerem Maße kommen diese Mechanismen aber der adaptiven Umformung und Ausbildung sensomotorischer Reaktionsmuster zugute, die nunmehr dem Ziel einer Erregungseinschränkung durch Reizvermeidung dienen und somit nur noch in bestimmter Hinsicht zu den toleranzsteigernden Vorgängen gezählt werden können. Die Prozesse der Verhaltensadaptation betreffen auf einer niederen Stufe relativ schnell verfügbare protektive Verhaltensweisen, erreichen ihre wirksamste Ausprägung aber erst in Form der „Werkzeug-Adaptation", die beim Menschen dominierende Bedeutung für die besondere Breite seines Anpassungsbereiches besitzt. Sie ist das Ergebnis einer langen zivilisationstechnischen Entwicklung.

2) Die zweite Hauptgruppe von Adaptaten umfaßt die Modifikationen der stofflich-organischen Leistungen, die Änderungen von Stoffwechsel, Energiehaushalt, trophischem Zustand der Gewebe und Wachstumsprozesse voraussetzen. Sie steigern die Fähigkeit des Organismus, die durch adaptogene Reize hervorgerufenen Störungen des inneren Milieus auszugleichen, oder begegnen ihnen durch die Ausbildung spezifischer Isolier- und Schutzgewebe. Man kann sie unter dem Begriff der *kapazitätssteigernden Adaptate* zusammenfassen, die gewissermaßen am efferenten Schenkel der autonomen Reaktionen ansetzen. Ihre Entwicklung wird überwiegend hormonal induziert, sie hat insgesamt einen höheren Zeitbedarf als die der toleranzsteigernden Vorgänge, doch kommen auch Überschneidungen vor. Wahrscheinlich ist für jeden Typ von Kapazitätssteigerung und Hypertrophie ein bestimmtes Hormon bzw. eine bestimmte Triggersubstanz verantwortlich (vgl. ADOLPH 1964, 1972).

Im Prinzip sind alle Gewebe befähigt, erhöhte Inanspruchnahme ihrer Leistungen mit einer Steigerung ihrer funktionellen Kapazität zu beantworten. Diese ist mit

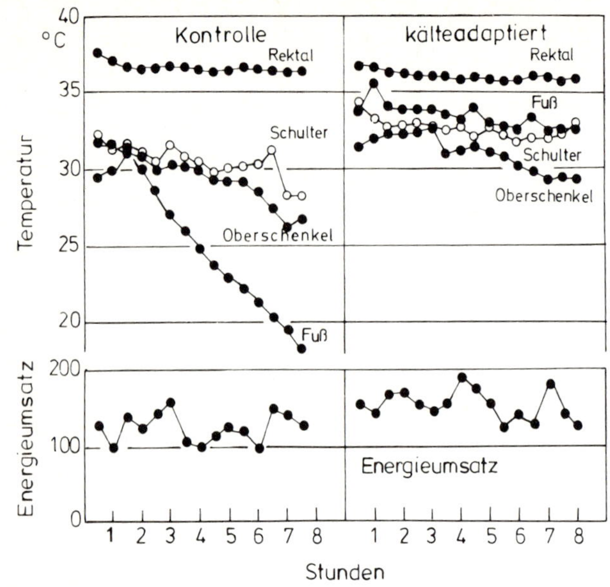

Abb. 25. Das Verhalten von Energieumsatz, Rektaltemperatur und verschiedenen Hauttemperaturen während einer nächtlichen Kälteexposition (Beginn jeweils 23.00 Uhr) vor und nach einer 6-wöchigen Kälteadaptation von gesunden männlichen Versuchspersonen. (Nach SCHOLANDER u. Mitarb. 1958)

einer Steigerung des trophischen Zustandes oder mit Wachstumsprozessen verbunden. Physiologische Funktionssteigerung, Hypertrophie und biochemische Induktion sind dabei nur verschiedene Aspekte ein und desselben Prozesses (ADOLPH 1972). Zu beachten ist, daß diese Adaptate physiologische Vorgänge im Sinne einer Hyperregeneration (Überkompensation) darstellen und darum an hinreichend lange Entlastungsphasen gebunden sind, nicht also während der Funktionsbelastung selbst ausgebildet werden können. Schon dieses zeitliche Ausschlußverhältnis von Funktionsleistung und Regeneration bzw. Wachstum (vgl. HÜBNER 1969) zwingt den Organismus zur phasisch-periodischen Gliederung adaptiver Reaktionen.

Mit am besten untersucht sind kapazitätssteigernde Adaptate für den Menschen am Beispiel der Muskelhypertrophie beim isometrischen Krafttraining (Lit.-Übersicht s. HENSEL u. HILDEBRANDT 1964b; HETTINGER 1972). Hier tritt einerseits die strenge Beziehung von Leistungsfähigkeit und trophischem Zustand besonders deutlich hervor. Andererseits ist auch die hormonale Steuerung mit Transferwirkungen auf nicht unmittelbar trainierte Muskelpartien durch neuere Untersuchungen erwiesen (CHRIST u. Mitarb. 1980; SORGE 1982; vgl. auch ROSEMANN 1982). Aber auch über Kapazitätssteigerungen anderer Gewebe und Funktionssysteme unter Einwirkung verschiedener Adaptogene (O_2-Mangel, Ausdauertraining, Kälte, Hitze, UV-Bestrahlung, mechanische und osmotische Reize sowie psychische Belastungen) bestehen heute, wenn auch überwiegend aus Tierversuchen, umfangreiche Erfahrungen (Lit.-Übersicht s. DILL u. Mitarb. 1964).

Abb. 25 zeigt als Beispiel den Verlauf von Energieumsatz und verschiedenen Körpertemperaturen bei jungen Männern, die für 6 Wochen leicht bekleidet im nor-

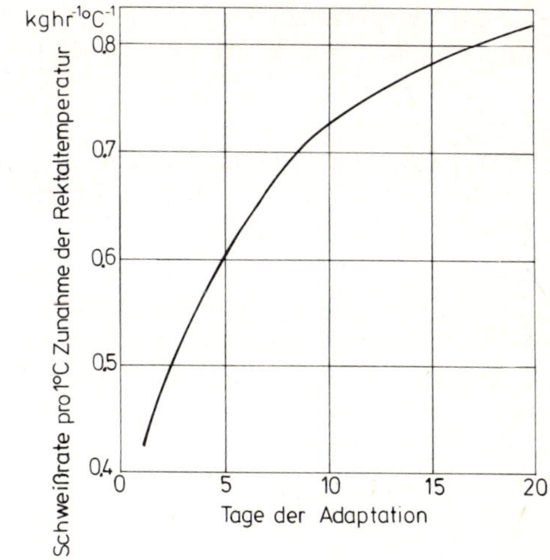

Abb. 26. Mittlerer Verlauf der Schweißbildungsrate pro 1 °C Rektaltemperaturerhöhung bei konstanter Arbeitsbelastung während der Hitzeakklimatisation (37 °C Lufttemperatur; 78% relative Feuchte). (Nach LADELL 1951)

wegischen Hochland gelebt und die Nächte bei Temperaturen um +3 °C in leichten Schlafsäcken verbracht hatten (SCHOLANDER 1958; SCHOLANDER u. Mitarb. 1958). Der Stoffwechsel ist bei dem hier beobachteten Typ der Adaptation unter Rückgang des Kältezitterns deutlich erhöht und ermöglicht ein subjektiv angenehmeres, höheres Hauttemperaturniveau (vgl. dazu auch Abb. 25). Während Kleintiere und menschliche Neugeborene durch Ausbildung von braunem Fettgewebe über eine beträchtliche Fähigkeit zur zitterfreien Wärmebildung verfügen, ist noch nicht hinreichend geklärt, in welchem Umfang diese Möglichkeit beim erwachsenen zivilisierten Menschen besteht.

Von großem Ausmaß ist die Kapazitätssteigerung der evaporativen Wärmeabgabe bei der Hitzeakklimatisation des Menschen. Sie beruht nicht nur auf einer Schweißsekretionssteigerung bei gleichzeitiger Konzentrationsabnahme des Sekrets, sondern auch auf einer Zunahme der Zahl aktiver Schweißdrüsen. Bemerkenswert ist, daß gleichzeitig die Schwellentemperatur für den Einsatz des Schwitzens erniedrigt wird, d.h. eine Empfindlichkeitssteigerung des Systems eintritt (Lit.-Übersicht s. BRÜCK 1973). Diese Veränderungen sind bereits nach wenigen Wochen voll ausgeprägt, der Zeitverlauf ist aber, auch im Hinblick auf periodische Komponenten, noch nicht hinreichend untersucht (vgl. *Abb. 26*). Neuere Befunde haben gezeigt, daß z. B. die Erniedrigung der Schwitzschwelle im Laufe einer Langzeitakklimatisation in den Tropen in eine Erhöhung übergeht (RAYNAUD u. Mitarb. 1982).

Vielfältig sind die kapazitätssteigernden Modifikationen bei der Adaptation an allgemeinen und lokalen Sauerstoffmangel (Höhe bzw. muskuläre Ausdauerleistungen). Neben Änderungen im Gewebsstoffwechsel (z. B. Steigerung der glykolytischen Kapazität) und Hypertrophieprozessen (z. B. Zunahme der aktiven Blutmenge, Herzhypertrophie) kommen hier auch adaptive Vorgänge in Betracht, die bereits plastische Kapazitätssteigerungen mit einbeziehen (z. B. vermehrte Vaskularisation der peripheren Gewebe, Steigerung der Erythropoese).

Auch bei den adaptiven Veränderungen der inkretorischen Drüsen spielen echte plastische Kapazitätsänderungen eine Rolle. So erreicht z. B. die Schilddrüse unter Kältebelastung nach ca. 6 Wochen ein Maximum an Hyperplasie (Lit.-Übersicht s. Brück 1973).

Darüber hinaus gibt es trophisch-plastische Modifikationen, die nur unter einem bestimmten Gesichtspunkt zu den kapazitätssteigernden Adaptaten gerechnet werden können (vgl. Abb. 21, S. 60). Hier handelt es sich um die Ausbildung von sehr spezifisch wirksamen Schutz-, Isolier- und Speichergeweben. Sie stellen gewissermaßen einen fixierten Anteil an Kompensationskapazität gegenüber dem Adaptogen dar und können dadurch funktionelle Kapazität ersetzen und einsparen. Man könnte hier von einer sekundären Toleranzsteigerung sprechen.

Diese Form von Adaptaten spielt im Tierreich eine wesentlich größere Rolle (z. B. gesteigertes Pelzwachstum), vor allem im Rahmen genetisch fixierter Anpassungen. Immerhin sind auch beim Menschen phänotypische Modifikationen plastischer Art nachweisbar, z. B. bei der Adaptation des Knochensystems an mechanische Belastungen (Lit.-Übersicht s. Gray 1964) oder bei der Ausbildung einer epidermalen Hornschwiele nach UV-Bestrahlung, die im Laufe von Wochen zur völligen UV-Immunität führt; in gewissem Sinne kann auch die gesteigerte Erythropoese unter O_2-Mangel hier angeführt werden. Weiterhin ist in diesem Zusammenhang der bemerkenswerte Befund zu erwähnen, daß bei Bewohnern der Arktis die subkutane Fettschicht auch in Relation zum Körpergewicht dicker ist. Der Zeitbedarf plastischer Modifikationen ist naturgemäß mit zunehmender Spezifität größer als bei den trophisch-funktionellen Kapazitätsänderungen. Die Entwicklungsschübe erfolgen wie beim regeneratorischen Wachstum während der tropho-histiotropen Phasen der vegetativen Gesamtumschaltungen, die eine dafür hinreichende Periodendauer erreichen müssen (vgl. Hübner 1969).

f) Adaptive Reaktionen des Immunsystems

Adaptive Modifikationen bildet der Organismus nicht nur gegenüber den physikalisch-chemischen Reizen der Umwelt und Inwelt aus, vielmehr haben auch die Abwehrvorgänge gegenüber belebten Noxen und den von ihnen gebildeten Schadstoffen den Charakter adaptiver Reaktionen mit mehr oder weniger spezifischen Adaptaten (vgl. Peter 1971). Auch das immunologische Adaptationsniveau, das den jeweiligen Gleichgewichtszustand zwischen Wirtsorganismus und seinen potentiell pathogenen Parasiten kennzeichnet, wird sowohl durch toleranzsteigernde Mechanismen als auch durch kapazitätssteigernde Adaptate bestimmt.

Den toleranzsteigernden Adaptaten entsprechen die Faktoren der sog. *unspezifischen Resistenz*. Zu diesen gehören verschiedene humorale Substrate mit einer gewissen Differenzierung ihrer Wirkungsschwerpunkte (Interferon, Properdinsystem, Opsonine etc), darüber hinaus aber auch die unspezifischen zellulären Abwehrmechanismen, die entsprechend ihrem unterschiedlichen Zeitbedarf in einer mehrstufigen Abfolge eingesetzt werden können. Kennzeichnend für die Mechanismen der unspezifischen Resistenz ist vom Standpunkt der physiologischen Adaptation neben der weitgehenden Unspezifität ihrer Wirkungen die schnelle Verfügbarkeit, die alle toleranzsteigernden Adaptate befähigt, in der ersten Phase der adaptiven Reaktion die kompensatorischen Leistungen des Organismus zu entlasten. Bemerkenswert ist in diesem Zusammenhang auch, daß die Größe der unspezifischen Resistenz konstitutionell mitgeprägt wird.

Die *spezifische erworbene Immunität* entspricht dagegen den kapazitätssteigernden Adaptaten. Auch die spezifischen Immunantworten sind mehrstufig geordnet, von der Produktion zirkulierender Antikörper, deren verschiedene Fraktionen mit unterschiedlicher Latenz auftreten, zur Entwicklung der spezifischen zellvermittelten Immunität und zur Ausbildung des immunologischen Gedächtnisses. Dabei setzt bereits die Auslösung der Antikörperproduktion eine gewisse Generalisation der Antigene, d.h. deren Eintritt in die Blutbahn, voraus.

Sehr ausgeprägt ist bei den adaptiven Reaktionen des Immunsystems die zeitliche Sequenz der an Spezifität zunehmenden Adaptate, wobei nicht nur die Reaktionsphasen der unspezifischen Resistenz den spezifischen Immunreaktionen vorangehen, sondern auch innerhalb der spezifischen Antworten die späteren Adaptate an Spezifität gewinnen (vgl. *Abb. 27*). Die zeitliche Gliederung der adaptiven Immunreaktionen ist die Grundlage für die charakteristischen Verlaufsbilder der Infektionskrankheiten (vgl. dazu Abb. 13, S. 40). Die periodische Reaktionsstruktur ist neuerdings auch an den circaseptan-periodischen Häufigkeitsschwankungen von Abstoßungsreaktionen nach Organtransplantationen deutlich geworden *(Abb. 28)*.

An zahlreichen weiteren Merkmalen tritt der adaptive Charakter der Immunantworten des Organismus zutage. So lassen sich z. B. über die Unspezifität der primären Resistenz hinaus auch bei den Antikörpern positive Kreuzeffekte feststellen, die vorwiegend auf einer geringeren Spezifität der früh gebildeten Antikörperfraktionen beruhen. Dies gilt vor allem auch für die sog. normalen Antikörper. Charakteristisch ist weiterhin, daß als Ergebnis einer immunologischen Reaktion in jedem Falle eine Änderung der Reaktivität des Organismus gegenüber dem spezifischen adaptogenen Reiz, d.h. hier gegenüber dem Antigen (Immunogen), eintritt. Das zellgebundene immunologische Gedächtnis, das bei wiederholter Antigen-Exposition u.a. eine verstärkte Antikörperbildung mit verkürzter Latenzzeit und gesteiger-

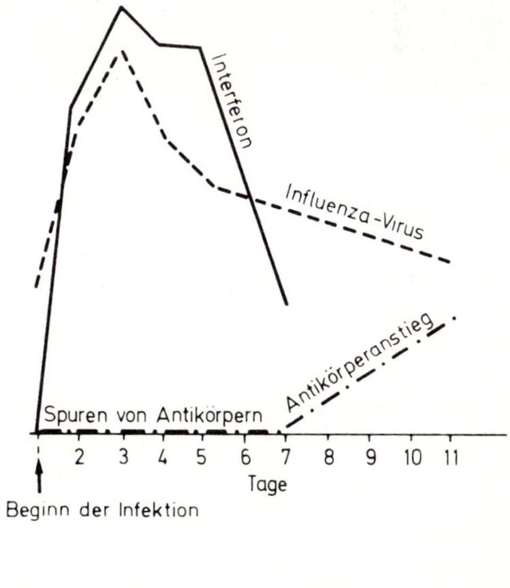

Abb. 27. Sequentielles Produktionsmuster von Interferon und Antikörpern als Antwort auf eine Influenzavirus-Infektion der Lungen von Mäusen. (Nach ISAACS 1961; aus HUMPHREY u. WHITE 1971)

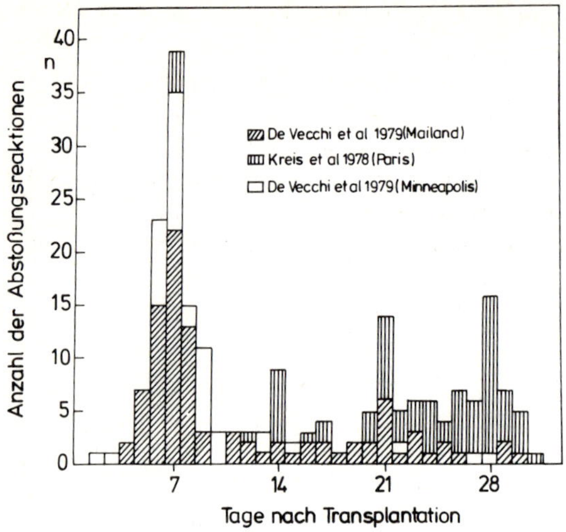

Abb. 28. Zeitlicher Häufigkeitsverlauf von Abstossungsreaktionen nach Nierentransplantation. Zusammenstellung von Daten aus drei verschiedenen Untersuchungsreihen mit unterschiedlicher Behandlung. (Nach Daten von KREIS u. Mitarb. (1978) sowie von DE VECCHI und Mitarb. (1979); aus LEVI u. HALBERG (1982)

ter Spezifität ermöglicht, kann als das heute am besten untersuchte Beispiel einer adaptiven Gedächtnisprägung gelten.

Die Gesichtspunkte der physiologischen Adaptation im Bereich der Immunreaktionen können hier nicht bis ins einzelne verfolgt werden. Entscheidend ist vielmehr, daß auch die Immunreaktionen den phasischen Steuerungen der unspezifischen vegetativen Gesamtumschaltungen unterliegen (HOFF 1957) und dadurch enge Wechselbeziehungen zu anderen adaptiven Reaktionen bestehen. So kann z. B. durch Auslösung einer unspezifischen Reaktion eine früher erworbene spezifische Immunität gesteigert werden (sog. unspezifische anamnestische Reaktion) (Lit.-Übersicht s. PETER 1971). Solche Zusammenhänge machen verständlich, warum gerade im Rahmen einer adaptiven Reaktionstherapie Änderungen im Bereich der immunologischen Leistungen des Organismus erwartet werden können. Die hormonale Kontrolle der Immunreaktionen ist allerdings im einzelnen noch nicht hinreichend aufgeklärt (vgl. HUMPHREY u. WHITE 1971); ihr muß schon wegen der relativ großen Zeitkonstanten gegenüber den vegetativ-nervalen Einflüssen die dominierende Bedeutung zugemessen werden (ENGELHARDT 1957).

g) Lernprozesse und Verhaltensadaptation

Die Systematik adaptiver Modifikationen (vgl. Tabelle 10, S. 53) schließt auch die cortical-autonomen Lernprozesse in den Bereich physiologischer Adaptationen ein (vgl. HENSEL u. HILDEBRANDT 1964a). Ihre adaptive Bedeutung reicht von der Ausbildung bedingter Reflexe, die eine tiefgreifende Beeinflussung der autonomen Regulationen bis in die peripheren Gewebe hinein ermöglichen (vgl. BYKOW 1954) und enge Beziehungen zum autogenen Taining haben (Lit.-Übersicht s. MENSEN 1978), über die Veränderung bestehender Verhaltensweisen bis zur Bildung neuer Verhaltensweisen einschließlich der Erfindung technischer Hilfsmittel.

Vom physiologischen Mechanismus her besteht Lernen im Erwerb neuer Reaktionen, in der qualitativen Änderung einer bestehenden Reaktionsweise oder in der Hemmung oder Bahnung einer Reaktionsweise durch einen neuen Reiz. Die Bildung eines bedingten Reflexes (Konditionierung) besteht dagegen in der Übertragung einer vorhandenen Reaktionsweise auf einen neuen Reiz. Gegenüber den toleranzsteigernden Adaptaten, die überwiegend durch Hemmung neuronaler Verbindungen wirksam werden, handelt es sich bei allen Lernprozessen in erster Linie um die Bildung neuer neuronaler Wirkkreise. Die Beziehungen und Übergänge zwischen zunächst funktionell-nervöser Engrammbildung und organisch fixierten Gedächtnisfunktionen, wie z.B. beim immunologischen Gedächtnis, sind bisher unzureichend abgegrenzt, obwohl auch hier dem Zeitfaktor für die Differenzierung der Phasen des Adaptationsprozesses eine entscheidende Bedeutung zugewiesen werden muß (vgl. SINZ 1980).

Vor allem im osteuropäischen Bereich ist der Beeinflussung der kortikalen und subkortikalen Dynamik nach Art adaptiver Reaktionen bei der Wirkungsweise von Bäder- und Klimakuren ein besonderer Stellenwert zugeschrieben worden (Lit.-Übersicht s. LACHMANN 1955). Das wachsende Verständnis für den adaptiven Charakter therapeutisch nutzbarer Reaktionen sowie die zunehmende Anerkennung der Notwendigkeit von Verhaltensänderungen und Lernprozessen im Rahmen des Therapieplans haben aber weithin auch ein Interesse für die Möglichkeiten einer gezielteren Handhabung adaptiver Lernprozesse geweckt. Die Physiologie dieser Vorgänge ist freilich unzureichend entwickelt, vor allem auch im Hinblick auf die Wechselbeziehungen zwischen Lernvorgängen und anderen adaptiven Reaktionen (vgl. MENSEN 1978; ZEISING u. Mitarb. 1979).

Wie das Beispiel eines experimentell leicht kontrollierbaren sensomotorischen Lernvorganges zeigt *(Abb. 29)*, verläuft der Lernerfolg in der für adaptive Prozesse typischen exponentiellen Form, indem er zunächst steil, dann immer flacher ansteigt. Dies gilt sowohl für das kurzzeitige Lernen innerhalb von Minuten als auch für den Erfolgszuwachs bei täglich wiederholtem sensomotorischem Lernen.

Die Abbildung belegt zugleich die hochgradige Stabilität des Lernerfolges. Schon nach fünf 1-minütigen Übungsläufen ist der Übungserfolg 14 Tage später unvermindert erhalten, und der innerhalb von 7 Tagen aufgebaute Lernerfolg ist nach 7 Wochen unvermindert. Hier bestehen offenbar erhebliche Unterschiede zu den kurzzeitigen organischen Lernprozessen wie z.B. der Habituation des Cold-Pressure-Testes, die schon nach Minuten verloren gehen kann (vgl. Abb. 38, S. 84). Vergleichende Untersuchungen über die Stabilität verschiedener Lernadaptate, die zeitliche Charakteristik der Deadaptation sowie die Gesetzmäßigkeiten bei der Readaptation (Auffrischung des Lernerfolges, Reinforcement) stehen noch aus.

Trotz der unterschiedlichen Stabilität bestehen offenbar engere Beziehungen zwischen Lernvorgängen und anderen Adaptationsprozessen hinsichtlich ihrer Abhängigkeit von der vegetativen Ausgangslage. Dies haben insbesondere Untersuchungen über die tagesrhythmischen Einflüsse auf den Lernerfolg bei kurzzeitigem sensomotorischem Lernen und bei der Kälte-Habituation ergeben. Wie *Abb. 30* zeigt, durchlaufen beide Prozesse gemeinsam am Vormittag das Tagesoptimum ihres Fortschritts, und zwar zu dem Zeitpunkt, an dem die unspezifische sympathische Mitaktivierung ihr Maximum erreicht (BESTEHORN u. Mitarb. 1977; HILDE-

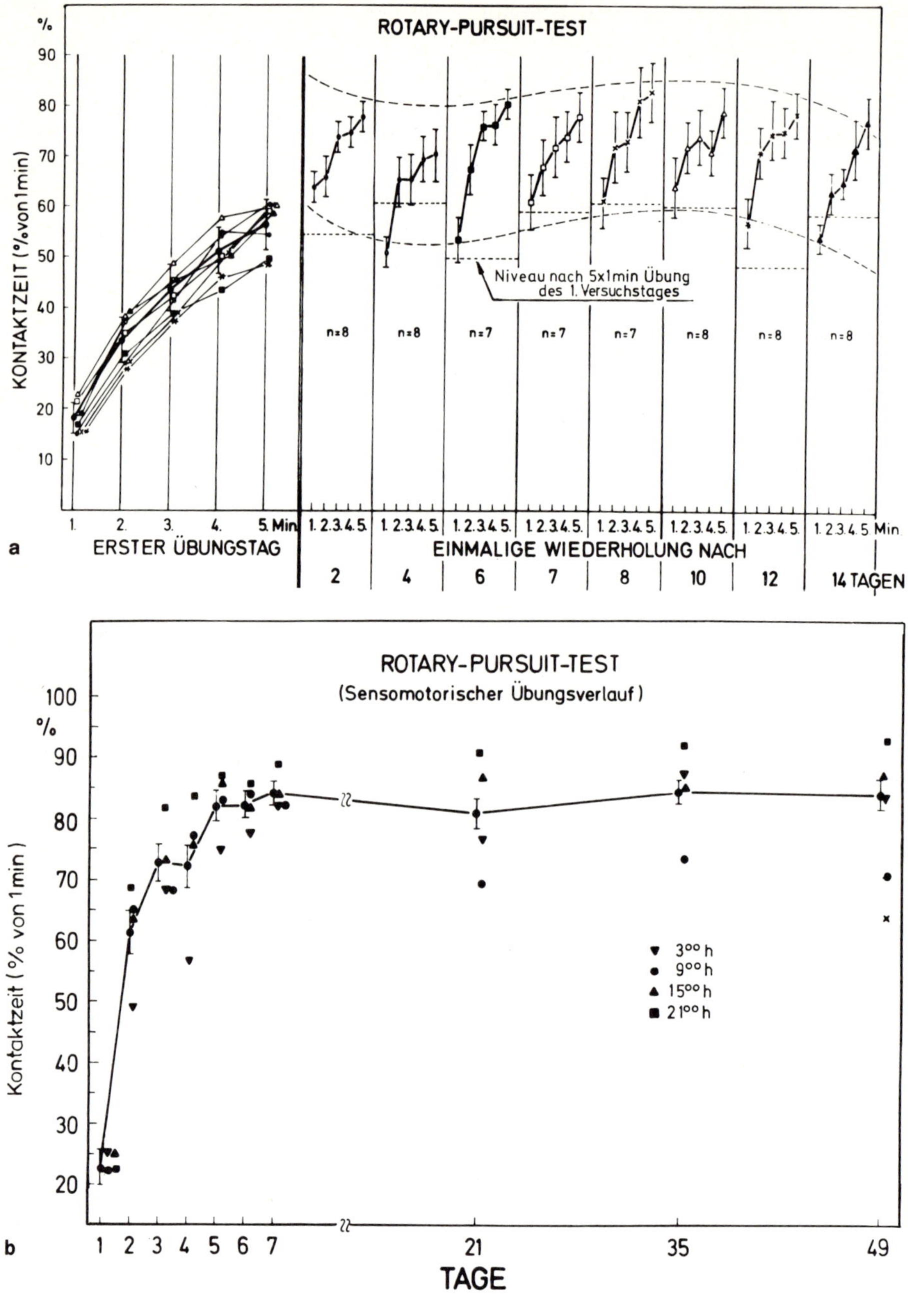

Abb. 29 a u. b. Verlauf des Lernerfolges, gemessen an der elektrischen Kontaktzeit, beim Rotary-Pursuit-Test, bei jeweils 1-minütigen Übungsläufen mit dazwischenliegenden 1-minütigen Pausen. **a** Verlauf bei 5 Übungsminuten an einem einzelnen Tag mit Nachkontrolle in verschiedenen Abständen bei jeweils verschiedenen Versuchspersonen. **b** Verlauf der maximal erreichten Kontaktzeiten im Laufe von 7 Übungstagen mit je 5 Übungsminuten und Nachkontrollen in längeren Abständen. (Nach Daten von Rieck 1975)

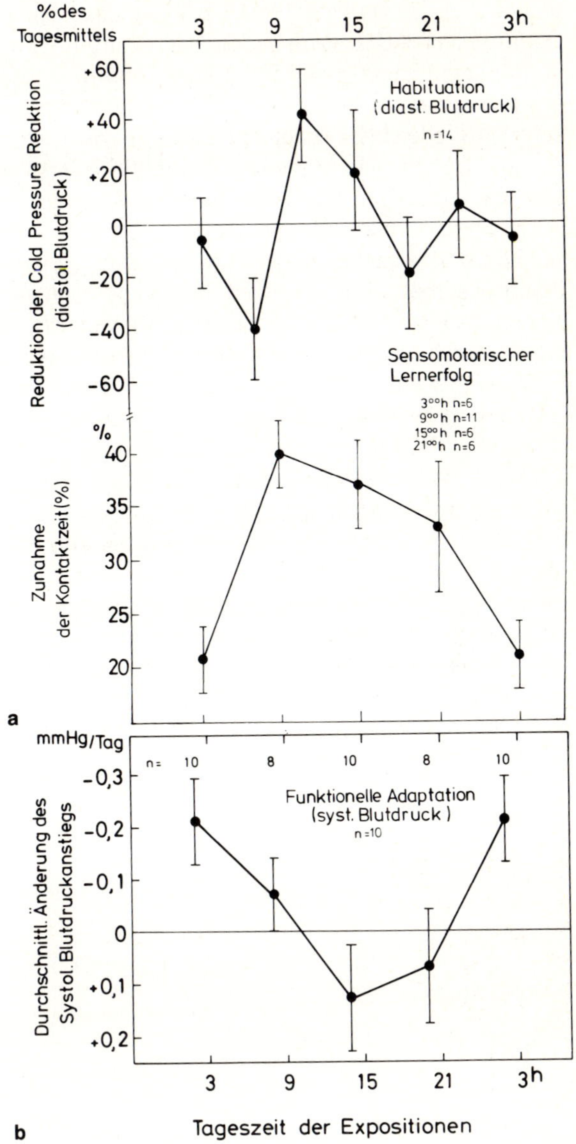

Abb. 30. a *Obere Kurve:* Mittlerer Tagesgang der Habituation der Cold-Pressure-Reaktion im Laufe von 7 1-minütigen Expositionen (Eintauchen einer Hand in Wasser von 4 °C), gemessen an der Reduktion der diastolischen Blutdruckreaktion. (Nach BAUMGART u. STREMPEL 1975; aus HILDEBRANDT u. STREMPEL 1977b). *Untere Kurve:* Mittlerer Lernerfolg von vier Gruppen gesunder Versuchspersonen, die zu vier verschiedenen Tageszeiten mit je fünf 1-minütigen Übungsläufen am Pursuit-Rotor-Apparatus trainiert wurden. (Nach HILDEBRANDT u. STREMPEL 1977a). **b** Mittlerer Tagesgang der Steilheit der sog. funktionellen Adaptation der systolischen Blutdruckreaktion beim Cold-Pressure-Test im Laufe von 21 aufeinander folgenden Tagen. (Nach Daten von STREMPEL; aus HILDEBRANDT 1980b)

BRANDT u. STREMPEL 1977). Bei längerfristigen Lernprozessen wie bei der funktionellen Adaptation der Cold-Pressure-Reaktion wurde ein eher umgekehrter Einfluß der Tageszeit auf den Adaptationserfolg festgestellt (vgl. Abb. 30b) (HILDEBRANDT 1980a; FOLKARD 1981). Es ist zu vermuten, daß auch bei den Lernprozessen verschiedene Phasen einer adaptiven Entwicklung durchlaufen werden, von denen die frühen Abschnitte nervös-funktioneller Natur sind und in anderer Weise von der vegetativen Phasenrichtung abhängen als die späteren fixierenden organischen Prozesse der „Engrammbildung".

Von praktischem Interesse sind Erfahrungen, nach denen der Lernerfolg auch beim sensomotorischen Lernen im wesentlichen von den rein mentalen Prozessen bestimmt wird. So ist nach Untersuchungen von ULICH (1967a, b) der Lernfortschritt durch bloßes Vorstellen eines komplizierten Bewegungsablaufs mindestens ebenso groß wie bei aktivem Üben dieser Bewegung, wohingegen beim bloßen Beobachten (observatives Üben) der Lernerfolg geringer als beim mentalen Üben bleibt (FETZ 1974).

Während bei organischen Adaptationsprozessen eine kontinuierliche Reizexposition gegenüber der intermittierenden stets größere Anpassungsfortschritte auslöst (vgl. HILDEBRANDT 1967c), hat beim Lernen das Pausenintervall eine nachweislich fördernde Wirkung auf den Lernprozeß. Wie *Abb. 31* zeigt, ist der Lernerfolg z. B. wesentlich größer, wenn beim sensomotorischen Üben die Übungszeit durch zahlreiche Pausen unterbrochen wird (RUTENFRANZ u. ISKANDER 1966). Pausenlängen bis zu 72 Stunden sollen noch einen positiven Einfluß auf den Lernerfolg haben. Eine systematische Prüfung des Intervallproblems bei den verschiedenartigen Adaptationsprozessen steht noch aus (vgl. S. 82). Grundsätzlich scheint zu gelten, daß to-

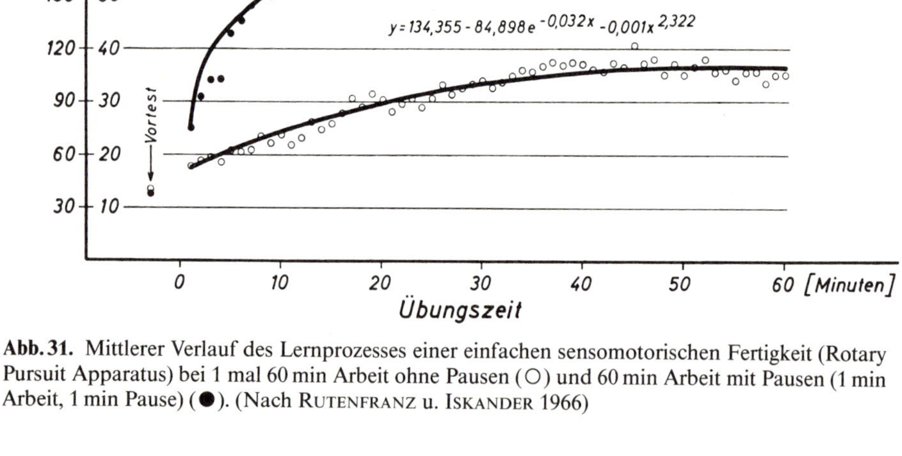

Abb. 31. Mittlerer Verlauf des Lernprozesses einer einfachen sensomotorischen Fertigkeit (Rotary Pursuit Apparatus) bei 1 mal 60 min Arbeit ohne Pausen (○) und 60 min Arbeit mit Pausen (1 min Arbeit, 1 min Pause) (●). (Nach RUTENFRANZ u. ISKANDER 1966)

leranzsteigernde Adaptate (vgl. dazu Abb. 21, S. 60) durch Reizintervalle gefördert werden, während kapazitätssteigernde Modifikationen zu ihrer optimalen Ausbildung eher eine kontinuierliche adaptogene Reizeinwirkung benötigen.

7. Adaptation und Regulation

a) Allgemeine Voraussetzungen

Toleranzsteigernde und kapazitätssteigernde Modifikationen im Organismus haben ihrer Natur entsprechend einen gegensätzlichen Einfluß auf den effektiven gegenregulatorischen Aufwand bei einer Reizbelastung. Hemmung von afferenter Erregung und Mitaktivierung führt zu einer Einsparung an Regulationsleistung (Steigerung der Toleranz), Zunahme der funktionellen und trophisch-plastischen Kapazität erlaubt eine gesteigerte und effektivere Kompensationsleistung. Die Gegenüberstellung beider Adaptatgruppen im Schema der Abb. 21 (S. 60) soll zugleich andeuten, daß zwischen beiden ein solches komplementäres Verhältnis besteht. Was der Organismus durch Erregungsminderung und Reizunterdrückung erreichen kann, ohne seine Homöostase zu gefährden, erfordert keine erhöhte Inanspruchnahme von Kompensationsleistungen und keine kapazitätssteigernden Anpassungsvorgänge.

Zugleich muß aber bedacht werden, daß alle Hemmungsmechanismen auch den Charakter einer aktiven Kompensationsleistung haben. Diese Kompensationsleistungen müssen nur schnell verfügbar sein, damit sie durch ihre Gegenwirkung den Störungsumfang und den daraus resultierenden afferenten Erregungsstrom vermindern können. Analog der Aktivierung spezifischer Hemmneurone ist somit z. B. auch eine schnell verfügbare und intensive Stoffwechselsteigerung oder eine hohe Kreislaufkapazität als toleranzsteigerndes Adaptat anzusprechen. Das individuelle *Adaptationsniveau* kann unter diesen Gesichtspunkten auch als sofort verfügbare Kompensationskapazität definiert werden. Hierzu sind nur die nerval gesteuerten und trophisch-plastisch fixierten Adaptate bzw. Merkmale des Organismus zu rechnen. Demgegenüber ist die individuelle *Adaptationskapazität,* die das potentielle Vermögen zu adaptieren beschreibt, auf die Fähigkeit gegründet, hormonal gesteuerte Langzeitentwicklungen zu induzieren.

Im Extrem führen die besonders dem Menschen zugänglichen Verhaltensadaptate (Lernen, Technik) zu weitgehender Reduktion jeder Reizexposition und haben dadurch Deadaptionen mit Rückbildung der Kompensationskapazität zur Folge (z. B. zivilisatorische „Verweichlichung"). Andererseits ist bei mangelnder afferenter Erregungsdämpfung und Absinken der Toleranzgrenzen eine gesteigerte Notwendigkeit zu adaptiver Erhöhung der Kompensationsleistungen gegenüber dem auslösenden Reiz gegeben. Während das Adaptationsniveau durch entsprechende Reizbelastungen verhältnismäßig leicht beeinflußt werden kann, ist die individuelle Adaptationskapazität offenbar wesentlich stärker konstitutionell gebunden.

Den gesunden leistungsfähigen Organismus kennzeichnet ein ausgewogenes Gleichgewicht zwischen Verfügbarkeit nerval aktivierbarer, schnell wirksamer Toleranzmechanismen und Leistungsfähigkeit seiner hormonal gesteuerten vegetativen Funktionen. Eine hinreichende „Gelassenheit" ist die wichtigste Voraussetzung für die Ökonomie des regulatorischen Einsatzes und vermeidet voreilig überschießende Reaktionen; die Eutrophie der Organe und Gewebe ist dagegen Voraussetzung zureichender und ausdauernder Kompensationsleistungen. Abweichungen vom normalen Gleichgewicht beider Fähigkeiten kennzeichnen zunächst die Spielbreite konstitutioneller Varianten, bis sie die Grenze zum Pathologischen überschreiten. Reaktionstypen sind somit letzten Endes Adaptationstypen (vgl. dazu S. 184).

Das Gleichgewicht zwischen Toleranzfähigkeit und Kompensationskapazität ist aber auch vom Adaptationsniveau abhängig. Je besser adaptiert ein Organismus an eine adaptogene Reizbelastung ist, umso mehr treten die toleranzsteigernden Hemmungsmechanismen im Verein mit den reizdämpfenden Schutzmechanismen in den Vordergrund. Umgekehrt werden bei niedrigem Adaptationsniveau die langfristigen Kompensationsleistungen besonders leicht aktiviert. Es liegen auch Anhalte dafür vor, daß die adaptiven Voraussetzungen von den vegetativen Gleichgewichtsschwankungen, z. B. im Tages- und Jahresrhythmus beeinflußt werden (vgl. S. 192; HILDEBRANDT 1980b).

Die beiden Bereiche, in denen die komplementären Adaptationsmechanismen wirksam werden, haben ihre gemeinsame Grenze an jener Schwelle, an welcher der nervale Anteil der unspezifischen Mitaktivierung, der noch stufenweise begrenzt werden kann, in den generalisiert hormonalen Anteil übergeht, d. h. zur Auslösung der Notfalls-Reaktion (CANNON 1928) führt. Die sympathiko-adrenale Generalisation schließt autonom geschützte Reserven auf und ermöglicht dadurch überhöhte Kompensationsleistungen, die notwendigerweise kapazitätssteigernde Modifikationen im Sinne der adaptiven Überkompensation induzieren. Der nach dem Modell phasischer Reaktionen verlaufende Adaptationsprozeß geht mit einer gesteigerten Utilisation der „adaptiven Hormone" einher, z. B. der Nebennierenrindenhormone, im Gegensatz zu einer bloß psychisch ausgelösten hormonalen Generalisation (psychogener Streß), bei dem die nachfolgende Kompensationsphase ohne erhöhten lokalen Hormonbedarf verläuft (vgl. LEVI 1972).

b) Die Struktur adaptiver Reaktionen (Reaktionsmodell)

Adaptationen sind „Regulationen höherer Ordnung" (GOLENHOFEN 1966), d. h. sie sind Ausdruck des Eingreifens höherer Integrationsebenen in das autonome Regulationsgeschehen (vgl. Tabelle 3, S. 17). Der hierarchischen Struktur des autonomen Systems entsprechend, werden dabei die Eigenschaften der niederen Regelkreise modifiziert, wobei u. a. Änderungen des Verstärkungsgrades der Steuerkörper, Sollwertverstellungen und Änderungen des dynamischen Verhaltens des Funktionskreises eintreten können. Es bestehen aber komplizierte Wechselwirkungen insofern, als die Folgen dieser Eingriffe höherer Ordnungen von der Ausgangskapazität der niederen Funktionskreise abhängig sind.

Adaptive Prozesse sind ihrem Wesen nach Reaktionen auf Reizbelastungen, die nach Intensität, Qualität oder Dauer das gewohnte Maß überschreiten und nicht mehr dem individuellen Adaptationsniveau entsprechen. Sie können nicht mit den Mitteln der unteren Integrationsstufen bewältigt werden und erfordern daher zu ihrem Ausgleich die Einschaltung höherer Organisationsebenen mit umfassenderen Reaktionsmöglichkeiten. Ihr Eingreifen führt nicht nur zur Wiederherstellung des homöostatischen Gleichgewichtes. Es stellt auch durch die relative Stabilität der ausgebildeten Modifikationen sicher, daß eine Wiederholung der Reizbelastung innerhalb einer gewissen Zeit durch die neu formierte Tätigkeit der unteren Integrationsebenen allein bewältigt werden kann, d.h. keine erneute Adaptation erforderlich macht (Delegationsprinzip der Adaptation; vgl. HILDEBRANDT 1965a).

Als ein solcher prozeßhafter Vorgang verläuft eine adaptive Reaktion wie alle autonomen Reaktionen mit einer phasisch-periodischen Gliederung (Reaktive Periodik; vgl. S.33). Diese stellt sicher, daß nicht nur die schnell verfügbaren toleranzsteigernden Mechanismen, die den gegenregulatorischen Aufwand zu mindern streben, zum Zuge kommen, sondern auch die kapazitätssteigernden Vorgänge ausgelöst werden, deren Einsetzen immer erst nach einer erschöpfenden Beanspruchung der Kompensationsleistungen möglich ist.

Eine solche phasisch-periodische Verlaufsstruktur adaptiver Reaktionen ist in allen Größenordnungen nachweisbar, im Prinzip sogar schon bei den elektrophysiologischen Grundprozessen der Membranerregung (vgl. KATZ 1971). Die Ergebnisse der letzten Jahre machen es möglich, sie gerade im Bereich der circaseptan-periodisch gegliederten Reaktionen näher darzustellen, der für die Kurortbehandlung und generell für die Reaktionstherapie von vorrangiger Bedeutung ist (HILDEBRANDT 1977b, 1982b).

In *Abb. 32* ist das phasisch-periodische Verhalten verschiedener Parameter im Laufe von adaptiven Prozessen mit circaseptan-periodischer Gliederung schematisch dargestellt, und zwar so, daß deutlich wird, welche adaptiven Mechanismen den beiden Phasenrichtungen von Ergo- und Trophophase der vegetativen Gesamtumschaltungen zugeordnet sind. Im oberen Teil sind die mehr kapazitätssteigernden Adaptate, im unteren Teil die mehr toleranzsteigernden Vorgänge bzw. deren Indikatoren angeordnet. Dabei ergibt sich, daß während der ersten Halbwelle der 7-tägigen Periode ein Anstieg der toleranzbestimmten Parameter bei gleichzeitigem Rückgang der kapazitätsabhängigen Kompensationsleistungen erfolgt. Die hier zunehmende Trophotropie des vegetativen Systems hemmt durch toleranzsteigernde Mechanismen die reaktiven Belastungen im Sinne einer Refraktärphase und schafft damit zugleich die Voraussetzungen für einen überschießenden Bereitstellungsprozeß als Vorbedingung für eine Kapazitätssteigerung der Kompensationsleistungen in der folgenden Ergophase. In dieser gehen dann die Hemmungsmechanismen zurück zugunsten einer allgemeinen Aktivierung, die autonom geschützte Reserven aufschließt. Im Sinne des gegenseitigen Ausschlusses von Wachstum bzw. Regeneration und Leistung erfolgen auch die Zellteilungsschübe des kompensatorischen Wachstums unter dem Schutz der trophotropen Halbwellen.

Der sich reaktionsperiodisch fortsetzende Wechsel zwischen Trophophase und Ergophase entspricht demnach einem mehrfachen Wechsel zwischen toleranzbestimmten Adaptationsphasen und leistungsbestimmten Kompensationsphasen (vgl. dazu HILDEBRANDT 1982a). Dabei stehen innerhalb der Trophophasen anfangs nur die toleranzbestimmenden Adaptate zur Verfügung, während die kapazitätssteigernden Adaptate erst im späteren Verlauf als Folge der überhöhten Ausschöpfung der Kompensationsleistungen ausgebildet werden. Die zunehmende Kapazität und Effektivität der kompensatorischen Leistungen führt dabei zu einer fortschreiten-

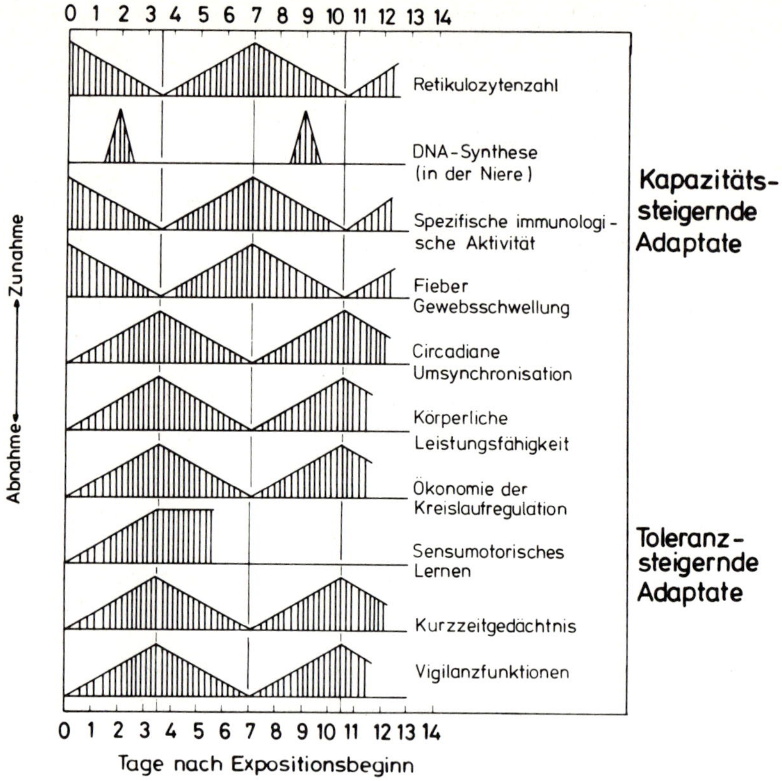

Abb. 32. Schematische Zuordnung verschiedener phasischer Funktionsänderungen zum Ablauf der circaseptanen Periodik bei der funktionellen Adaptation. Nach Ergebnissen der Literatur zusammengestellt. Einzelheiten s. im Text. (Nach HILDEBRANDT 1982b)

den Dämpfung der Amplituden des Reaktionsprozesses (vgl. PRECHT u. Mitarb. 1973).

Die periodische Gliederung der adaptiven Reaktion beruht demnach auf fortgesetzten vegetativen Umschaltungen zwischen Ergophasen und Trophophasen. Eine solche reaktive Periodik zeigt eine entscheidende Mitbeteiligung des Systems der unspezifischen Mitaktivierung und seiner reziprok-alternierenden Funktionsweise an. Diese ist zugleich als die eigentliche Triebkraft des Adaptationsprozesses anzusehen (vgl. HILDEBRANDT 1982b). Am Niveauverlauf der unspezifischen Aktivierung kann daher die Struktur der adaptiven Reaktion am übersichtlichsten dargestellt werden.

Wie das Schema der *Abb. 33* veranschaulicht, ist die Vorbedingung für die Auslösung einer adaptiven Reaktion in jedem Falle die Überschreitung der individuellen Kapazitätsgrenzen des Regelbereiches, die zur Auslösung einer sympathikoadrenalen generalisierten Mitreaktion führt (Alarmreaktion). Die für den Zustand vollständiger Anpassung maßgebende Spontanrhythmik, z. B. die Tagesrhythmik, wird nun überformt durch eine längerwellige Periodik mit wesentlich größerer Amplitude. Dadurch werden größere ergophasische Kompensationsleistungen ermög-

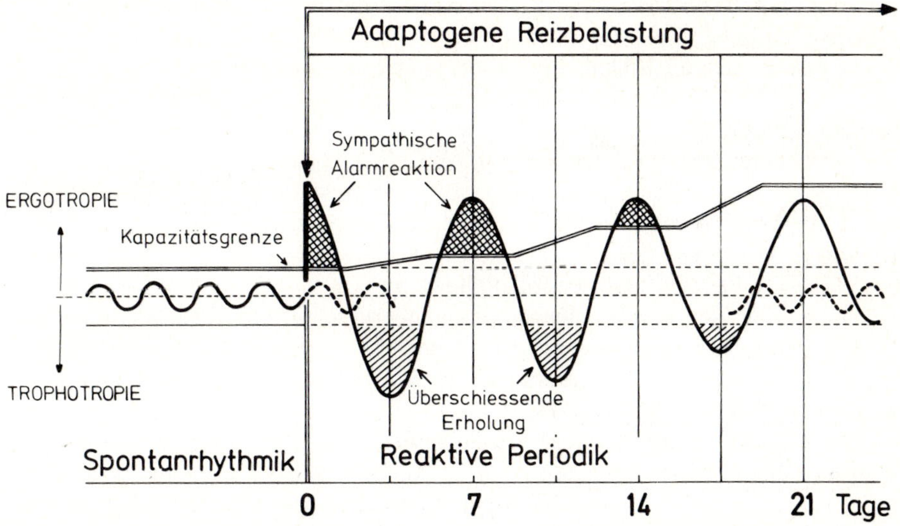

Abb. 33. Schematische Darstellung der Auslösung einer reaktiven Periodik durch einen adaptogenen Reiz (rechte Bildhälfte) aus dem Zustand einer vollständigen Adaptation mit ausschließlich spontaner Rhythmizität (linke Bildhälfte). Nähere Einzelheiten s. im Text. (Nach Hildebrandt 1982b)

licht (Einsatz autonom geschützter Reserven), zugleich aber auch überschießende Erholungsvorgänge im Laufe der nachfolgenden Trophophasen, die wiederum die Voraussetzung für eine Erhöhung der Kompensationskapazität schaffen. Die Periodik setzt sich so lange fort, bis die ergotropen Phasen die mit jeder Welle angehobene Kapazitätsgrenze nicht mehr überschreiten und keine sympathiko-adrenale Alarmreaktion mehr auslösen.

Diese Phasenfolge mit einer ersten trophotropen, durch toleranzsteigernde Mechanismen ermöglichten Refraktärphase, in welcher die adaptive Steigerung der Kompensationsleistungen vorbereitet wird, die wiederum erst in der folgenden ergotropen Phase zum Einsatz kommen, dürfte im Prinzip für alle periodischen Reaktionen zutreffen, angefangen von der Antwortdynamik eines einzelnen Neurons im Millisekundenbereich bis hin zu den adaptiven Wachstumsreaktionen mit Phasendauern von Wochen und Monaten. Dabei ist der Umfang der adaptiven Vorgänge von der jeweils führenden Periodendauer abhängig (Hildebrandt 1977b, 1982b). Die Analyse der Zeitstruktur therapeutisch ausgelöster Reaktionen läßt daher Schlüsse auf die Natur der angesprochenen adaptiven Mechanismen bzw. Integrationsstufen zu (vgl. dazu Tabelle 8, S. 48).

Auch im Hinblick auf die hierarchische Abstufung der autonomen Reaktionen kann von dem Modell der adaptiven Reaktionen in Abb. 33 ausgegangen werden. Nur muß anstatt der Schwelle zur hormonalen Generalisation (Alarmreaktion) jeweils die Aktivierungsschwelle der nächsthöheren Integrationsstufe eingesetzt werden. Weiterhin ist dabei zu berücksichtigen, daß während der Trophophasen der Reaktion nicht allein die toleranzsteigernden Mechanismen der betroffenen Integrationsstufe hemmend auf das Niveau der unspezifischen Aktivierung wirken, sondern auch die bereits ausgelösten Kompensationsleistungen der vorher aktivierten niederen Integrationsstufen an der Störungsminderung beteiligt sind (vgl. S. 95).

So erweist sich die adaptive Reaktion nicht nur durch den phasischen Wechsel der adaptiven Mechanismen als zeitlich gegliedert, sondern entspricht auch in quasi vertikaler Richtung einem phasischen Schwerpunktwechsel der Beteiligung niederer und höherer Integrationsstufen (vgl. Abb. 10, S. 53).

Man kann unter dem Gesichtspunkt einer stufenweisen Aktivierung verschiedener Integrationsebenen den reagierenden Organismus modellhaft als ein Mehrspeichersystem verstehen. Modellversuche der Temperaturregelung in einem Wasserbad lassen erkennen, daß Periodendauer und Amplituden der Reaktion auf Störungen mit der Anzahl der hintereinandergeschalteten Speicher zunehmen *(Abb. 34)*. Auf den Organismus bezogen, entscheidet demnach die Anzahl der an einer Reaktion kapazitiv mitwirkenden Integrationsstufen über deren Umfang und periodische Struktur (Rensing 1973).

Die Analyse komplexer Reaktionsmuster steckt freilich noch ganz in den Anfängen. Auf die diesbezüglichen Ansätze von Weisbach (1956) sei ausdrücklich hingewiesen. Ein relativ übersichtliches Beispiel für die Stufenfolge der autonomen Aktivierung ist die Umstellung auf körperliche Arbeit. Hier führt die initiale Hemmphase zum Eingehen einer Sauerstoffschuld, die ihrerseits die Voraussetzung zur chemoafferenten Aktivierung der medullären Zentren ist; erst später wird durch Auslösung des hormonalen „second wind"-Mechanismus eine weitere Stufe der Kompensationsleistungen erschlossen, die dann bereits adaptive Modifikationen auslöst. Die weitere Aufklärung der Struktur adaptiver Reaktionen ist eine entscheidende Voraussetzung für die rationale Handhabung der Reaktionstherapie, sie dürfte nur unter Berücksichtigung der hierarchischen Struktur der reagierenden Systeme und ihres charakteristischen Zeitverhaltens möglich sein (vgl. dazu Prosser 1982).

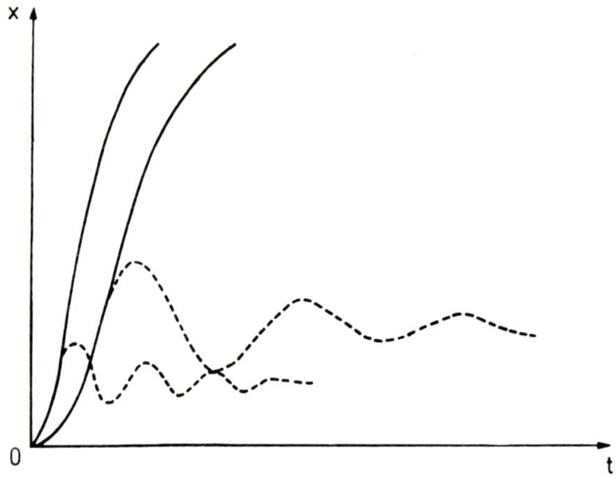

Abb. 34. Dynamisches Verhalten von Mehrspeichersystemen im Modellversuch. Übergangsfunktion der Regelstrecke (ausgezogene Linie) und Einschwingvorgang (gestrichelte Linie). Links: Proportionalregler mit Dreispeichersystem. Rechts: Proportionalregler mit Fünfspeichersystem. Ordinate: Regelgröße X; Abszisse: Zeit t. Man beachte die zunehmende Periodendauer bei komplexeren Systemen. (Nach Ferner 1960; aus Rensing 1973)

c) Einfluß der Reizparameter

1) Reizstärke

Der Einfluß der Reizstärke auf die Gestaltung der autonomen Reaktionen ergibt sich aus der hierarchischen Organisation des antwortenden Systems, wobei die Stärke der unspezifischen Mitaktivierung maßgebend dafür ist, bis zu welcher Integrationsebene die Stufenfolge der Schwellenüberschreitungen vordringt. Die der jeweiligen Reizstärke entsprechende Integrationsstufe ist dadurch gekennzeichnet, daß die von ihr organisierten Kompensationsleistungen zur Wahrung bzw. Wiederherstellung der Homöostase ausreichen. Vermutlich sind auch im Bereich der hormonalen Generalisation noch Abstufungen möglich.

Der Umfang der autonomen Reaktion ist am sichersten an der Zeitstruktur, d.h.

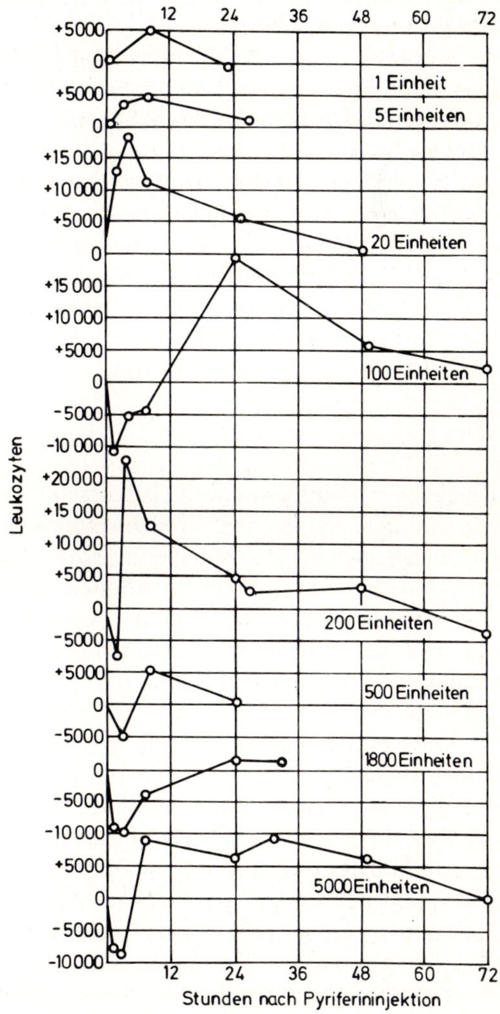

Abb. 35. Verlauf der Leukozytenzahl im Blut von Kaninchen, die mit unterschiedlichen Dosen injizierter Bakterienstoffe (Pyrifer) behandelt wurden. (Nach Hoff 1929; aus Hoff 1957)

an Periodendauer und Amplitude der reaktiven Periodik ablesbar. Als Beispiel zeigt *Abb. 35*, wie mit zunehmender Reizstärke (Dosis des injizierten Pyrogens) Amplitude und Phasendauer der trophotropen Initialphase der Reaktion zunehmen. Bei der Beurteilung einzelner Funktionsgrößen ist zu beachten, daß diese u. U. von verschiedenen Integrationsebenen in unterschiedlicher Zuordnung zu Tropho- und Ergophase gesteuert werden können, so daß bei zunehmender Reizstärke Umkehreffekte der Reaktion auftreten können (vgl. Ausgangswertgesetz von WILDER 1967).

Die bekannte empirisch begründete ARNDT-SCHULZsche Regel, nach der „schwache Reize die Lebenstätigkeit anfachen, mittlere Reize sie fördern, stärkere sie hemmen, stärkste sie aufheben" (zit. nach HOFF 1957), muß im Hinblick auf die adaptiven Komponenten der Reaktionen in Abhängigkeit von der Reizstärke sicher neu formuliert werden:

1) Schwache Reize, an die der Organismus adaptiert ist, verhindern ein Absinken des normalen allgemeinen Adaptationsniveaus.

2) Stärkere Reize, die das individuelle Adaptationsniveau überschreiten, lösen adaptive Reaktionen aus.

3) Stärkste Reize, die die individuelle Adaptationskapazität überschreiten, führen zum „systemic stress", zur adaptiven Erschöpfung und zur Schädigung des Organismus (z. B. Adaptationskrankheiten).

Zweifellos lassen sich auch innerhalb dieser drei Reizstärkenbereiche noch weitere Abstufungen treffen. Wichtiger ist aber, zu beachten, daß die Bewertung der objektiven physikalisch-chemischen Reizintensität allein keineswegs ausreicht, um die reaktiven Folgen im Organismus abzuschätzen. Deren Umfang hängt vor allem von der effektiven Größe der homöostatischen Störung, und zwar sowohl von deren Ausdehnung wie Amplitude ab. Diese werden aber von einer ganzen Reihe weiterer Eigenschaften der Reizbelastung mitbestimmt, von denen die zeitliche Dauer sicherlich die größte Bedeutung hat.

2) Reizdauer

Bezüglich des Einflusses der Reizdauer auf die Gestaltung der autonomen Reaktionen sind zwei verschiedene Gesichtspunkte zu berücksichtigen. Zum einen die Tatsache, daß auch bei gleichbleibender Reizstärke effektive Erregung und Mitaktivierung mit der Zeit anwachsen können. So können sich bei zunächst peripher angreifenden Reizen die störenden Auswirkungen bei ungenügender Kompensation ins Innere hinein fortsetzen und durch die Erregung tieferer bzw. zentraler Rezeptorfelder Umfang und Stärke der unspezifischen Aktvierung mit der Zeit anwachsen lassen.

Kurze peripher angreifende Reize, zumal wenn sie durch differentiell empfindliche Erregungsprozesse initial überschießende Afferenzströme hervorrufen, lassen sich vom autonomen System durch die hemmenden und toleranzsteigernden Mechanismen der ersten Reaktionsphase leichter auf die niederen Integrationsstufen begrenzen. Dies ist insofern besonders ökonomisch, als peripher ausgelöste, initial überschießende Erregungen ja zunächst nur die Möglichkeit einer kommenden Gefährdung der Homöostase signalisieren (vgl. Störgrößenaufschaltung in Regelkreisen). Erst bei längerer Reizdauer, die zu tatsächlicher Gefährdung führt, wird die Erregungshemmung nicht mehr sinnvoll oder gar gefährlich. Natürlich sind diese

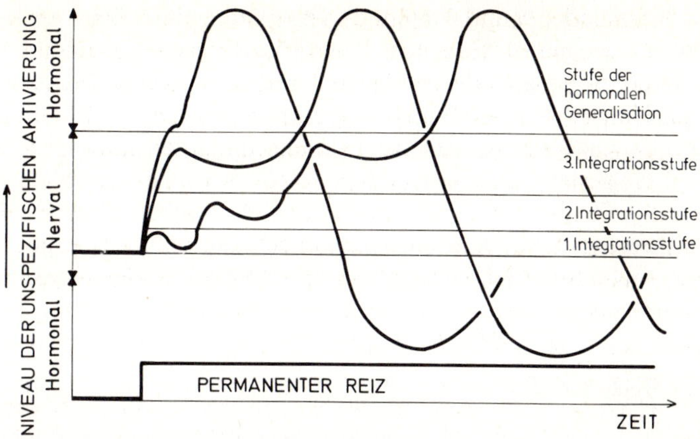

Abb. 36. Schematische Darstellung der Auslösung adaptiver Reaktionen bei permanenter Reizeinwirkung mit unterschiedlichen Reizstärken. Die Kurven stellen den Verlauf der Stärke der unspezifischen Aktivierung dar. (Vgl. dazu Abb. 33, S. 77)

zeitlichen Toleranzspannen bei den verschiedenen Reizqualitäten sehr unterschiedlich lang (vgl. HILDEBRANDT 1967c).

Diesen Verhältnissen entspricht nun die andere Tatsache, daß alle erregungsdämpfenden Prozesse in den Trophophasen des Reaktionsablaufs vom Organismus nicht beliebig lange ausgedehnt werden können. Sie sind vielmehr an die für jede Integrationsstufe vorgegebenen Zeitkonstanten der angeschalteten Funktionskreise, d.h. an bestimmte Phasendauern gebunden.

Es liegen verschiedene Anhalte dafür vor, daß die toleranzsteigernden Funktionen während der Trophophasen selbst periodisch strukturiert sind. Dies kann durch die Mitwirkung der niederen Integrationsstufen verständlich werden (vgl. dazu die Befunde der Abb. 38). Durch solche Schwankungen der Hemmungsintensität treten bei längerer Reizdauer zwangsläufig Phasen minderer Toleranz auf, die das Niveau der unspezifischen Aktivierung ansteigen lassen. Tritt nun als Folge der bisher gehemmten Kompensationsleistungen noch eine mit der Zeit fortschreitende Bilanzstörung der Homöostase hinzu, kann das Erregungsniveau so ansteigen, daß die Schwelle zur jeweils nächsthöheren Integrationsstufe oder schließlich die der hormonalen Generalisation durchbrochen wird.

Dieser Vorgang wird in der Regel als „Summation" angesprochen und kann wiederum in Analogie zu den elektrophysiologischen Verhältnissen bei der Summation der lokalen Membranantwort gesehen werden. Er ist aber, wie die schematische Darstellung in *Abb. 36* zeigt, nicht im Sinne einfacher additiver Mechanismen zu sehen:

Permanente Reize, die eine hinreichende Stärke haben, führen demnach infolge der zeitlich begrenzten Wirksamkeit toleranzsteigernder Adaptate früher oder später zu umfassenderen vegetativen Reaktionen mit Ausbildung kapazitätssteigernder Adaptate. Auf jeder Organisationsstufe kann dieser aufsteigende Prozeß allerdings vorübergehend bis zur Erschöpfung der auf dieser Ebene ausgelösten Kompensationsleistungen aufgehalten werden. Dadurch entsteht die charakteristische Sequenz der Adaptate im fortschreitenden Adaptationsprozeß.

Erst wenn Periodendauer und Amplitude der adaptiven Reaktion so groß sind, daß hinreichende Steigerungen der Kompensationskapazität während der Trophophasen aufgebaut werden können, kann der aufsteigende Ausweitungsprozeß angehalten werden und die Reaktion auf der erreichten Stufe in Form der periodisch fortgesetzten vegetativen Umschaltungen mit konstanter Periodendauer abklingen.

Permanente Reizbelastungen, wie etwa Klima- und Milieuwechsel (vgl. S. 109), dürften demnach besonders geeignet sein, adaptive Reaktionen auf hohen Integrationsstufen hervorzurufen, während kurzdauernde Reize durch die adaptiven Toleranzsteigerungen der frühen Reaktionsabschnitte eher auf die unteren Integrationsstufen des autonomen Systems begrenzt werden können.

3) Reizintervall

Naturgemäß gehen die im Reaktionsablauf eintretenden Schwankungen des unspezifischen Aktivierungsniveaus auch mit Änderungen der Erregbarkeit des autonomen Systems gegenüber weiteren Reizen einher. Insbesondere auch nach den umfangreichen Erfahrungen über den Einfluß spontaner tagesrhythmischer Änderungen des Aktivierungsniveaus auf die Reagibilität (vgl. dazu S. 192) läßt sich erwarten, daß die Bereitschaft zu erneuter Reaktion nicht nur von der absoluten Höhe des Niveaus, sondern auch differentiell von der Steilheit seiner Änderungen abhängig ist (Hildebrandt 1957; Hildebrandt u. Lowes 1972; Strempel 1975; Bestehorn 1980; u. a.).

Bei jedem Ausmaß einer Reaktion ist daher mit der nachfolgenden Rückkehr des unspezifischen Aktivierungsniveaus auf die Ausgangslage bzw. darunter eine vorübergehende Erregbarkeitsminderung im Sinne einer relativen Refraktärphase verbunden, die erst endet, wenn das Niveau konstant bleibt oder mit periodischer Verlaufstendenz wieder ansteigt (vgl. dazu Abb. 33, S. 77). Nur so wird es verständlich, daß Reizwiederholungen in unterschiedlichen Abständen einmal zu verminderten Reizantworten, ein anderes Mal zu gesteigerten Reaktionsamplituden führen, wie dies z. B. bei serieller Auslösung der Cold-Pressure-Reaktion nachgewiesen werden konnte (Strempel u. Tändler 1977; vgl. Abb. 38, S. 84).

Die beiden Teile der *Abb. 37* lassen an einem anderen Beispiel erkennen, daß ein Reiz, der offensichtlich eine etwa 10-tägige Reaktionsperiodik auslöst, bei Wiederholung nach 10 Tagen erneut mit gleicher Amplitude beantwortet werden kann. Wenn aber weitere Reize in 2–3-tägigen Abständen verabfolgt werden und daher noch in den abfallenden Schenkel der jeweils vorhergehenden Reaktion fallen, muß die Dosis kontinuierlich bis um das 10- bis 100-fache erhöht werden (Hoff 1957).

Je nach der Periodendauer bzw. nach der Höhe des antwortenden Integrationsniveaus, auf dem die Reaktion organisiert wird, sind demnach bei serienmäßiger Reizwiederholung in Abhängigkeit von dem gewählten Intervall sowohl hemmende wie fördernde Einflüsse zu erwarten, die die effektiven Reizwirkungen modifizieren können.

Auch für die circaseptane Reaktionsperiodik im Verlauf von Bäder- und Klimakuren liegen bereits praktische Erfahrungen in dieser Hinsicht vor (vgl. S. 209). Hinreichend systematische Untersuchungen des Intervallproblems stehen aber noch aus. Diese wären dringend erforderlich, um der verbreiteten Ansicht des „Viel hilft

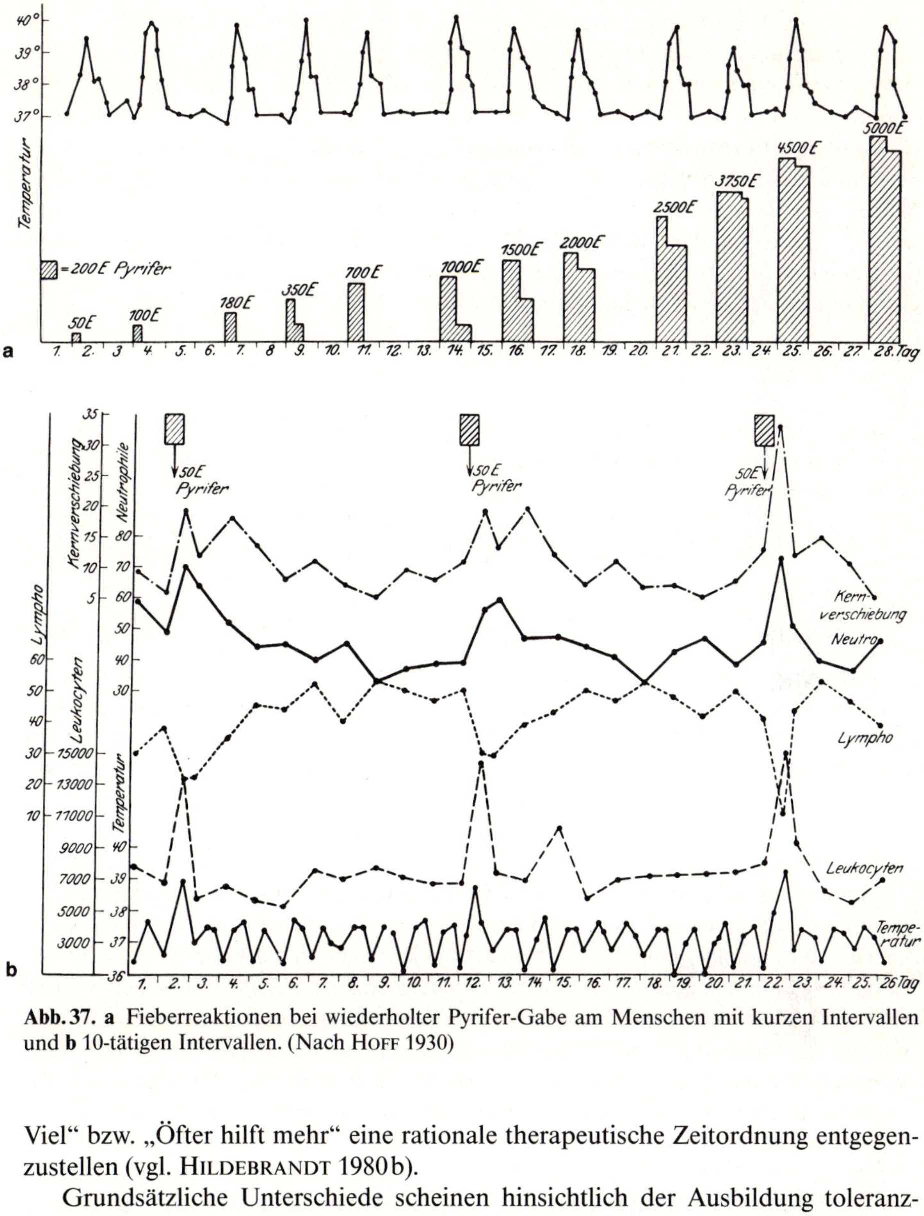

Abb. 37. a Fieberreaktionen bei wiederholter Pyrifer-Gabe am Menschen mit kurzen Intervallen und **b** 10-tätigen Intervallen. (Nach HOFF 1930)

Viel" bzw. „Öfter hilft mehr" eine rationale therapeutische Zeitordnung entgegenzustellen (vgl. HILDEBRANDT 1980b).

Grundsätzliche Unterschiede scheinen hinsichtlich der Ausbildung toleranz- und kapazitätssteigernder Adaptate zu bestehen. So benötigen kapazitätssteigernde Adaptate eine möglichst gleichmäßig anhaltende Reizbelastung. Werden Dauerbelastungen intermittierend unterbrochen, so ist eine größere Gesamtexpositionszeit erforderlich, um denselben spezifischen Adaptationserfolg zu erreichen (vgl. ADOLPH 1964; BRÜCK 1969). Sehr kurze Expositionszeiten bei Intervallbelastung erbringen überhaupt keine spezifischen Anpassungen mehr, sondern führen nur noch zu unspezifischen toleranzsteigernden Vorgängen, die vornehmlich die nervalafferenten Prozesse betreffen (vgl. dazu Abb. 20, S. 58).

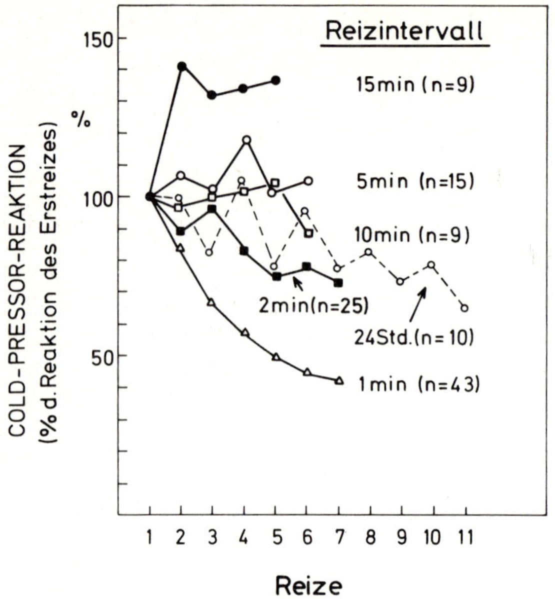

Abb. 38. Mittlerer Habituationsverlauf der diastolischen Cold-Pressure-Reaktion bei Applikation von kalten Handbädern (4 °C, 1 min Dauer) in unterschiedlichen Zeitintervallen. Bei 15 min-Intervallen tritt eine Sensibilisierung ein, bei 24-Std-Intervallen wird die Reduktion der Blutdrucksteigerungen nicht durch Habituation, sondern durch einen langfristigeren Mechanismus hervorgerufen. (Nach Strempel u. Tändler 1977)

Das Prinzip der intermittierenden Belastung mit kurzdauernden Reizen scheint für die nervalen Mechanismen der Toleranzsteigerung besonders wirksam zu sein. Hierauf weisen nicht nur die Erfahrungen bei der Habituation der Cold-Pressure-Reaktion hin, die nur aufrechterhalten werden kann, wenn die Reizintervalle im Bereich von Minuten liegen (Strempel u. Tändler 1977; vgl. *Abb. 38*), wichtige Hinweise geben vielmehr auch die modernen Untersuchungen über den Einfluß von Reiz- und Übungsanordnung auf den Lernerfolg. So nimmt z. B. der Lernerfolg beim sensomotorischen Lernen zu, je weiter die Übungszeiten aufgeteilt und durch Pausen unterbrochen werden (Rutenfranz u. Iskander 1966; vgl. Abb. 31, S. 72).

Die umfangreichen tierexperimentellen Erfahrungen der Literatur über die Bedeutung des Zeitfaktors für die adaptiven Modifikationen (Lit.-Übersicht s. Hildebrandt 1967 c) sind für therapeutische Zwecke durchweg nicht übertragbar, weil bei intermittierenden Reizbelastungen die Reizdauern meist weit über denen liegen, die bei der therapeutischen Nutzung adaptiver Reaktionen in Betracht kommen.

4) Reizqualität

Im Prinzip kommt allen Reizen, die den Organismus überhaupt affizieren können, auch die Fähigkeit zu, adaptive Modifikationen auszulösen. Die qualitativen Eigenschaften eines Reizes sind aber neben der Art der induzierten Adaptate auch für den Reaktionsumfang in Bezug auf die beteiligten Integrationsstufen von besonderer Bedeutung. So sind z. B. die Minimalzeiten, welche zur Induktion einer adaptiven Reaktion erforderlich sind, in starkem Maß von der Reizqualität abhängig (vgl. S. 9). Dafür sind einerseits die mehr peripher-oberflächlichen oder mehr zentral-tieferliegenden Angriffsorte maßgebend (vgl. S. 13), zum anderen aber die unterschiedliche Fähigkeit der Reizmodalitäten, pathisch-autonome bzw. unspezifisch aktivierende Mitreaktionen auszulösen (vgl. S. 7), die ja die Triebkraft der adaptiven Reaktionen darstellen. Dies gilt insbesondere für die Auslösung kapazitätssteigernder Modifikationen, während die toleranzsteigernden Mechanismen ihren Schwerpunkt im Bereich der nervalen Verarbeitungsprozesse haben. Die Auslösung vegetativer Gesamtumschaltungen ist nach umfangreichen praktischen Erfahrungen in sehr unspezifischer Weise möglich (Hoff 1957). Selbst spezifisch wirksame Medikamente können eine unspezifische Mitreaktion und daher auch adaptive Modifikationen induzieren (Königer 1929).

Eine wichtige Besonderheit der therapeutisch genutzten Reizmodalitäten besteht sicherlich darin, daß das ihnen entsprechende Adaptationsniveau beim zivilisierten Menschen durchweg sehr niedrig ist (z. B. thermische Verweichlichung, Bewegungsarmut). Daher können auch begrenzte therapeutische Reizexpositionen bereits adaptive Prozesse auslösen. Speziell im Rahmen der Balneotherapie wird der Organismus darüber hinaus oft chemischen Reizqualitäten exponiert, die für ihn absolut neuartig sind (z. B. Mineralbäder).

d) Individuelle Einflüsse auf das adaptive Verhalten (Adaptationstypologie)

Erfahrungsgemäß treten auch bei gleicher adaptogener Reizbelastung erhebliche interindividuelle Unterschiede im adaptiven Verhalten auf. Diese sind einerseits naturgemäß durch die individuelle Vorgeschichte, d. h. durch das bestehende Adaptationsniveau bedingt, wobei auch unspezifische Kreuzanpassungen maßgebend sein können. Andererseits muß aber auch mit stärker konstitutionell verankerten Unterschieden der autonomen Reaktionsdynamik gerechnet werden, die unter verschiedenen Gesichtspunkten bewertet werden müssen (vgl. dazu Abb. 33, S. 77).

So muß zunächst die unspezifische Reagibilität, die mehr oder weniger starke Neigung zur sympathiko-adrenalen Mitaktivierung von großem Einfluß auf das individuelle adaptive Reagieren sein. Schon das Ausgangsniveau der unspezifischen Aktivierung bestimmt mit, wie breit der Bereich bis zur Schwelle der hormonalen Generalisation ist, in welchem sich Toleranz- und Verhaltensadaptate ausbilden und wirksam werden können, bevor die hormonal vermittelten Prozesse der trophisch-plastischen Leistungs- und Kapazitätssteigerung in Gang gesetzt werden.

Demnach wäre eine wichtige Dimension von Adaptationstypen die mehr oder weniger ausgeprägte Neigung zur hormonalen Generalisation der unspezifischen Aktivierungsreaktion als Vorbedingung zur Einleitung längerfristiger adaptiver Prozesse. Maßgebend dafür ist die individuelle Verfügbarkeit von toleranzsteigernden Adaptaten, die erregungsdämpfend bzw. reizabschwächend wirken (vgl. Abb. 21, S. 60).

Diese Unterschiede der unspezifischen Reagibilität sind wohl am ehesten mit dem Begriffspaar Sympathikotonie und Parasympathikotonie zur Deckung zu bringen, und der tonische Modus weist auf eine besondere Beziehung dieser Dimension zu den niederen Integrationsstufen des autonomen Systems hin (vgl. Tabelle 3, S. 17).

Unter permanenter Reizbelastung, wie z. B. bei der Kurbehandlung, wäre von dieser unterschiedlichen Empfindlichkeit und Neigung zur Generalisation ein Einfluß auf die zeitliche Latenz der ersten Reaktionsphase bis zum Beginn der ergotropen Auslenkung im Ablauf des adaptiven Prozesses zu erwarten, d. h. eine Beeinflussung der Phasenlage der adaptiven Reaktion (vgl. dazu sog. „Früh- und Spätzünder" der Reaktionstypenlehre; S. 184).

Es sind aber auch in einer anderen Hinsicht individuelle Unterschiede des adaptiven Reagierens zu erwarten. Diese betreffen die Qualität bzw. mehr oder minder starke Betonung der ergophasischen und trophophasischen Abschnitte. Bei stärkerer ergotroper Neigung wird eine Tendenz zu mehr aktiver Bewältigung der adaptogenen Reizbelastung durch autonome Kompensationsleistungen und Verhaltensantriebe im Vordergrund stehen. Bei mehr trophotroper Einstellung wird dagegen die Ausnutzung der passiven toleranzsteigernden und kapazitiven Schutzmechanismen dominieren. Diese adaptationstypologische Dimension hat demnach engere Beziehungen zu den höheren Integrationsstufen des autonomen Systems und müßte sich auch in der zeitlichen Struktur der adaptiven Reaktionsabläufe äußern. So läßt die Betonung der ergotropen Kompensationsmechanismen wegen deren stärkerer Ausnutzung und schnelleren Erschöpfung eine zeitliche Verkürzung der Ergophasen erwarten, woraus neben einer Asymmetrie der Phasen insgesamt eine kürzere Periodendauer der generalisierten Reaktion resultieren müßte. Umgekehrt muß die sparsamere Nutzung der ergotropen Mechanismen durch den stärkeren Einsatz von toleranzsteigernden Adaptaten zu längeren Ergophasen mit entsprechenden Änderungen von Phasensymmetrie und Gesamtperiodendauer führen.

Tatsächlich liegen gerade für diese Dimension einer Adaptationstypologie heute beträchtliche praktische Erfahrungen vor. Die systematischen Längsschnittkontrollen im Verlauf von Bäder- und Klimakurbehandlungen haben gezeigt, daß bei ergotroper Einstellung der Patienten eine etwa 7-tägige Reaktionsperiodik überwiegt, während bei trophotrop eingestellten Patienten eine längere Periodendauer von etwa 9–10 Tagen im Vordergrund steht (vgl. S. 115). Auch die jahresrhythmischen Spontanschwankungen zwischen einer mehr ergo- und trophotropen Einstellung des Organismus gehen mit einer entsprechenden Verschiebung der dominierenden Periodendauern im Kurverlauf der Funktionsgrößen einher (vgl. S. 201).

Naturgemäß sind die individuellen adaptiven Eigenschaften auch vom Lebensalter abhängig, auch geschlechtsspezifische Unterschiede sind zu erwarten. So stehen z. B. im wachsenden Organismus die trophisch-plastischen Prozesse ohnehin stark im Vordergrund, während mit höherem Alter zunehmend die auf Erfahrung gegründeten Verhaltensmechanismen an ihre Stelle treten (vgl. dazu S. 191). Hier sind noch spezielle Untersuchungen notwendig, die auch geeignete Indikatoren für die verschiedenen Dimensionen der adaptiven Reaktionsweise abgrenzen müssen, um die Adaptationstypologie praktisch anwendbar zu machen.

Inwieweit Beziehungen zwischen den individuellen Adaptationstypen und dem teilweise recht unterschiedlichen Adaptationsverhalten verschiedener ethnischer Gruppen bestehen (Lit.-Übers. s. HAMMEL 1964), bedarf besonderer Prüfung.

8. Die therapeutische Nutzung adaptiver Reaktionen

a) Allgemeine Vorbemerkungen

Die allgemeine Erfahrung lehrt, daß der Organismus nicht nur die Fähigkeit zu adaptiven Reaktionen besitzt, sondern adaptive Prozesse auch zu seiner gesunden Existenz ständig benötigt (vgl. PROSSER 1964, 1982; PETER 1971). Gesundheit ist dadurch gekennzeichnet, daß gegenüber den alltäglichen Reizerlebnissen ein bestimmtes Adaptationsniveau aufrechterhalten wird, woran mehr oder weniger alle Adaptatqualitäten beteiligt sind (vgl. z. B. den Begriff der „Abhärtung"; BRÜCK 1969).

Diese Vorstellungen werden auch durch tierexperimentelle Erfahrungen gestützt. Schon der Vergleich des reaktiven Verhaltens von Versuchstieren, die unter natürlichen Bedingungen im Freien gehalten oder im Laboratorium aufgezogen werden, ergibt, daß ein adaptiv beanspruchter Organismus allgemein widerstandsfähiger ist, wobei insbesondere die Erregbarkeit des sympathiko-adrenalen Systems geringer ist (Lit.-Übersicht s. BRÜCK 1969; PETER 1971). Weiterhin konnte gezeigt werden, daß intermittierende Reizbelastung auch die Resistenz gegenüber schädigenden Noxen einschließlich ionisierender Strahlen erhöht (ORDY u. Mitarb. 1967), die biologischen Alterungsvorgänge hemmt und zu einer Verlängerung der Lebensdauer führen kann. Zahlreiche weitere Erfahrungen, insbesondere auch hinsichtlich einer Beeinflussung der Infektionsresistenz durch verschiedenartige adaptogene Reizbelastungen, zeigen, daß jede adaptive Reaktion einen Beitrag zu einem allgemeinen Adaptationsniveau des Organismus liefert, das seine Leistungs- und Widerstandsfähigkeit bestimmt.

Auf der anderen Seite besteht kein Zweifel daran, daß adaptive Prozesse letzten Endes immer auf Spezifität und Spezialisierung zielen, indem sie den Organismus gegenüber einem bestimmten adaptogenen Reiz widerstandsfähiger machen. Hoch spezifische Adaptate bedeuten einseitige Fähigkeiten und können im Sinne negativer Kreuzeffekte zu verminderter Leistungs- und Widerstandsfähigkeit gegenüber anderen Reizbelastungen führen. So kommen z. B. die für ein Dauerleistungstraining typischen Adaptate der Fähigkeit zu Muskelkraftleistungen nicht zugute, während die durch Krafttraining erzielte Muskelhypertrophie die Dauerleistungsfähigkeit herabsetzt. Hinzukommt, daß allgemein spezialisierte Systeme als anfälliger gelten müssen (vgl. HILDEBRANDT 1965a; BRÜCK 1969).

Vom Standpunkt der physiologischen Adaptation ist Gesundheit demnach durch eine gewisse mittlere, runde Ausgewogenheit des Adaptationsniveaus gekennzeichnet, die einerseits die Folgen eines Mangels an adaptogenen Reizen und andererseits hochgradige Spezialisierungen auf einzelne adaptogene Höchstbelastungen vermeidet (vgl. dazu das Schema der *Abb. 39*).

Da die Spezifität der Adaptate erst im zeitlichen Verlauf des Adaptationsprozesses zunimmt (vgl. S. 54), ergeben sich für die therapeutische Handhabung adaptogener Reize wichtige allgemeinere Grundsätze. Dabei kommt dem Zeitfaktor und speziell dem zeitlich begrenzten Einsatz der Reize eine entscheidende Bedeutung zu. Das Ziel der Therapie wird in der Regel in einer Hebung des allgemeinen Adaptationsniveaus sowie einer Deadaptation zu hochgradig spezialisierter Adaptate und

Trophische Mängel Dystonie	Trophisch-tonisches Gleichgewicht (Eutonie - Eutrophie)	Trophisch-plastisch fixierte Spezialisierung
Allgemeine funktionelle Labilität und Überregbarkeit	Funktionelle Ökonomie und Koordination	Gesteigerte Empfindlichkeit und Anfälligkeit
Verminderte Leistungs- und Widerstandsfähigkeit	Allseitig ausgewogene Leistungs- und Widerstandsfähigkeit	Einseitig übersteigerte Leistungs- und Widerstandsfähigkeit

NORM

Unspezifische Adaptate → Spezifische Adaptate

Steigerung des Adaptationsniveaus

Abb. 39. Schematische Übersicht über die mit einer Verschiebung des Adaptationsniveaus verbundenen Veränderungen. Einzelheiten s. im Text S. 87

adaptiver Fehlleistungen (Dysadaptation) bestehen, um die gekennzeichnete mittlere Ausgewogenheit wiederherzustellen. Diese ist zugleich Norm und funktionelles Optimum (vgl. Hildebrandt 1960, 1961), so daß die Vorgänge der Normalisierung dabei besonders beachtet werden müssen (vgl. S. 146). In Bezug auf den trophischen Zustand der Skelettmuskulatur konnte neuerdings nachgewiesen werden, daß der Organismus im Bereich der Norm (Eutrophie) gegenüber Veränderungen des Adaptationsniveaus besonders resistent ist (Christ u. Mitarb. 1980).

Natürlich zeigt sich dieses therapeutische Ziel auf den verschiedenen Funktionsebenen und in den verschiedenen Systemen in unterschiedlicher Form. So gilt es z. B. im Bereich der immunologischen Leistungen des Organismus, zugleich die allgemeine unspezifische Resistenz zu steigern und die Überempfindlichkeit hoch spezialisierter Adaptate (z. B. bei Allergosen) abzubauen. Die gezielte Entwicklung spezifischer Adaptate kann demgegenüber nur in besonderen Fällen, z. B. bei isolierten Leistungsausfällen einzelner Funktionen und Organe, therapeutisches Ziel einer Adaptationsbehandlung sein.

Auch in diesem Zusammenhang sei noch einmal darauf hingewiesen, daß adaptive Prozesse nicht nur von äußeren adaptogenen Reizen hervorgerufen werden können. Wenn Krankheit allgemein als Adaptationsverlust bzw. Adaptationsstörung charakterisiert werden kann (Grote 1961), schließt die therapeutische Aufgabe auch eine adaptive Harmonisierung durch die innere wechselseitige Beanspruchung der Funktionssysteme mit ein. Hier bestehen zugleich enge Beziehungen zum Phänomen der positiven Kreuzadaptation (vgl. S. 57).

b) Therapeutische Nutzung von Immediatwirkungen

Immediateffekte, die nach ihrem Zeitverhalten als frühe Reaktionsphasen niederer Integrationsstufen des autonomen Systems eingestuft werden müssen (vgl. S. 54), wurden früher häufig nach Art pharmakodynamischer Wirkungen allein zur Erklärung der therapeutischen Erfolge der Bäder- und Klimabehandlung herangezogen.

Im Laufe der Entwicklung moderner Anschauungen über das adaptive Verhalten der Regulationssysteme bei iterativer und chronischer Reizbelastung haben solche Vorstellungen allerdings stark an Bedeutung verloren. So wurde z. B. die blutdrucksenkende Wirkung der CO_2-Bäderkur bei arteriellem Hochdruck unmittelbar aus der im CO_2-Bade selbst eintretenden Blutdrucksenkung abgeleitet, die im wesentlichen durch chemische Direktwirkung auf die Kreislaufperipherie hervorgerufen wird (vgl. Band 2). Dabei wurde nicht berücksichtigt, daß einerseits schon kurz nach dem Bade der Blutdruck über das Ausgangsniveau hinaus erhöht sein kann und zum anderen die blutdrucksenkende Wirkung der folgenden Bäder modifiziert wird. Immerhin fehlt es auch heute noch nicht an Versuchen, den Erfolg einer iterativen Reizbelastung als Summation der kurzzeitigen Immediatwirkungen jeder einzelnen therapeutischen Applikation zu verstehen, ohne die Gesetzmäßigkeiten adaptiver Modifikationen in Betracht zu ziehen. Dadurch werden die quasi-pharmakodynamischen Effekte der Bäder- und Klimatherapie immer noch überwertet (vgl. HILDEBRANDT 1980 c).

Trotzdem können Immediatwirkungen therapeutisch sinnvolle Effekte haben. Dies gilt vor allem für die vorübergehenden Steigerungen der Gewebsdurchblutung, wie sie entweder direkt, z. B. durch lokale Gewebserwärmung und lokal-chemische Reizwirkungen, oder indirekt über konsensuelle Reflexmechanismen erzielt werden können. Auch sekretionssteigernde, sekretolytische, chemisch-osmotische Effekte, mechanische Spülwirkungen und dergleichen können bereits primär durch Immediatreaktionen, d. h. ohne Mitwirkung adaptiver Modifikationen (Sekundärwirkungen) therapeutische Bedeutung besitzen.

Bei den meist kurzen Anwendungszeiten ist die Dauer der Immediatwirkungen in der Regel nur begrenzt, es sind aber positive Folgewirkungen möglich, z. B. durch die vorübergehende Verbesserung der lokalen Stoffwechselverhältnisse, die geeignet sein kann, einen Circulus vitiosus (z. B. die sog. Schmerzspirale) zu durchbrechen, oder durch Entlastung anderer Fehlregulationen. Möglicherweise kommt der vorübergehenden Steigerung der Sauerstoffversorgung in diesem Zusammenhang eine besondere Bedeutung zu (vgl. v. ARDENNE 1970/71, 1983).

Insgesamt muß aber betont werden, daß die Reizanwendungen der Bäder- und Klimaheilkunde wie der meisten Formen der Physikalischen Medizin in der Nutzung ihrer Immediatwirkungen anderen therapeutischen Verfahren meist unterlegen sind, und zwar insbesondere deswegen, weil die Dosierungsgenauigkeit geringer ist. Dafür liegt das Schwergewicht ihrer Möglichkeiten in der Auslösung und Nutzung adaptiver Prozesse. Für diese bieten sich, z. B. schon durch die kontinuierlichen Wirkungsmöglichkeiten eines Kuraufenthaltes, Voraussetzungen an, die durch keine andere Form der Therapie ersetzt werden können.

c) Nutzung spezifischer Adaptate

Wenn man davon ausgeht, daß die Spezialisierung der Leistungssteigerungen erst im späteren Verlauf adaptiver Prozesse zunimmt, daß die Kurbehandlung mit ortsgebundenen Reizen immer nur einen zeitlich recht begrenzten Abschnitt darstellt, und daß die adaptogene Reizkonstellation der Kur stets sehr komplexer Natur ist, so ist zu erwarten, daß die Ausbildung hochspezifischer Adaptate nur in sehr begrenztem Umfange sinnvoll genutzt werden kann. Sie kommt in erster Linie dort in Betracht, wo isolierte Unterfunktions- und Schwächezustände von Organen vorliegen. Wesentliche Überschreitungen der normalen Funktionskapazität (vgl. dazu Abb. 39, S. 88) erscheinen als Behandlungsziel allerdings sinnlos, wenn nicht zugleich eine fortdauernde erhöhte Beanspruchung nach Abschluß der Kurbehandlung gewährleistet werden kann (vgl. Baier u. Rompel-Pürckhauer 1980). Häufig stellt aber die erreichte Steigerung der Leistungsfähigkeit im täglichen Leben die Voraussetzung dafür her, daß die adaptiv gesteigerte Funktionskapazität auch genutzt und dadurch erhalten bleibt bzw. weiterentwickelt wird. Bei der therapeutischen Ausbildung spezifischer Adaptate wird es in der Regel auf eine trophisch-plastische Fixierung des Ergebnisses ankommen, so daß u. U. recht langfristige adaptogene Reizbelastungen erforderlich werden können.

Unter diesen Gesichtspunkten kommt eine therapeutische Nutzung spezifischer Adaptate z. B. in folgenden Fällen in Betracht: Muskelkrafttraining bei pathologischer Muskelschwäche, wie etwa in der Verletzungsnachbehandlung; Ausdauertraining bei gleichzeitiger Hebung der Bewegungsfreude und Sicherstellung entsprechend gesteigerter Beanspruchung nach der Kur. Aber auch bei solchen mehr oder weniger gezielten therapeutischen Adaptationsprozessen können die Mitreaktionen und positiven Kreuzeffekte anderer Systeme vorteilhaft sein. So verändern z. B. die für Kälteadaptation spezifischen Änderungen der Haut- und Schleimhautdurchblutung und ihrer Reaktionsweise die Entwicklungsbedingungen für Infektionserreger. Im Rahmen der üblichen Kurbehandlungsdauer ist jedenfalls kaum zu befürchten, daß die gezielte Auslösung spezifischer Adaptate bereits die günstigen Allgemeinwirkungen der Adaptationstherapie gefährdet und zur Anfälligkeit durch Spezialisierung führt.

d) Therapeutische Nutzung von Deadaptationen

Der Entzug eines adaptogenen Reizes ist in der Praxis meist mit der gleichzeitigen Applikation neuer oder veränderter Reizbelastungen verbunden, so daß es schwierig ist, die isolierte (spezifische) Deadaptation als Folge des Reizentzuges zu kontrollieren. Die Wechselwirkung adaptiver und deadaptiver Prozesse im selben Organismus ist bisher nicht hinreichend erforscht. Die vorliegenden experimentellen Ergebnisse belegen, daß die Kinetik der Adaptatrückbildung in der Regel eine andere ist als die der Ausbildung (Adolph 1964). Man darf zwar voraussetzen, daß z. B. die toleranzsteigernden Adaptate sich wesentlich schneller zurückbilden als kapazitätssteigernde Adaptate, sie könnten aber bei Entzug eines einzelnen adaptogenen Reizes durch positive Kreuzeffekte anderer Reize an der deadaptiven Rückbildung gehindert werden.

Es ist eine wichtige Frage, inwieweit sich eine therapeutische Deadaptation so gestalten läßt, daß gleichzeitig mit der Rückbildung spezifischer Adaptate unspezifische Mechanismen verstärkt werden und an ihre Stelle treten. Insbesondere im Bereich der immunologischen Adaptationen ist dieses Prinzip der Desensibilisierung von Bedeutung. Es muß aber geprüft werden, ob sich dieses Prinzip der spezifischen Deadaptation unter dem Schutz einer wachsenden unspezifischen Resistenz verallgemeinern läßt. Dies würde bedeuten, daß man Schonung als therapeutisches Prinzip immer nur partiell und gezielt einsetzen und zugleich andersartige, möglichst breite adaptogene Reizbelastungen zur Ausbildung toleranzsteigernder Mechanismen verordnen sollte. Es ist auffallend, daß ein solches Vorgehen bei der Kurbehandlung mit ihrer typischen Konstellation von Reiz- und Schonfaktoren mit kontinuierlicher und intermittierender Applikation bereits verwirklicht wird (vgl. dazu Abb. 41, S. 110), wenn auch unsere Kenntnisse über die wechselseitigen Einflüsse noch ganz unzureichend sind.

Von besonderer Bedeutung ist der therapeutische Einsatz von Deadaptationen durch gezielte Schonung in Fällen, wo vorhergehende Reizbelastungen zu Störungen des Adaptationsprozesses, zu fixierten Dysadaptationen und zu Adaptationskrankheiten geführt haben (vgl. dazu JUNGMANN 1969). Auch hier fehlen experimentelle Grundlagen, um entscheiden zu können, ob die Rückbildung von Dysadaptationen durch gleichzeitige Auslösung neuer adaptiver Prozesse gefördert oder erschwert wird. Dies gilt auch für psycho-soziale Adaptationsstörungen, Suchtkranke u. a. m, besonders aber auch für die Folgen der heute so häufigen einseitigen Überlastungsschäden am Arbeitsplatz.

Im übrigen ist die Einleitung deadaptiver Vorgänge stets ein besonders verantwortungsvoller Vorgang. Dafür sprechen z. B. die umfassenden Folgen, die von einer so einfach erscheinenden adaptationstherapeutischen Maßnahme wie der Bettruhe ausgehen können (Lit.-Übersicht s. JUNGMANN 1969). Nach 3-wöchiger Bettruhe vermindert sich die zirkulierende Blutmenge um 10%, die Blutplasmamenge sogar um 15%, während das Herzvolumen um 17% abnimmt (TAYLOR u. Mitarb. 1945, 1949); hinzu kommen die bereits nach wenigen Tagen einsetzenden beträchtlichen Kalziumverluste aus den Knochen. Bei Ruhigstellung der Skelettmuskulatur beträgt die wöchentliche Maximalkraftreduktion im Durchschnitt 15% (Lit.-Übers. s. HETTINGER 1972).

Die Schonfaktoren des Kurortes (z. B. Luftreinheit, Lärmarmut, Fehlen von Zeitdruck und arbeitsplatzspezifischen Belastungen) werden zumeist nur im Sinne einer entlastenden Ausschaltung von Störgrößen gewertet. Der Gesichtspunkt, daß ihre zeitweilige Eliminierung deadaptive Vorgänge nach sich zieht, die bei der Rückkehr ins alte Milieu erneut umgekehrt werden und u. U. eine Readaptation unter ungünstigeren Voraussetzungen erfordern, wird bisher weniger beachtet. Insbesondere bei Nacht- und Schichtarbeitern ist diese Problematik nicht zu übersehen, zumal festgestellt wurde, daß der Kurverlauf hier Besonderheiten aufweist (BAIER 1975). Auf die weitreichende Problematik der sog. Rückkehreffekte wird an anderer Stelle näher eingegangen (vgl. S. 136). Es ist anzunehmen, daß auch in der Auseinandersetzung des Organismus mit den zahlreichen toxischen und pathogenen Faktoren des Lebens in der Industriegesellschaft adaptive Toleranzsteigerungen eine wichtige Rolle spielen, deren nur vorübergehende Deadaptation von zweifelhaftem Wert sein kann (vgl. HILDEBRANDT u. HENSEL 1982). Dies gilt im Prinzip auch für den vorübergehenden Entzug von Genußgiften, wie er häufig im Rahmen der Kurortbehandlung angestrebt wird (vgl. KLEINERT 1974). Als Grundregel muß jedenfalls gelten, daß therapeutische Deadaptationen nach Möglichkeit mit einer dauerhaften Ausschaltung der spezifischen adaptogenen Belastungen verbunden werden sollten.

e) Unspezifische Adaptation und positive Kreuzadaptation

Bei der therapeutischen Nutzung adaptiver Prozesse kommt dem Bereich der funktionellen, noch wenig spezifischen Adaptate sowie den trophischen Modifikationen die vorrangige Bedeutung zu (vgl. dazu Tabelle 10, S. 53). Dies besagt einerseits, daß die adaptogenen Reizbelastungen so gestaltet werden müssen, daß die adaptiven Reaktionen noch vorwiegend im funktionell-trophischen Stadium bleiben, und andererseits, daß infolge der dabei noch häufigen positiven Kreuzeffekte den therapeutischen Reizbelastungen ein erheblicher unspezifischer Wirkungsanteil zukommt. Daß die zeitliche Reizanordnung neben der Reizmodalität dabei eine wichtige Rolle spielt, wurde bereits ausgeführt (vgl. S. 79).

Die durch noch unspezifische Adaptate erzielbare Leistungs- und Resistenzsteigerung beruht in erster Linie auf einer Verbesserung und Ökonomisierung der autonomen Regulationen. Grundlage dafür ist eine Verminderung der Erregbarkeit des sympathiko-adrenalen Systems. Eine solche Absenkung des unspezifischen Aktivierungsniveaus, die den Schwellenabstand zur hormonalen Generalisation vergrößert (vgl. Abb. 33, S. 77), ist als unspezifische Folge systematischer Reizbelastungen in Tierversuchen mehrfach belegt (Lit.-Übersicht s. BRÜCK 1969; PETER 1971). Auch in fortgeschrittenen Adaptationsstadien, z. B. unter Kältebelastung, kann die Abschwächung der unspezifischen Mitaktivierung noch eine dominierende Rolle spielen (PFLEIDERER 1964; vgl. auch HARTLEY u. Mitarb. 1972 a, b).

Neuere Untersuchungen von HAUSS u. Mitarb. (1968) haben gezeigt, daß auch die unspezifische Mesenchymreaktion, die ein allgemeines pathogenetisches Prinzip darstellt und durch verschiedene Belastungen ausgelöst wird, durch unterschiedliche adaptogene Reizbelastungen gedämpft werden kann. Hier dürfte sich ein weiterer grundlegender Aspekt der unspezifischen Adaptationen als therapeutisches Instrument eröffnen. Auch die Streß-Ulcus-Bildung kann nach neueren tierexperimentellen Erfahrungen durch unspezifische adaptogene Reizbelastungen verhindert werden (LORENZ u. Mitarb. 1975).

Die adaptiven Veränderungen auf zellulärer Ebene bieten gleichfalls die Möglichkeit positiver Kreuzeffekte bzw. unspezifischer Resistenzsteigerungen. So fand BARBASHOWA (1960), daß Gewebe von an Sauerstoffmangel adaptierten Tieren nicht nur gegenüber Faktoren, die den oxydativen Stoffwechsel hemmen, resistenter sind, sondern auch gegenüber einer ganzen Reihe weiterer Faktoren. Eine solche unspezifische Steigerung der Zellresistenz soll auf erhöhter Resistenz der Proteinstrukturen sowie auf einer Verbesserung der Regulationsleistungen beruhen, wobei adaptive Enzym-Induktionen eine wesentliche Rolle spielen. Auch nach Kälte- und Hitzeadaptation wurden unspezifische Resistenzzunahmen des Gewebes nachgewiesen (Lit.-Übersicht s. BARBASHOWA 1964; PETER 1971).

Angesichts der großen Bedeutung, die eine allgemeine Steigerung der Regulationsleistungen sowohl für die adäquate Beantwortung äußerer Reizbelastungen als auch für die Neuordnung des inneren Milieus haben muß, ist die Auslösung einer adaptiven unspezifischen Toleranzsteigerung (im Sinne der „Abhärtung") auch besonders für präventive Zwecke empfohlen worden (BRÜCK 1969; FRANKE 1973).

Naturgemäß zeigt sich eine Verbesserung der Regulationen auch in einer strengeren Einstellung der Funktionsgrößen auf den Normalbereich sowie in einer verbesserten Koordination an. Diese sog. Normalisierung als Folge adaptiver Regulationsverbesserung ist aber nur eine der möglichen Ursachen einer Normalisierung (Einzelheiten s. S. 146). Eine andere besteht darin, daß Funktionsgrößen, die unter der Reizbelastung zunächst kompensatorisch ausgelenkt wurden, im Laufe der Adaptatsequenz (vgl. S. 54) entlastet werden und daher zur normalen Ruhelage zurückkehren. In der Regel dürften beide Mechanismen zusammenwirken, so daß in jedem Falle Normalisierungsvorgänge wichtige funktionelle Indikatoren für das Fortschreiten adaptiver Modifikationen darstellen.

Von den zahlreichen positiven Kreuzadaptationen, wie sie heute vor allem für körperliches Training und thermische Reizbelastungen nachgewiesen sind, interessieren die Mitreaktionen des Immunsystems und die Beeinflussung der gesamten Abwehrlage des Organismus in besonderem Maße. So wurden z. B. im Tierversuch nach Adaptation an Kälte und Sauerstoffmangel sowie nach körperlichem Training Steigerungen der Infektresistenz beobachtet (Lit.-Übersichten s. BRÜCK 1969; PETER 1971). Obwohl bei Mäusen, die nach Adaptation an 4000 m Höhe eine gesteigerte Resistenz gegen Virusinfektion erworben hatten, Zunahmen einer bestimmten Globulinfraktion beobachtet wurden, setzen solche Effekte keineswegs eine Beeinflussung spezifischer Immunleistungen voraus. Sie können vielmehr auch durch Steigerung der unspezifischen Resistenz, durch Abschwächung der sympathikoadrenalen Mitreaktionen oder durch adaptive Durchblutungsänderungen hervorgerufen sein. Aber auch spezifische Immunreaktionen können durch unspezifische Reize verstärkt oder wieder aufgefrischt werden (unspezifische anamnestische Reaktion) (BIELING 1956).

Von großer praktischer Bedeutung ist die adaptive Beeinflussung hyperergischer und allergischer Reaktionsweisen. Schon die Tatsache, daß eine Aktivierung der Nebennierenrindenfunktion Bestandteil jeder generalisierten adaptiven Reaktion ist (vgl. SAYERS 1950), läßt unspezifische desensibilisierende Effekte erwarten. Weitere Kreuzeffekte können über die Mediatoren der Immunreaktionen (Histamin, Komplementsystem u. a.) oder durch Resistenzsteigerungen auf Gewebs- und Zellebene zustandekommen. Die experimentell mögliche Unterdrückung spezifischer Immunantworten durch Überwärmung und Hypoxie dürfte allerdings auch auf Immediatwirkungen zurückzuführen sein (Lit.-Übersichten s. SCHMIDT 1975; PETER 1971).

Obwohl systematische und vor allem auch vergleichende Untersuchungen noch ausstehen, liegen genügend Belege dafür vor, daß die adaptogene Reizkonstellation bei Bäder- und Klimakuren im Prinzip geeignet ist, unspezifische und im Sinne positiver Kreuzeffekte wirksame Verbesserungen von Resistenz, Leistungsfähigkeit und Reaktivität der körpereigenen Abwehr hervorzurufen. Allerdings handelt es sich dabei überwiegend um schon ältere Untersuchungen, bei denen Veränderungen von Phagozytosefähigkeit, Opsonin- und Antikörpertiter, Properdingehalt, Histamingehalt, Komplementgehalt u. a. bei Mineral- und Peloidbädern, Trinkkuren sowie bei See- und Gebirgsklimakuren nachgewiesen wurden (Lit.-Übersichten s. PFANNENSTIEL 1953; JUNGMANN 1962; PETER 1971) (vgl. dazu auch S. 172).

Das häufig genannte Beispiel einer positiven therapeutischen Kreuzadaptation, wonach Liegekuren im Seeklima zu einer Steigerung von Muskelkraft und Muskeltrophik führen („training en repos") (vgl. HAEBERLIN u. GOETERS 1954; JUNGMANN 1962), erfährt durch neuere experimentelle Erfahrungen über die trophische Funktion der vegetativen Muskelinnervation eine interessante Beleuchtung (MENDEZ u.

Mitarb. 1970) und braucht nicht etwa auf unbemerkt vermehrte Spannungsreize zurückgeführt zu werden (vgl. ROSEMANN 1982; SORGE 1982).

Von besonderer Bedeutung ist schließlich die Frage, inwieweit therapeutisch eingeleitete adaptive Prozesse nicht nur die Resistenz gegenüber anderen Reizbelastungen steigern, sondern darüber hinaus auch die spezifische Adaptationsfähigkeit steigern können. Nach Ansicht von BRÜCK (1969) kann bereits ein Organismus, dessen überschießende Erregbarkeit des vegetativ-hormonalen Systems durch unspezifische Adaptation gedämpft wurde, als „geübt in Anpassung" angesehen werden. Seine Fähigkeit auch zu spezifischer Anpassung sei dadurch erhöht, daß die Gefahr blockierender Effekte auf die spezifische Adaptatbildung durch einen „systemic stress" (vgl. S. 51) geringer sei.

Bis zu welchem Grade darüber hinaus spezifische Adaptate einen Beitrag zur allgemeinen Adaptationskapazität leisten können, scheint derzeit noch nicht genügend geklärt. Sicherlich bestehen erhebliche Unterschiede in Abhängigkeit von der Natur des adaptogenen Reizes. Sowohl für die Stabilität des Behandlungseffektes als auch im Hinblick auf die präventive Bedeutung muß der Wert einer Adaptationstherapie nicht nur an der Steigerung des Adaptationsniveaus, sondern auch an der Zunahme der Adaptationskapazität gemessen werden (vgl. HILDEBRANDT 1976).

9. Spezifität und Unspezifität therapeutischer Reaktionen

a) Spezifische und unspezifische Reize

In der Literatur wird die Auslösung spezifischer und unspezifischer Wirkungen häufig auf die Anwendung sog. spezifischer und unspezifischer Reize zurückgeführt. Dabei werden unter unspezifischen Reizen (oder: allgemeinen Reizen; BENCZÚR 1939) solche verstanden, die entweder keine spezifischen Rezeptoren im Organismus vorfinden oder mehrere Klassen von Rezeptoren zugleich erregen können („komplexe Reize"). Gerade für die Bäder- und Klimakurbehandlung ist eine komplexe Reizkonstellation mit gleichzeitiger Einwirkung zahlreicher verschiedener Reizqualitäten (sog. Reiz-Akkord; vgl. S. 109) charakteristisch.

Andererseits wird auch die räumliche Ausdehnung einer Reizeinwirkung als Kriterium der Spezifität angesehen. Lokal begrenzte Reize gelten eher als spezifische, ausgedehnte Reize als unspezifische oder allgemeine Reize. Besonders bei thermischen und mechanischen Reizen ist eine solche Differenzierung gebräuchlich. Da aber räumliche Ausdehnung eines Reizes in der Regel die Reizstärke erhöht, kann hier Spezifität oder Unspezifität vornehmlich eine Frage der Reizintensität sein (vgl. S. 7), wobei auch die Reizdauer mitbestimmend werden kann.

Letzten Endes bestimmen aber weder die qualitativen noch die quantitativen Eigenschaften der Reize Spezifität oder Unspezifität, vielmehr entscheidet darüber erst die Charakteristik der Reaktionen. Dabei spielen individuelle Reagibilität, Adaptationsniveau und -kapazität eine wichtige Rolle. So bestehen z. B. beträchtliche interindividuelle Unterschiede darin, bei welcher Reizintensität es zur unspezifischen Miterregung des nociceptiven Systems kommt oder wann ein Reiz zum unspezifischen Stressor wird und eine hormonale Generalisation der unspezifischen Mitaktivierung auslöst oder gar zum „systemic stress" führt (vgl. S. 51). Eine sinnvolle Beurteilung von Spezifität und Unspezifität kann daher nur nach Maßgabe der Reaktionen erfolgen. HOFF (1930) hat bereits mit Recht den Reizbegriff für unbrauchbar zur Differenzierung spezifischer und unspezifischer Therapieverfahren erklärt. Dies gilt, wie die notwendige Unterscheidung von spezifischen und Nebenwirkungen zeigt, auch für den Bereich der pharmakologischen Therapie.

b) Spezifische und unspezifische Reaktionsanteile

Die Analyse der Reaktionsstruktur hat ergeben, daß jede Reaktion der Tendenz nach spezifische und unspezifische Anteile enthält. Die Entscheidung darüber, ob eine therapeutische Reaktion als spezifisch oder unspezifisch angesehen werden kann, ist daher nur in dem Sinne möglich, inwieweit die spezifischen oder unspezifischen Reaktionsanteile überwiegen und die Dynamik der Reaktion bestimmen. Dabei ist zu berücksichtigen, daß die Dominanz spezifischer und unspezifischer Merkmale im Reaktionsverlauf Änderungen unterliegt und schon infolge der phasisch-periodischen Zeitstruktur im zeitlichen Nacheinander wechseln kann (vgl. dazu S. 73).

Der *unspezifische Anteil* einer Reaktion entspricht jeweils der Antwort des Systems der unspezifischen Aktivierung, des sympathiko-adrenalen Systems. Diese ist abhängig vom Umfang der reizbedingten Störung und maßgebend für die Dimensionierung der Kompensationsleistungen der Regeleinrichtungen, indem die Aktivierung diejenige Stufe der Generalisation erreicht, die für die Einschaltung der jeweils erforderlichen Organisationsebene des autonomen Systems geeignet ist. Zugleich steigert sie die Empfindlichkeit der kompensierenden Funktionskreise. Der unspezifische Reaktionsanteil stellt somit die eigentliche Triebkraft der Reaktionen dar und gestaltet die Reaktionsdynamik, indem er die Größenordnung der aktivierten Kompensationsleistungen bestimmt. Die reziprok-alternierende Funktionsweise des unspezifischen Aktivierungssystems stellt dabei sicher, daß jeder Phase mit irradiierender Expansion der unspezifischen Aktivierung eine Phase mit überwiegender spezifischer Kompensation und entsprechender Eindämmung der Erregung folgt. Die Phasendauer (Periodendauer) dieses Alternierens wird davon bestimmt, auf welcher Stufe der hierarchischen Organisation des autonomen Systems und mit welchen Zeitkonstanten der reagierenden Funktionskreise die Kompensation gelingt.

Der *spezifische Anteil* einer Reaktion entspricht der Kompensationsleistung der Regeleinrichtungen, gleichgültig auf welcher Stufe der autonomen Organisation diese gesteuert wird. Der spezifische Anteil kann also sowohl akut gegenregulatorischen Charakter haben als auch adaptive Modifikationen umfassen, wobei allerdings der Zeitbedarf und damit die Phasendauer charakteristische Unterschiede aufweisen (vgl. S. 52). Der spezifische Reaktionsanteil wirkt demnach infolge seiner Kompensationsleistungen eindämmend auf den Störungsumfang und daher dämpfend auf den unspezifischen Reaktionsanteil. Die unspezifische Aktivierung wirkt dieser Tendenz aber entgegen, indem sie die spezifisch reagierenden Systeme aus-

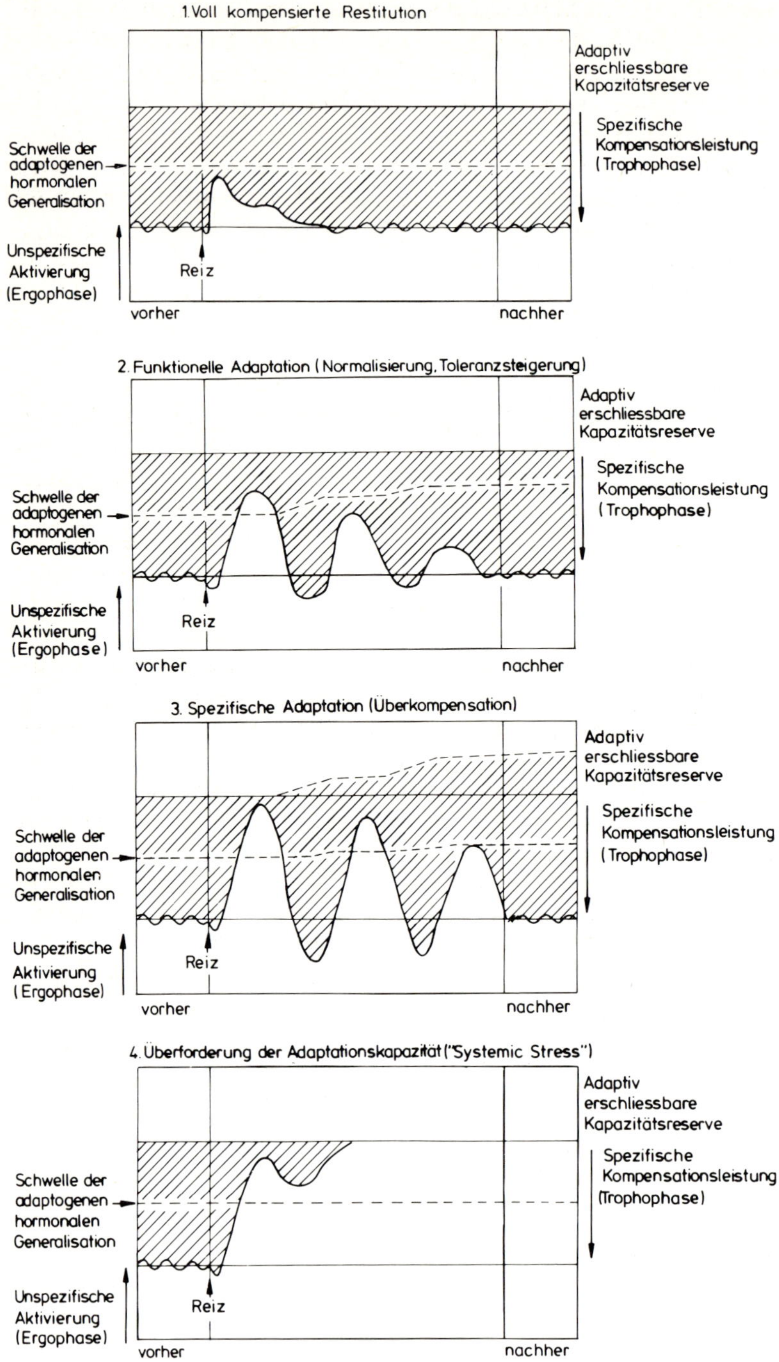

Abb. 40. Beispiele unterschiedlicher Reaktionsdynamik. (Erläuterungen s. im Text S. 97)

weitet und zu umfassenderen Mitreaktionen einzuschalten versucht. Auf die übliche regeltheoretische Interpretation beider Tendenzen (vgl. DRISCHEL 1973) soll hier nicht im einzelnen eingegangen werden, zumal diese die Auswirkung adaptiver Modifikationen im Reaktionsverlauf selbst nicht berücksichtigt.

Im alternierenden Wechselspiel zwischen unspezifischen und spezifischen Reaktionsanteilen überwiegt zu Beginn der Reaktion jeweils der unspezifische Anteil, er wird aber im Laufe der zunehmenden Kompensationsleistungen fortschreitend zurückgedrängt, bis die Reaktion gedämpft abgeklungen ist. Je nach der Leistungsfähigkeit bzw. Leistungssteigerung der spezifisch kompensierenden Systeme kommen daher bei einer bestimmten Störungsgröße Reaktionsverläufe von unterschiedlicher Dynamik vor. Dabei kommt die Spezifität der Reaktion im Dämpfungsgrad zum Ausdruck.

In *Abb. 40* sind für vier Beispiele schematisch Reaktionsverläufe mit unterschiedlichem Verhältnis der spezifischen und unspezifischen Anteile dargestellt:

In *Beispiel 1* ist die unspezifische Aktivierung gering und bleibt unter der Schwelle der hormonalen Generalisation (vgl. S. 74). Dadurch bleibt die Reaktion in ihrem Umfang begrenzt und wird von den spezifischen Kompensationsleistungen schnell und mit kurzer Periodendauer zum Abklingen gebracht. Danach ist eine völlige Wiederherstellung der Ausgangsverhältnisse zu beobachten. Eine solche Reaktionsform wäre als überwiegend spezifische Reaktion anzusprechen.

Im *Beispiel 2* überschreitet die initiale unspezifische Aktivierung die Schwelle zur hormonalen Generalisation, wodurch die spezifischen Kompensationsleistungen adaptive Steigerungen erfahren. Die auf höherer Integrationsstufe organisierte Reaktion verläuft mit größerer Periodendauer. Bei adaptiven Modifikationen im Sinne einer funktionellen Adaptation kommt es vorwiegend zu einer Anhebung der Schwelle zur hormonalen Generalisation, wodurch eine allgemeine Steigerung der Funktionsökonomie mit Normalisierung erreicht wird. Die Kompensationskapazität wird dabei nicht über den Normbereich hinaus ausgeweitet.

Im *Beispiel 3* steht als adaptive Antwort auf die wiederholte Überschreitung der Grenze zur hormonalen Generalisation die trophisch-plastische Ausweitung der Kompensationskapazität im Vordergrund, weil die hormonale Stimulation infolge geringen Anstieges der Toleranzgrenze bzw. geringer abnehmender unspezifischer Aktivierung bei jeder ergophasischen Auslenkung wiederholt wird. Am Ende der Reaktion steht daher eine gesteigerte spezifische Kompensationskapazität (Überkompensation).

Im *Beispiel 4* kann schließlich die unspezifische Aktivierung trotz hormonaler Generalisation infolge unzureichender Kompensationsleistung nicht mehr gedämpft werden. Dies entspricht dem Eintreten eines „systemic stress", wobei keine Trophophase zustandekommt, in welcher die adaptiven Prozesse eine hinreichende Stärke erreichen könnten. Bei einer solchen Überforderung der Adaptationskapazität muß es zu einer Erschöpfung der Systeme kommen. Dieser Typ der Reaktion wäre als überwiegend unspezifisch anzusprechen, während die vorangehenden Beispiele nur anfangs ein Überwiegen der unspezifischen Reaktionsanteile aufweisen und im späteren Verlauf das Gleichgewicht mit der spezifischen Kompensationsleistung wiederherstellen oder es sogar zugunsten der spezifischen Kapazität adaptiv verschieben.

Letzten Endes ist die Frage, ob eine therapeutische Reaktion spezifischen oder unspezifischen Charakter hat, abhängig von Grad und Umfang der unspezifischen Mitaktivierung und ihrem Verhältnis zur Kapazität der Kompensationsleistungen sowie deren adaptiver Steigerungsmöglichkeit.

Pharmakodynamische Wirkungen können in dem Sinne spezifisch genannt werden, als sie eine unspezifische Mitaktivierung nach Möglichkeit vermeiden und unmittelbare Eingriffe in die spezifischen Funktionskreise darstellen, wo sie verstellend wirken. Die meist unvermeidbare unspezifische Mitaktivierung wird dabei als Nebenwirkung deklariert (vgl. KÖNIGER 1929).

Therapeutische Verfahren, die in erster Linie auf adaptive Modifikationen zielen und diese therapeutisch nutzen wollen, müssen daher zumindest initial einen hohen unspezifischen Reaktionsanteil erreichen. Dabei sind allerdings nicht extrem hohe Reizstärken erforderlich, um adaptive Antworten der höheren Integrationsstufen des autonomen Systems auszulösen, vielmehr sind dazu eher die für Kurbehandlungen charakteristischen Reizserien und kontinuierlichen Reizbelastungen geeignet (vgl. dazu S. 109).

10. Literatur zu den Kapiteln I und II

ADOLPH EF (1956) General and specific characteristics of physiological adaptations. Amer J Physiol 184: 18–28

ADOLPH EF (1964) Perspectives of adaptation: Some general properties. In: DILL DB et al (Eds) Adaptation to the Environment. Handbook of Physiology, Section 4. American Physiological Society, Washington DC pp 27–36

ADOLPH EF (1972) Some general Concepts of Physiological Adaptations. In: YOUSEF MK, HORVATH SM, BULLARD RW (Eds): Physiological Adaptations. Desert and Mountain. Academic Press, New York - London: pp 1–7

AMELUNG W, EVERS A (Hrsg) (1962) Handbuch der Bäder- und Klimaheilkunde. Schattauer, Stuttgart

ARDENNE M von (1970/71) Krebs-Mehrschritt-Therapie. 2. Aufl. Verlag Volk und Gesundheit, Berlin

ARDENNE M von (1983) Sauerstoff-Mehrschritt-Therapie. 3. Auflage. Thieme-Verlag, Stuttgart - New York

ASCHOFF J (1959) Zeitliche Strukturen biologischer Vorgänge. Nova Acta Leopoldina 21, Nr 143: 147–177

AUERSPERG A Prinz (1963) Schmerz und Schmerzhaftigkeit. Springer, Berlin - Göttingen - Heidelberg

BAIER H (1975) Persönliche Mitteilung

BAIER H, ROMPEL-PÜRCKHAUER Chr (1980) Die langzeitige physiologische Adaptation durch aktivierende Kurbehandlung. Z angew Bäder- u Klimaheilk 27: 43–50

BAIER H, FRIEDRICH D, HILDEBRANDT G (1974) Zur Frage der reaktiven Periodik im Kurverlauf. Z angew Bäder- u Klimaheilk 21: 97–103

BAJUSZ E (1955) Über Balneo- und Klimatoreaktionen der Muskeln. Angaben zum Problem der organismischen Verteidigungsregulation. Arch phys Ther (Leipzig) 7: 333–356

BAJUSZ E (1969) Physiology and Pathology of Adaptation. Pergamon Press, Oxford - London - Edinbourgh

BARBASHOVA ZI (1960) (russ) cit b BARBASHOVA 1964

BARBASHOVA ZI (1964) Cellular Level of Adaptation. In: DILL DB et al (Eds) Adaptation to the Environment. Handbook of Physiology, Section 4, American Physiological Society, Washington DC, pp 37–54

BÉKÉSY G von (1970) Physiologie der Sinneswahrnehmung. Wilh Goldmann Verlag, München

BENCZÚR G (1939) Etwas über das Wesen und die Dauer der Thermalkuren und über Thermalmüdigkeit. Balneologe 6: 511–514

BESTEHORN HP (1980) Tagesrhythmische Schwankungen der Reagibilität beim Zigarettenrauchen. Med Inaug-Diss Marburg/Lahn

BESTEHORN HP, HILDEBRANDT G, STREMPEL H (1977) Tagesrhythmische Schwankungen der unspezifischen Reagibilität und adaptiven Kapazität beim Menschen. Z Phys Med 6: 32–33

BETHE A (1952) Allgemeine Physiologie. Springer-Verlag, Berlin – Göttingen – Heidelberg

BIELING R (1956) Resistenz und Immunität. In: BÜCHNER F, LETTERER E, ROULET F (Hrsg) Handbuch der allgemeinen Pathologie. Band VII: Reaktionen. Teil 1: Entzündung und Immunität. Hrsg: BIELING R, EHRLICH W, LETTERER E, ROULET F. Springer-Verlag, Berlin – Göttingen – Heidelberg, S 601–673

BLEICHERT A, BEHLING KB, KITZING J, SCARPERI M, SCARPERI S (1972) Antriebe und effektorische Maßnahmen der Thermoregulation bei Ruhe und während körperlicher Arbeit. IV. Ein analoges Modell der Thermoregulation bei Ruhe und Arbeit. Int Z angew Physiol 30: 193–206

BRÜCK K (1964) Physiologische Grundlagen der Abhärtung. Arch phys Ther (Leipzig) 16: 7–22

BRÜCK K (1969) Physiologische Aspekte der Anpassung. Arch Phys Ther (Leipzig) 21: 217–224

BRÜCK K (1972) Physiologische Grundlagen der Anpassung. Med Monatsschrift 26: 350–356

BRÜCK K (1973) Nervous and hormonal factors in temperature regulation (VI). Long-term thermal adaptation (VIII). In: PRECHT H, CHRISTOPHERSEN J, HENSEL H, LARCHER W (Eds) Temperature and Life (Homeothermic Organisms). Springer-Verlag, Berlin – Heidelberg – New York pp 565–592 and 617–650

BRÜCK K, WÜNNENBERG W, GALLMEIER H, ZIEHM B (1970) Shift of Threshold Temperature for Shivering and Heat Polypnea as a Mode of Thermal Adaptation. Pflügers Arch ges Physiol 321: 159–172

TEN BRUGGENCATE G (1971) Allgemeine Sinnesphysiologie. In: GAUER-KRAMER-JUNG (Hrsg) Physiologie des Menschen. Band 10: Allgemeine Neurophysiologie. Urban & Schwarzenberg, München – Berlin – Wien, S 171–194

BURKHARDT D (1960) Die Eigenschaften und Funktionstypen der Sinnesorgane. Ergebn Biol 22: 226–267

BUYTENDIJK F (1967) Prolegomena einer anthropologischen Physiologie. Otto Müller-Verlag, Salzburg

BYKOW KM (Hrsg) (1954) Studien über periodische Veränderungen physiologischer Funktionen des Organismus. Akademie-Verlag, Berlin

CABANAC M (1971) Physiological Role of Pleasure. Science 173: 1103–1107

CABANAC M (1979) Sensory pleasure. Quart Rev Biol 54: 1–19

CABANAC M, HILDEBRANDT G, MASSONET B, STREMPEL H (1976) Behavioural study of the nycthemeral cycle of temperature regulation in man. J Physiol (London) 257: 275–291

CANNON WB (1928) Die Notfallsfunktion des sympathicoadrenalen Systems. Ergebn Physiol 27: 380–406

CANNON WB (1939) The Wisdom of the Body. Revised and enlarged Edition. WW Norton & Comp, Inc Publishers New York

CHRIST G, ROHRBACH H, HILDEBRANDT G, KRIEBEL R (1980) Untersuchungen über die Beeinflussung der Inaktivitätsatrophie der Skelettmuskulatur durch isometrisches Krafttraining, Vortraining und kontralaterales Training. In: NOWACKI PE, BÖHMER D (Hrsg) Sportmedizin – Aufgaben und Bedeutung für den Menschen unserer Zeit. Thieme, Stuttgart – New York 1980, S 200–205

CHRISTOPHERSEN J (1973) Basic Aspects of Temperature Action on Microorganisms. In: PRECHT H, CHRISTOPHERSEN J, HENSEL H, LARCHER W (Hrsg) Temperatur and Life. Springer-Verlag, Berlin – Heidelberg – New York, pp 3–59

CRAMER JL (1959) Periodicities underlying mental illnesses. Reports VII. Conf Soc Biol Rhythm incl Basimetry. Panminerva Medica, Torino 1962, S 35. Brit Med Journ 545–549

DAVENPORT HW (1971) Physiologie der Verdauung. Eine Einführung. FK Schattauer Verlag, Stuttgart – New York

DAVIS TRA (1961) Chamber cold acclimatization in man. J Appl Physiol 16: 1011–1015

DÉRÉR L (1956) Concealed macroperiodicity in the reactions of the human organism. Rev Czechoslovak Med 2: 4

DICKMEIER L (1964) Die biologische Regelung in der Physiotherapie. Arch phys Ther (Leipzig) 16: 171–181

Dill DB, Adolph EF, Wilber CG (Eds) Adaptation to the Environment. Handbook of Physiology, Section 4. American Physiological Society, Washington DC
Drischel H (1973) Einführung in die Biokybernetik. Akademie-Verlag, Berlin
Ebbecke U (1944) Über Reflexempfindungen, insbesondere Kitzel- und Juckempfindungen. Pflügers Arch ges Physiol 248: 220–243
Ebbecke U (1948) Schüttelfrost in Kälte, Fieber und Affekt. Klin Wschr 26: 609–613
Ebbecke U (1959) Physiologie des Bewußtseins in entwicklungsgeschichtlicher Betrachtung. Georg Thieme-Verlag, Stuttgart
Eccles JC (1971) Physiologie der Nervenzelle und ihrer Synapsen. In: Gauer – Kramer – Jung (Hrsg) Physiologie des Menschen Band 10: Allgemeine Neurophysiologie. Urban & Schwarzenberg, S 107–148
Engelhardt G (1957) Die Bedeutung des vegetativen Nervensystems für die Antikörperbildung und den anaphylaktischen Schock. Dtsch med Wschr 82: 658–660
Fetz F (1974) Mentales Training. Z angew Bäder- u Klimaheilk 21: 286–292
Folkard S (1981) Shiftwork and Performance. In: Johnson LC, Tepas DI, Colquhoun WP, Colligan MJ (Eds) Biological Rhythms, Sleep and Shift Work. MTP Press limited, Falcon House, Lancaster, England, pp 283–305
Franke K (1960) Untersuchungen über die Abhärtung durch kleine hydrotherapeutische Reize und ihren Nachweis. Arch phys Ther (Leipzig) 12: 241–244
Franke K (1973) Moderne Abhärtungsprobleme. Das Wissenschaftliche Taschenbuch, Abtlg. Medizin. Wilhelm Goldmann Verlag, München
Fruhstorfer H (1971) Habituation and dishabituation of the human vertex response. Electroenceph clin Neurophysiol 30: 306–312
Gärtner W (1970) Thermoregulatorische Vorgänge im Rahmen der Kälteadaptation des Menschen. Z Phys Med 1: 149–157
Gillmann H (1966) Physikalische Therapie. Grundlagen und Wirkungsweisen. Georg Thieme Verlag, Stuttgart
Glaser EM (1968) Die physiologischen Grundlagen der Gewöhnung. Thieme-Verlag, Stuttgart
Golenhofen K (1962 a) Physiologie des menschlichen Muskelkreislaufes. Marburger Sitzungsber 83/84: 167–254
Golenhofen K (1962 b) Zur Reaktionsdynamik der menschlichen Muskelstrombahn. Arch Kreislauf-Forsch 38: 202–223
Golenhofen K (1966) Physiologische Aspekte zur Soziosomatik des Kreislaufs. Verh Dtsch Ges Kreislaufforsch 32: 23–37
Golenhofen K (1970 a) Primäre Kältewirkungen und Thermoregulation. Z Phys Med 1: 6–21
Golenhofen K (1970 b) Slow Rhythms in Smooth Muscle (Minute-Rhythm). In: Bülbring E, Brading AF, Jones AW, Tomita T (Eds) Smooth muscle. Edward Arnold (Publ), London pp 316–342
Golenhofen K, Hildebrandt G (1958) Die Beziehungen des Blutdruckrhythmus zu Atmung und peripherer Durchblutung. Pflügers Arch ges Physiol 267: 27–45
Gray DJ (1964) Organ systems in adaptation: the skeleton. In: Adaptation to the Environment. Handbook of Physiology, Section 4, pp 133–151. American Physiological Society, Washington DC
Griffin JP (1963) The role of the frontal areas of the cortex upon habituation in man. Clin Sci 24: 127–134
Gross D (1959) Therapie über das Nervensystem. Ärztl Forschung 13: I/479–489
Gross D (1961) Neurovegetative Therapie (Therapie über das Nervensystem). Hippokrates 32: 966–972
Grossman SP (1967) A Textbook of Physiological Psychology. John Wiley & Sons, Inc, New York – London 1967
Grote LR (1954) Über die Einheit der Heilkunde und die hippokratische Medizin. Hippokrates 25: 1–11
Grote LR (1961) Der Arzt im Angesicht von Leben, Krankheit und Tod. Hrsg v Rothschuh KE, Hippokrates-Verlag, Stuttgart
Haeberlin C, Goeters W (1954) Grundlagen der Meeresheilkunde. Thieme, Stuttgart
Halberg F (1969) Chronobiology. Ann Rev Physiol 31: 675–725
Halberg F, Carandente F, Cornelissen G, Katinas GS (1977) Glossary of Chronobiology. Chronobiologia 4, Suppl 1: 1–189

Halberg F, Ratte J, Kuhl JFW, Najarian J, Popovic V, Shiotsuka R, Chiba Y, Curkomp L, Haus E (1974) Chronobiologie – Rhythmes circaseptidiens – environ 7 jours – synchronisés ou non avec la semaine sociale. CR Acad Sc Paris, t 278, Série D, 2675–2682

Halhuber MJ (1959) Allgemeine Therapeutik als Unterrichtsproblem. Hippokrates 30: H 16, 1–5

Hammel HT (1964) Terrestrial animals in cold: recent studies of primitive man. In: Dill DB, Adolph EF, Wilber CG (Eds) Adaptation to the Environment. Handbook of Physiology, Section 4. American Physiological Society, Washington DC, pp 413–434

Hammel HT, Elsner RW, Le Messurier DH, Andersen HT, Milan FA (1959) Thermal and metabolic responses of the Australian aborigines exposed to moderate cold in summer. J Appl Physiol 14: 605–615

Hammerl H, Pichler O (1961) Über den phasenförmigen Reaktionsablauf nach oraler Verabreichung von unspezifischen pflanzlichen Reizkörpern. Ärztl Forschung 15: I/538–540

Hartley LH, Mason JW, Hogan RP, Jones LG, Kotchen TA, Mougey EH, Wherry FE, Pennington LL, Ricketts PT (1972a) Multiple hormonal responses to graded exercise in relation to physical training. J Appl Physiol 33: 602–606

Hartley LH, Mason JW, Hogan RP, Jones LG, Kotchen TA, Mougey EH, Wherry FE, Pennington LL, Ricketts PT (1972b) Multiple hormonal responses to prolonged exercise in relation to physical training. J Appl Physiol 33: 607–610

Häusler HPh, Zach FSt (1954) Zur Erfassung vegetativer Regulationen auf exogene Reize. Wien Med Wschr 104: 643–645

Hauss WH, Junge-Hülsing G, Gerlach U (1968) Die unspezifische Mesenchymreaktion. Zur Pathogenese der reaktiven Mesenchymerkrankungen. Thieme, Stuttgart

Hauss WH, Junge-Hülsing G, Mey J, Wagner H, Oberwittler W (1969) Untersuchungen über den Einfluß von Training auf die Reaktionsfähigkeit des Mesenchyms. Beitrag zur Frage der Bedeutung körperlichen Trainings in der Prophylaxe von Arteriosklerose und Herzinfarkt. Med Welt 20 (NF) 846–851

Head H (1920) Studies on neurology. Keegan Paul, London

Heckmann Chr (1981) Tagesrhythmische Einflüsse auf die Zeitstruktur adaptiver Reaktionen. Untersuchungen über die erythropoetische Reaktion nach intermittierenden Unterdruckbelastungen zu verschiedenen Tageszeiten. Med Inaug-Diss Marburg/Lahn

Heckmann Chr (1982) Adaptation und resynchronization. In: Hildebrandt G, Hensel H (Eds) Biological Adaptation. Georg Thieme Verlag, Stuttgart – New York, pp 40–51

Heckmann Chr, Hildebrandt G, Hohmann E, Klemp G, Raschke F (1979) Über den Einfluß der Tagesrhythmik auf die erythropoetische Reaktion. Untersuchungen nach intermittierender Unterdruckbelastung. Z Phys Med 8: 135–144

Hellbrügge Th (1967) Chronophysiologie des Kindes. Verh Dtsch Ges Inn Med 73: 895–921

Hensel H (1966) Allgemeine Sinnesphysiologie. Hautsinne, Geschmack, Geruch. Springer, Berlin – Heidelberg – New York

Hensel H (1974) Grundbegriffe und neuere Aspekte der physiologischen Adaptation. Kolloquien des Sonderforschungsbereiches Adaptation und Rehabilitation (SFB 122) der Philipps-Universität Marburg/Lahn Band II (1974) S 1–8

Hensel H, Hildebrandt G (1964a) Organ systems in adaptation: The nervous system. Handbook of Physiology, Section 4. Amer Physiol Society, Washington DC, pp 55–72

Hensel H, Hildebrandt G (1964b) Organ systems in adaptation: The muscular system. Handbook of Physiology, Section 4. Amer Physiol Society, Washington DC, pp 73–90

Hentschel H-D (1967) Das Kohlensäurebad im Wandel der Heilkunde. Med Welt 18 (NF) 3074–3086

Hess WR (1948) Die funktionelle Organisation des vegetativen Nervensystems. B Schwabe, Basel

Hettinger Th (1972) Isometrisches Muskeltraining. 4. Aufl. Thieme, Stuttgart

Hildebrandt G (1957) Über tagesrhythmische Steuerung der Reagibilität. Untersuchungen über den Tagesgang der akralen Wiedererwärmung. Arch Phys Ther (Leipzig) 9: 292–303

Hildebrandt G (1958) Grundlagen einer angewandten medizinischen Rhythmusforschung. Heilkunst 71: 117–124

Hildebrandt G (1959) Balneologie und vegetative Regulationen. Therapiewoche 9: 465–475

Hildebrandt G (1960) Die rhythmische Funktionsordnung von Puls und Atmung. Z angew Bäder- u Klimaheilk 7: 533–615

Hildebrandt G (1961) Rhythmus und Regulation. Med Welt 73–81

Hildebrandt G (1962a) Biologische Rhythmen und ihre Bedeutung für die Bäder- u. Klimaheilkunde. In: AMELUNG W, EVERS A (Hrsg) Handbuch der Bäder- und Klimaheilkunde. Schattauer, Stuttgart, S 730–785

HILDEBRANDT G (1962 b) Reaktive Perioden und Spontanrhythmik. Reports VII. Conference of the Society for Biological Rhythm, Siena 1960. Panminerva Medica, Torino, S 75–82

HILDEBRANDT G (1965 a) Über Anpassung, Lernen und Spezialisierung. Jahrbuch 1965 des Marburger Universitätsbundes, Bd 4: 21–28

HILDEBRANDT G (1965 b) Saisonphysiologische Gesichtspunkte zur Bäder- und Klimabehandlung. Arch Phys Ther 17: 39–49

HILDEBRANDT G (1967 a) Rhythmen und Regulation unter besonderer Berücksichtigung der Blutdruckregulation. Z ges Inn Med 22: 206–213

HILDEBRANDT G (1967 b) Die Koordination rhythmischer Funktionen beim Menschen. Verh Dtsch Ges Inn Med 73: 922–941

HILDEBRANDT G (1967 c) The time factor in adaptation. In: Biometeorology 2, Proc III. Internat Biometeorol Congr, Pau 1963, Pergamon Press, Oxford – Braunschweig, pp 258–275

HILDEBRANDT G (1967 d) Störungen der biologischen Rhythmik. Heilkunst 80: H 9

HILDEBRANDT G (1974) Circadian variations of thermoregulatory response in man. In: SCHEVING LE, HALBERG F, PAULY JE (Eds) Chronobiology. Georg Thieme Verlag, Stuttgart, pp 234–240

HILDEBRANDT G (1975) Wissenschaftliche Grundlagen der modernen Balneologie. Therapiewoche 25: 4122–4130

HILDEBRANDT G (1976) Physiologische Grundlagen der Rehabilitation. Z Phys Med 5: 215–228

HILDEBRANDT G (1977 a) Über die Wirkprinzipien der künstlichen und der natürlichen Therapie und die Notwendigkeit chronobiologischer Begutachtung. In: BÜTTNER G, HENSEL H u a (Hrsg) Biologische Medizin – Grundlagen ihrer Wirksamkeit. Verlag für Medizin Dr E Fischer, Heidelberg, 170–179

HILDEBRANDT G (1977 b) Hygiogenese. Grundlinien einer therapeutischen Physiologie. Therapiewoche 27: 5384–5397

HILDEBRANDT G (1979) Rhythmical Functional Order and Man's Emancipation from the Time Factor. In: SCHAEFER KE, HILDEBRANDT G, MACBETH N (Eds) Basis of an Individual Physiology. Futura Publishing Company, Mount Kisco, New York, pp 15–44

HILDEBRANDT G (1980 a) Vegetative Einflüsse auf das Leistungsverhalten. Arbeitsmed, Sozialmed, Präventivmed 15: 97–107

HILDEBRANDT G (1980 b) Chronobiologische Grundlagen der Ordnungstherapie. In: BRÜGGEMANN W (Hrsg) Kneipptherapie, ein Lehrbuch. Springer-Verlag, Berlin – Heidelberg – New York, S 177–228

HILDEBRANDT G (1980 c) Wie wirken Bäderkuren? In: Meran 1980. Schriftenreihe der Bundesapothekerkammer zur wissenschaftlichen Fortbildung. Gelbe Reihe Band 8, Frankfurt/Main. S 259–283

HILDEBRANDT G (1981) Rhythmen (biologische). In: Enzyklopädie Naturwissenschaft und Technik, Bd IV. Verlag Moderne Industrie, München, S 3666–3678

HILDEBRANDT G (1982 a) The time structure of adaptive processes. In: HILDEBRANDT G, HENSEL H (Eds) Biological Adaptation. Georg Thieme Verlag, Stuttgart – New York, pp 24–39

HILDEBRANDT G (1982 b) Zur Zeitstruktur adaptiver Reaktionen. Z Physiother 34: 23–34

HILDEBRANDT G (1983) Freizeit und Urlaub. In: ROHMERT W, RUTENFRANZ J (Hrsg) Praktische Arbeitsphysiologie. Georg Thieme Verlag, Stuttgart, S 381–393

HILDEBRANDT G, EMDE L, GEYER F, WIEMANN H (1980) Zur Frage der periodischen Gliederung adaptiver Prozesse. Z Phys Med 9: 90–92

HILDEBRANDT G, ENGEL P, ATTIA M (1981) Temperaturregulation und thermischer Komfort. Z Phys Med 10: 49–61

HILDEBRANDT G, FRANK D (1974) Der subjektive Verlauf der aktivierenden Kneipp-Kurbehandlung und seine Abhängigkeit vom biologischen Jahresrhythmus. Z Phys Med 3: 177–194

HILDEBRANDT G, HENSEL H (Hrsg) (1982) Biological Adaptation. Thieme, Stuttgart – New York

HILDEBRANDT G, LOWES E-M (1972) Tagesrhythmische Schwankungen der vegetativen Lichtreaktionen beim Menschen. J Interdiscipl Cycle Res 3: 289–301

HILDEBRANDT G u Mitarb (1973) Adaptationsforschung im Sport- und Studienheim des Marburger Universitätsbundes. Alma Mater Philippina, S 18–22

HILDEBRANDT G, ROHMERT W, RUTENFRANZ J (1974) 12 & 24 H Rhythms in Error Frequency of Locomotive Drivers and the Influence of Tiredness on it. Int J Chronobiol 2: 175–180

HILDEBRANDT G, STREMPEL H (1977a) Chronobiological Problems of Performance and Adaptational Capacity. Chronobiologia IV: 103–115

HILDEBRANDT G, STREMPEL H (1977b) Chronobiologische Grundlagen der Leistungs- und Anpassungsfähigkeit. Nova Acta Leopoldina 225 (NF) 46: 337–350 (Halle/Saale)

HILDEBRANDT G, WITZENRATH A (1969) Leistungsbereitschaft und vegetative Umstellung im Menstruationsrhythmus. Die cyclischen Schwankungen der Reaktionszeit. Int Z angew Physiol 27: 266–282

HINES EA, BROWN GE (1932) A standard stimulus for measuring vasomotor reaction: its application in the study of hypertension. Proc Mayo Clin 7: 332–335

HOFF F (1929) Über den Einfluß von Bakterienstoffen auf das Blut. Z exper Med 67: 615–665

HOFF F (1930) Unspezifische Therapie und natürliche Abwehrvorgänge. Julius Springer-Verlag, Berlin

HOFF F (1957) Fieber, unspezifische Abwehrvorgänge, unspezifische Therapie. Thieme, Stuttgart

HOFF F (1969) Wirkprinzipien der Therapie. Arch phys Ther (Leipzig) 21: 205–215

HÖFLER W (1966) Verlauf der Hitzeakklimatisation in einem natürlichen tropischen Klima. Zschr f Tropenmed Parasit 17: 127–144

HÖFLER W (1968) Changes in regional distribution of sweating during acclimatization to heat. J Appl Physiol 25: 503–506

HOLLMANN W (1970) Sport und körperliches Training als Mittel der präventiven und kurativen Medizin. In: Präventive Medizin. Schriftenreihe der Medizinisch-Pharmazeutischen Studiengesellschaft, Band 4/5, S 245–253. Umschau Verlag, Frankfurt/Main

HONG SK (1973) Pattern of cold adaptation in women divers of Korea (ama). Fed Proc 32: 1614–1621

HÜBNER K (1967) Kompensatorische Hypertrophie, Wachstum und Regeneration der Rattenniere. Erg allgem Pathol u pathol Anatomie 48: 1–80

HÜBNER K (1969) Die Periodik der DNS-Synthese nach unspezifischen Reizen. Arch Phys Ther (Leipzig) 21: 251–260

HUMPHREY JH, WHITE RG (1971) Kurzes Lehrbuch der Immunologie. Georg Thieme Verlag, Stuttgart

INGRAM WR (1960) Central autonomic mechanisms. Chapter 37, pp 951–978. Handbook of Physiology, Section 1/II. Amer Physiol Society, Washington DC

JÄNIG W (1976) Das vegetative Nervensystem. In: SCHMIDT RF, THEWS G (Hrsg) Einführung in die Physiologie des Menschen. 18. Aufl. Springer-Verlag, Berlin – Heidelberg – New York, S 114–145

JORDAN H (1971) Grundlagen der adaptiven Leistungstherapie. Z Physiother (Leipzig) 23: 323–331

JORDAN H (1972) Kurverlauf und Kureffekt – Ergebnisse eines biometrisch-klinischen Arbeitskreises. Z Physiother 24: 267–302

JUNG R (1971) Einführung in die Allgemeine Neurophysiologie. In: GAUER, KRAMER, JUNG (Hrsg) Physiologie des Menschen. Band 10 (Allgemeine Neurophysiologie). Urban & Schwarzenberg, München – Berlin – Wien, S 1–31

JUNG R (1972) Einführung in die Sinnesphysiologie. In: GAUER, KRAMER, JUNG (Hrsg) Physiologie des Menschen. Band 11 (Somatische Sensibilität, Geruch und Geschmack). Urban & Schwarzenberg, München – Berlin – Wien, S 1–48

JUNGMANN H (1962) Das Klima in der Therapie innerer Krankheiten: Untersuchungen im Hochgebirge und an der Nordsee. JA Barth, München

JUNGMANN H (1969) Schonung als therapeutisches Prinzip. Arch Phys Ther (Leipzig) 21: 229–235

JUNGMANN H (1971a) Prinzipien der kurörtlichen Therapie. Physikalische Med u Rehabilitation 12: H 9

JUNGMANN H (1971b) Neuere Untersuchungen zur Höhenanpassung. Z phys Med 2: 210–221

KATZ B (1971) Nerv, Muskel und Synapse. Einführung in die Elektrophysiologie. Thieme, Stuttgart

KAWAHARA K, LEVI F, HALBERG F, CORNELISSEN G, SUTHERLAND D, RYSNASIEWICZ J, GORECKI P, NAJARIAN J (1980) Circaseptan bioperiodicity in rejection of heart and pancreas allografts in the rat. Chronobiologia 7: 132

KEIDEL WD (1973) Prinzipien biologischer Regelung. In: KEIDEL WD (Hrsg) Kurzgefaßtes Lehrbuch der Physiologie. 3. Aufl. Georg Thieme Verlag, Stuttgart, S 11–22

KIHN L (1962) Der Puls-Atem-Quotient bei chronisch Kranken. Z klin Med 157: 277–290

KIHN L (1963) Zum rhythmischen Verhalten des Puls-Atem-Quotienten bei chronisch Kranken. Arch phys Ther (Leipzig) 15: 217–224

KLEINERT E (1974) Heilverfahren (Kur) und Verhaltenstherapie. Überlegungen zum Kurerfolg und Kurmißerfolg. Heilbad und Kurort 26: 2–7

KLIMMER F, RUTENFRANZ J (1983) Folgen mentaler und emotionaler Belastungen. In: ROHMERT W, RUTENFRANZ J (Hrsg) Praktische Arbeitsphysiologie. 3. Aufl. Georg Thieme Verlag, Stuttgart, S 135–141

KLINKER L (1968) Modellvorstellung über Regulationsprinzipien des menschlichen Organismus – Versuch einer einheitlichen Deutung des biologischen Tages- und Jahresganges. Abh M D d DDR 87, S 3–20

KLINKER L (1969) Deutungsversuch der biologischen Jahresrhythmik. Arch Phys Ther (Leipzig) 21: 497–500

KLINKER L (1971) Jahresrhythmische und bioklimatische Einflüsse auf den Kureffekt. Z Physiother 23: 361–367

KLINKER L, KUNKEL S, WEISS D (1972) Annual Variations of Diurnal Rhythms in Man. J interdiscipl Cycle Res 3: 225–232

KLINKER L, LEIDREITER W (1969) Modellvorstellung über Regulationsprinzipien des menschlichen Organismus (2). Tages- und jahreszeitliche Variationen der Mortalität durch Herz-Kreislauf-Versagen. Z f Meteorologie 21: 88–93

KLINKER L, ZENKER H (1972) Der Einfluß von Jahreszeit und Wetter auf den menschlichen Organismus. 1. Saisonale und interdiurne Variationen von Schlafstörungen. Z Physiother 24: 143–151

KOEPCHEN H-P, KLÜSSENDORF D, SOMMER D (1981) Neurophysiological Background of central neural cardiovascular-respiratory coordination: Basic remarks and experimental approach. Journal of the Autonomic Nervous System 3: 335–368

KOIZUMI K, McC BROOKS Ch (1972) The Integration of Autonomic System Reactions: A Discussion of Autonomic Reflexes, their Control and their Association with Somatic Reactions. Erg Physiol 67: 1–68

KÖNIGER H (1929) Krankenbehandlung durch Umstimmung. Thieme, Leipzig

KORNHUBER HH (1972) Somatische Sensibilität. Tastsinn und Lagesinn. In: GAUER, KRAMER, JUNG (Hrsg) Physiologie des Menschen. Band 11 (Somatische Sensibilität, Geruch, Geschmack) Urban & Schwarzenberg, München – Berlin – Wien, S 51–112

KREIS H, LACOMBE M, NOEL LH, DESCAMPS JM, CHAILLEY J, CROSNIER J (1978) Kidney-Graft Rejections: Has the Need for Steroids to be Re-evaluated? Lancet, 1169–1172

KRIEBEL R, EMDE L, HILDEBRANDT G (1979) cit b HILDEBRANDT (1982 a)

KÜHNAU J (1962) Chemische Wirkung der Badekur. In: AMELUNG W, EVERS A (Hrsg) Handbuch der Bäder- und Klimaheilkunde. Schattauer, Stuttgart, S 218–240

KUKOWKA A (1963) Zur Definition der Begriffe „Reiz“ und „Reizreaktion“. Z angew Bäder- u Klimaheilk 10: 99–112

LACHMANN H (1955) Die Pawlowsche Lehre und ihre Bedeutung für die Balneologie. Z ärztl Fortbild 21: 778–786

LADELL WSS (1951) Assessment of group acclimatization to heat and humidity. J Physiol (London) 115: 296–312

LANGE-ANDERSEN K (1970) Kälte – Anpassung. Z Phys Med 1: 117–132

LEBLANC J (1956) Evidence and Meaning of Acclimatization to Cold in Man. J Appl Physiol 9: 395–398

LE BLANC J (1969) Stress and interstress adaptation. Fed Proc 28: 996–1000

LE BLANC J, ROBINSON D, SHARMAN DF, TOUSSIGNANT P (1967) Catecholamines and short term adaptation to cold in mice. Amer J Physiol 213: 1419–1422

LEHMANN G (1962) Praktische Arbeitsphysiologie. 2. Aufl. Thieme Verlag, Stuttgart

LEVI L (1972) Was ist Streß? Therapiewoche 22: 3671–3675

LEVI F, HALBERG F (1982) Circaseptan (about 7-day) bioperiodicity – spontaneous and reactive – and the search for pacemakers. Ric Clin Lab 12: 323–370

LORENZ W, REIMANN H-J, KUSCHE J, BARTH H, SCHMAL A, NUSIME H, SCHÜLLE G, FROELICH R, SCHMIDT J, RAABE R (1975) Effects of (+)-Catechin on Several Enzymes of Histamine Metabolism and on Stress Ulcer Formation in the Female Rat. Naunyn-Schmiedeberg's Arch Pharmacol, Suppl 287, 62

LÜDERITZ B (1972) Zur Wirkungsweise unspezifischer Heilverfahren. Herausgeber: LÜDERITZ B. Hippokrates Verlag, Stuttgart

MENDEZ J, ARANDA LC, LUCO JV (1970) Antifibrillary Effect of Adrenergic Fibers on Denervated Striated Muscles. J Neurophysiol 33: 882–890

MENNINGER-LERCHENTHAL E (1960) Periodizität in der Psychopathologie. Maudrich, Wien

MENSEN H (1978) ABC des autogenen Trainings. Wilhelm Goldmann Verlag, München

MENZEL W (1955) Therapie unter dem Gesichtspunkt biologischer Rhythmen. In: LAMPERT H u Mitarb (Hrsg) Ergebnisse der Physikalisch-diätetischen Therapie. Bd 5, Steinkopff, Dresden u Leipzig, S 1–38

MENZEL W (1962) Periodicity in urinary excretion in healthy and nephropathic persons. Ann New York Acad Science 98: 1007–1017

MENZEL W, BLUME J, SILBER R, LUA E (1952) Über die Periodik der Nierentätigkeit bei Gesunden und Nierenkranken. Verh Dtsch Ges Inn Med 58: 292–294

MITTELSTAEDT H (1956) Regelungsvorgänge in der Biologie. Oldenbourg, München

MITTELSTAEDT H (1961) Regelungsvorgänge in lebenden Wesen. Oldenbourg, München

MONNIER M (1967) Die funktionelle Ordnung im vegetativen Nervensystem. Hippokrates 38: 165–178

MORATH M (1974) The four-hour feeding rhythm of the baby as a free running endogenously regulated rhythm. Int J Chronobiol 2: 39–45

MÜLLER EA, HETTINGER Th (1953) Muskelleistung und Muskeltraining. Arbeitsphysiol 15: 111–126

MÜLLER EA, HETTINGER Th (1954) Die Bedeutung des Trainingsverlaufes für die Trainingsfestigkeit von Muskeln. Arbeitsphysiol 15: 453–458

MÜLLER EA, HETTINGER Th (1956) Der Verlauf der Zunahme der Muskelkraft nach einem einmaligen maximalen Trainingsreiz. Internat Z angew Physiol einschl Arbeitsphysiol 16: 184–191

MÜLLER EA, KARRASCH K (1955) Der Einfluß der Pausenanordnung auf die Ermüdung bei Schwerarbeit. Internat Z angew Physiol einschl Arbeitsphysiol 16: 45–51

MÜLLER Joh (1826) Über die phantastischen Gesichtserscheinungen. Eine physiologische Untersuchung mit einer physiologischen Urkunde des Aristoteles über den Traum. Jacob Hölscher, Coblenz. In: EBBECKE U (1951) Johannes Müller, der große rheinische Physiologe. Schmorl & von Seefeld Nachf, Hannover

MÜLLER LR (1931) Lebensnerven und Lebenstriebe. 3. Aufl „Vegetatives Nervensystem". Springer, Berlin

MÜLLER-LIMMROTH W (1971) Die neurophysiologischen Grundlagen der Bewegungstherapie. Z Phys Med 2: 261–276

MÜLLER-LIMMROTH W (1973) Ergebnisse experimenteller Untersuchungen über die Einwirkung hydrotherapeutischer Maßnahmen auf das limbische System und die Konsequenzen für die Praxis. Würzburger Gespräche über die Kneipptherapie, Band I, Hydrotherapie (Hrsg BRÜGGEMANN W). Sebastian-Kneipp-Zentral-Institut, Bad Wörishofen, S 87–140

MÜLLER-LIMMROTH W (1980) Neurophysiologische Grundlagen der Kneipptherapie. In: BRÜGGEMANN W (Hrsg) Kneipptherapie, ein Lehrbuch. Springer-Verlag, Berlin – Heidelberg – New York, S 8–24

v NEERGARD K (1939) Die Katarrh-Infektion als chronische Allgemeinerkrankung. Steinkopff, Dresden u Leipzig

NUNHÖFER Chr (1975) Vergleichende Untersuchungen über den Zeitverlauf der erythropoetischen Reaktion nach Aderlaß und Höhenexposition. Med Inaug-Diss Marburg/Lahn

ORDY JM, SAMORAJSKI M, ZEMAN W (1967) Interaction effects of environmental stress and deuteron irradiation of the brain on mortality and longevity of C 57 BL – 10 mice. Proc Soc Ex Biol Med 126: 84–90

OTT VR (1952) Recent viewpoints on the action of systemic physical treatment. Proc Internat Congr of Physical Medicine, pp 238–245

OTT VR (1960) Fortschritte und Fragen der Balneologie. Kritische Zusammenfassung der 4. Fortbildungstagung des VDB. Z angew Bäder- u Klimaheilk 7: 80–87

PERGER F (1957) Zur Frage der Wiederherstellung normaler unspezifischer Abwehrleistungen bei Erkrankungen des rheumatischen Formenkreises. Ärztl Forschg 11: I/341–352

PERGER F (1958) Die Entgleisungstypen der unspezifischen vegetativen Abwehr und ihre therapeutische Beeinflussung. Therapiewoche 8: 224–233

PERGER F (1979) Das Grundsystem nach Pischinger. Phys Med u Reh 20: H 6

PETER A (1971) Adaptation, Resistenz und Immunsystem in Beziehung zur Balneotherapie. Z Physiother 23: 333–340

PFANNENSTIEL W (1953) Unspezifische Reiztherapie. Hippokrates 24: 529–535

PFLEIDERER H (1964) Bioklimatik der Abhärtung. Arch phys Ther (Leipzig) 16: 23–25

PIRLET K (1962) Die Verstellung des Kerntemperatur-Sollwertes bei Kältebelastung. Pflügers Arch ges Physiol 275: 71–94

PIRLET K (1969) Die Wirkprinzipien der Physikalischen Medizin aus pathophysiologischer und therapeutischer Sicht (Analyse und Synopsis). Arch Phys Ther (Leipzig) 21: 267–272

PÖLLMANN L, HILDEBRANDT G (1973) Zur Frage der tagesrhythmischen Spontanschwankungen der Schmerzempfindlichkeit der Zähne. Zahnärztl Welt/Reform 82: 176–179

PÖLLMANN L, HILDEBRANDT G (1982) Long-term control of swelling after maxillo-facial surgery. Int J Chronobiology 8: 105–114

PRECHT H, CHRISTOPHERSEN J, HENSEL H, LARCHER W (1973) Temperature and Life. Springer-Verlag, Berlin – Heidelberg – New York

PROSSER CL (1958) General summary: The nature of physiological adaptation. In: PROSSER CL (Ed) Physiological Adaptation. Amer Physiol Soc, Washington DC: pp 167–180

PROSSER CL (1964) Perspectives of adaptation: theoretical aspects. In: Handbook of Physiology, Section 4. Amer Physiological Society, Washington DC, pp 11–25

PROSSER CL (1982) Theory of adaptation. In: HILDEBRANDT G, HENSEL H (Eds) Biological Adaptation. Georg Thieme Verlag, Stuttgart – New York, pp 2–22

RANDALL W (1970) Sunshine rhythms, a possible Zeitgeber for multiphasic biological rhythms during a year. J Interdiscipl Cycle Res 1: 389–404

RANKE OF (1956) Bereichseinstellung der Sinnesorgane. In: MITTELSTAEDT H (Hrsg) Regelungsvorgänge in der Biologie. Oldenbourg, München, S 123–134

RASCHKE F (1981) Die Kopplung zwischen Herzschlag und Atmung beim Menschen. Untersuchungen zur Frequenz- und Phasenkoordination mit neuen Verfahren der automatischen Analyse. Humanbiol Inaug-Diss Marburg/Lahn

RAYNAUD J, MARTINEAUD J-P, DURAND J (1982) Heat adaptation in the tropics. In: HILDEBRANDT G, HENSEL H (Eds) Biological Adaptation. Thieme, Stuttgart – New York, pp 148–165

REIMANN HA (1963) Periodic Disease. FA Davis, Philadelphia

REIMANN HA (1974) Clinical Importance of Biorhythms Longer than the Circadian. In: SCHEVING LE, HALBERG F, PAULY JE (Edts) Chronobiology. Georg Thieme Publishers, Stuttgart, pp 304–305

REIMANN H-J, MEYER H-J, SCHMAL A, FISCHER M, LORENZ W (1977) Adaptation und Kreuzadaptation an Kälte und Restraint zur Vermeidung von Streßulkusbildung bei der weiblichen Ratte. Z Phys Med 6: 22–23

REIN H (1939) Zur Physiologie des Schmerzes. Schmerz, Narkose, Anästhesie 1: 129–139

REIN H (1941) Kreislauf und Stoffwechsel. Verh dtsch Ges Kreislaufforsch 14: 9–39

REINBERG A (1979) Persönliche Mitteilung

RENSHAW B (1941) Influence of discharge of motoneurons upon excitation of neighboring motoneurons. J Neurophysiol 4: 167–183

RENSING L (1973) Biologische Rhythmen und Regulation. G Fischer, Stuttgart

RICHTER CP (1965) Biological Clocks in Medicine and Psychiatry. Thomas, Springfield (Ill)

RIECK A (1975) Sensomotorisches Lernen. In: HILDEBRANDT G u Mitarb. Tagesrhythmische Einflüsse auf das Adaptationsvermögen des Menschen. Arbeitsberichte des Sonderforschungsbereiches Adaptation und Rehabilitation (SFB 122) der Philipps-Universität Marburg/Lahn, Band II, S 97–109

RIECK A, HILDEBRANDT G, KRIEBEL R (1977) Über den Zeitverlauf der maximalen Muskelkraft beim isometrischen Training. Z Arbeitswiss 31: 233–238

RITTER H (1961) Die Dosis als pragmatisches Argument in der Homöopathie (zugleich ein Beitrag zu ihrer Deutung als Reiztherapie). Hippokrates 32: 674–678

ROHEN JW (1971) Funktionelle Anatomie des Nervensystems. FK Schattauer Verlag, Stuttgart – New York

ROSEMANN J-P (1982) Untersuchungen über endokrine Reaktionen nach isometrischem Krafttraining zu verschiedenen Tageszeiten. Med Inaug-Diss Marburg/Lahn

ROSKAMM H, REINDELL H, KÖNIG K (1966) Körperliche Aktivität und Herz- und Kreislauferkrankungen. Barth, München

ROTHSCHUH KE (1981) Aus der Geschichte der Naturheilbewegung (II) Die Entwicklung allgemeiner theoretischer Grundsätze in der Naturheilkunde des 19. Jahrhunderts. Z Allg Med 57: 1091–1100

RUDDER B de (1952) Grundriß der Meteorobiologie des Menschen. Springer-Verlag, Berlin – Göttingen – Heidelberg

Rutenfranz J, Iskander A (1966) Über den Einfluß von Pausen auf das Erlernen einer einfachen sensomotorischen Fertigkeit. Int Z angew Physiol einschl Arbeitsphysiol 22: 207–235

Sayers G (1950) The adrenal cortex and homeostasis. Physiol Rev 30: 241–320

Selye H (1953) Einführung in die Lehre vom Allgemeinen Adaptationssyndrom. Thieme, Stuttgart

Selye H (1959) Grundlagen der Streßforschung. Wien Mediz Wschr 109: 397–404

Selye H (1974) Streß. Lebensregeln vom Entdecker des Streß-Syndroms. RoRoRo-Taschenbuch 7072. R Piper & Co, Verlag, München

Sherrington CS (1906) The integrative action of the central nervous system. Constable, London

Siedeck H (1951 a) Die Phasenschwankungen des Kreislaufes und Stoffwechsels und ihre Bedeutung für pathologische Vorgänge. Wien klin Wschr 63: 687–691

Siedeck H (1951 b) Das vegetative System und pathologische Kreislaufreaktionen. Wien klin Wschr 63: 157–161

Siedeck H (1955) Über die zeitlichen Verhältnisse der phasenförmigen Reizbeantwortung nach Pyrogeninjektion. Acta Neurovegetativa 9: 94–99

Simon E (1974) Temperature Regulation: The Spinal Cord as a Site of Extrahypothalamic Thermoregulatory Functions. In: Reviews of Physiology, Biochemistry and Pharmacology. Vol 71, pp 1–76. Springer-Verlag, Berlin – Heidelberg – New York

Sinz R (1978) Zeitstrukturen und organismische Regulation. Akademie-Verlag, Berlin

Sinz R (1980) Chronopsychophysiologie. Chronobiologie und Chronomedizin. Akademie-Verlag, Berlin

Siri WE, Van Dyke DC, Winchell HS, Pollycove M, Parker HG, Cleveland AS (1966) Early erythropoietin, blood, and physiological responses to severe hypoxia in man. J Appl Physiol 21: 73–80

Skramlik E v (1956) Einige theoretische Bemerkungen zur Lehre vom Streß. Zschr ges Inn Med u Grenzgeb 11: 696–701

Sorge B (1982) Die Beeinflussung der Inaktivitätsatrophie der Unterarmmuskulatur durch isometrisches Training der Unterschenkelstrecker. Untersuchungen über den Transfer-Effekt. Med Inaug-Diss Marburg/Lahn

Supprian U (1973) Perioden im Ablauf phasischer Psychosen. Therapiewoche 23: 4451–4455

Supprian U (1975) Ein theoretisches Modell für den Gesamtablauf der manisch-depressiven Psychosen. Fortschr Neurol Psychiat 43: 358–380

Schäfer KE, Clegg BR, Carey CR, Dougherty JH, Weybrew BB (1967) Effects of isolation in a constant environment on periodicity of physiological functions and performance levels. Aerosp Med 38: 1002–1018

Schmidt KL (1975) Hyperthermie und Fieber. Wirkungen bei Mensch und Tier. Hippokrates Verlag, Stuttgart

Schmidt-Kessen W (1960) „Unspezifische Wirkungen" in der Balneo- und Klimatherapie. Z angew Bäder- u Klimaheilk 7: 278–316

Schmidt-Kessen W (1962) Allgemeine Balneotherapie. In: Amelung W, Evers A (Hrsg) Handbuch der Bäder- und Klimaheilkunde. Schattauer, Stuttgart, S 256–332

Schmidt-Kessen W (1971) Welche Zukunft hat die Balneologie? Z angew Bäder- u Klimaheilk 18: 14–33

Schnitzer A (1954) Histaminmechanismus und allergische Reaktion. Int Arch Allergy, Suppl Vol 5: 87–94

Schnitzer A (1955) Histamin und Streß. Münch Med Wschr 97: 466–469

Schnitzer A (1956 a) Histaminmechanismus und allergische Reaktion. Internat Arch of Allergy and Applied Immunology Vol 5, Supplementum: 87–94

Schnitzer A (1956 b) Experimentelle Untersuchungen zum Problem der Sensibilisierung. Dermatologica 112: 479–491

Scholander PF (1958) Studies on man exposed to cold. Federation Proc 17: 1054–1057

Scholander PF, Hammel HT, Lange Andersen K, Loyning Y (1958) Metabolic acclimation to cold in man. J Appl Physiol 12: 1–8

Schuh J (1979) Relations of circadian and ultradian rhythms. Chronobiologia (Milano) 6: 154

Stegemann J (1977) Leistungsphysiologie. Physiologische Grundlagen der Arbeit und des Sports. 2. Aufl. Georg Thieme Verlag, Stuttgart

Strempel H (1975) Kältehabituation. In: Hildebrandt G u Mitarb: Tagesrhythmische Einflüsse auf das Adaptationsvermögen des Menschen (Muskelkrafttraining, sensomotorisches Lernen,

Kältehabituation). Arbeitsberichte des Sonderforschungsbereiches Adaptation und Rehabilitation (SFB 122) der Philipps-Universität Marburg/Lahn Band II (1975), S 84–96

STREMPEL H, HILDEBRANDT G (1974) Zur Differenzierung von Habituation und funktioneller Adaptation. Kolloquien des Sonderforschungsbereiches Adaptation und Rehabilitation (SFB 122) der Philipps-Universität Marburg/Lahn, Band I: 26–27. Marburg/Lahn

STREMPEL H, HILDEBRANDT G (1977) Zur Prognostik funktioneller Adaptationsverläufe. Z Phys Med, Ergänzungsband 227–232

STREMPEL H, STROH H (1982) On Adaptation to Cold Pain. In: HILDEBRANDT G, HENSEL H (Eds) Biological Adaptation. Georg Thieme Verlag, Stuttgart – New York, pp 295–304

STREMPEL H, TÄNDLER P (1977) Über die Bedeutung des Intervalls bei der Adaptation an serielle Kältereize. Z Phys Med 6: 16–17

TAYLOR HL, ERICKSON L, HENSCHEL A, KEYS A (1945) The effect of bed rest on the blood volume of normal young men. Amer J Physiol 144: 227–232

TAYLOR HL, HENSCHEL A, BROZEK J, KEYS A (1949) Effects of Bed Rest on Cardiovascular Function and Work Performance. J Appl Physiol 2: 223–239

ULICH E (1967 a) Some Experiments on the Function of Mental Training in the Acquisition of Motor Skills. Ergonomics 10: 411–419

ULICH E (1967 b) Über verschiedene Methoden des Lernens sensomotorischer Fertigkeiten. Arbeitswiss 6 (Nr 2)

VECCHI A DE, CARANDENTE F, FRYD DS, HALBERG F, SUTHERLAND DE, HOWARD RJ, SIMMONDS RL, NAJARIAN JS (1979) Circaseptan (about 7-days) rhythm in human kidney allograft rejection in different geographic locations. In: REINBERG A, HALBERG F (Eds) Chronopharmacology. Pergamon Press, Oxford – New York – Toronto – Sydney – Paris – Frankfurt, pp 193–202

VECCHI A DE, HALBERG F, SOTHERN RB, CANTALUPPI A, PONTICELLI C (1978) Circaseptan rhythmic aspects of rejection in treated patients with kidney transplants. Int J Chronobiology 5: 432

VIRCHOW R (1854) Allgemeine Formen der Störung und ihrer Ausgleichung. In: Handbuch der speziellen Pathologie und Therapie. Bd I, S 25. Enke – Stuttgart

VOGT H (1957) Inkretorische Regulationsprinzipien. Grundzüge ihrer Physiologie und Pathologie. Münch Med Wschr 99: 1889–1893

WACHOLDER K (1961) Das vegetative System. In: Handbuch der gesamten Arbeitsmedizin. I. Band, hrsg v LEHMANN G. Urban u Schwarzenberg, Berlin – München – Wien, S 262–319

WACHOLDER K, BECKMANN A (1952) Weißes Blutbild und vegetatives Nervensystem. Klin Wschr 30: 1030–1034

WACHHOLDER K, BECKMANN A (1953) Rhythmische, reziprok alternierende Schwankungen des weißen Blutbildes und ihre Bedeutung für die Erkenntnis der Funktionsweise des vegetativen Zentralnervensystems. Verh 3. Konf Internat Ges f Biol Rhythmusforschung Acta Medica Scand, Supplement Nr 278: 79–82 Stockholm

WAGNER R (1954) Probleme und Beispiele biologischer Regelung. Thieme, Stuttgart

WEISBACH K (1956) Das allgemeine Reaktionssyndrom des Vegetativums auf Patho-Reize. Wien Mediz Wschr 106: 937–940

WERNER J (1980) The Concept of Regulation for Human Body Temperature. J therm Biol 5: 75–82

WILDER J (1967) Stimulus and response. The Law of initial value. Wright, Bristol

WINKLER G, HERRMANN M (1967) The influence of ACTH and corticosteroids on the rhythm of adrenocortical function in the 10-day-rebound-phenomenon. Rass Neur Veg 21: 187–198

ZEISING M, HILDEBRANDT G, STORNFELS W (1969) Autogenes Training und reaktiver Kurprozeß. Z Phys Med 8: 40–41

ZIMMERMANN M (1976) Kybernetische Aspekte des Nervensystems und der Sinnesorgane. In: SCHMIDT RF, THEWS G (Hrsg) Einführung in die Physiologie des Menschen. 18. Aufl. Springer-Verlag, Berlin – Heidelberg – New York, S 303–317

ZWIENER U (1976) Pathophysiologie neurovegetativer Regelungen und Rhythmen: Systemstudien u biokybernetische Ansätze zu klinischen Funktionstests. Fischer, Jena

III. Die Kur: Kurverlauf, Reaktionsstruktur und Kureffekt

1. Reizbelastung und Reizanordnung

Die während einer Kurbehandlung mit balneologischen und klimatischen Mitteln auf den Patienten einwirkenden Reize sind so vielfältig, daß eine vollständige Analyse kaum möglich ist. Außer den Klima- und Milieureizen im weitesten Sinne, den verschiedenen Therapieanwendungen selbst, der diätetischen Umstellung und der zeitlich neugeordneten Lebensweise (Tageslauf, Kurregime) kommen auch verschiedene psycho-soziale Faktoren in Betracht, unter denen das Arzt-Patientenverhältnis und die Beziehungen zum Pflege- und Behandlungspersonal, bis hin zur kontrollierten Psychotherapie, eine wichtige Rolle spielen. Dabei ist die effektive Intensität aller Reizeinwirkungen in erster Linie vom Kontrast zur gewohnten Ausgangssituation abhängig und muß daher mehr individuell als generell beurteilt werden.

Immerhin lassen sich zumindest nach dem zeitlichen Modus ihrer Einwirkung verschiedene Faktorenkomplexe abgrenzen, die für die Reizkonstellation am Kurort typisch sind *(Abb. 41):* So verändert sich eine Reihe von Umweltfaktoren mit dem Übergang des Patienten zum Kurort sprunghaft auf ein höheres Reizniveau. Dazu gehören vor allem die unentrinnbaren Klimafaktoren, die auch in geschlossene Räume hineinwirken (z. B. Luftdruck, Dampfdruck; vgl. Band 3), ebenso aber alle Milieufaktoren einschließlich der ungewohnten Tagesordnung, die die neue Umgebung des Patienten am Kurort kennzeichnen. Im Schema der Abbildung sind diese Faktoren, die während des ganzen Kurverlaufs kontinuierlich wirksam sind, in der obersten Kurve zusammengefaßt. Sie springt mit Kurbeginn auf ein erhöhtes Niveau und nach Kurende auf das gewohnte Ausgangsniveau zurück. Dabei sind freilich die Übergangssituationen der Kurvorbereitung, Anreise und Abreise sowie die Schonzeit, die in der Regel nach der Kur gewährt wird, nicht berücksichtigt.

Andererseits enthält die permanent veränderte Umwelt des Kurpatienten auch Schonfaktoren, die im Sinne einer Entlastung von gewohnten Umgebungsreizen wirken. Die zweite Kurve der Abb. 41 symbolisiert diese durch das sprunghaft erniedrigte Belastungsniveau, das nach Kurende wieder auf den Ausgangspegel zurücksteigt. Hierzu gehören z. B. klimatische und milieubedingte Schonfaktoren wie Luftreinheit, Fehlen von Schwüle, Lärm und unphysiologischer Lichtfülle, verbesserte Ruhebedingungen, Entlastung von der Arbeitsplatzsituation, von familiären und weiteren ökologischen Belastungen, Entstörung der Tagesrhythmik (z. B. beim Nachtarbeiter) und vieles andere mehr.

Manche der permanent einwirkenden Reiz- und Schonfaktoren können im Sinne einer Milieu- oder Basisbehandlung auch therapeutisch gestaltet und dosiert

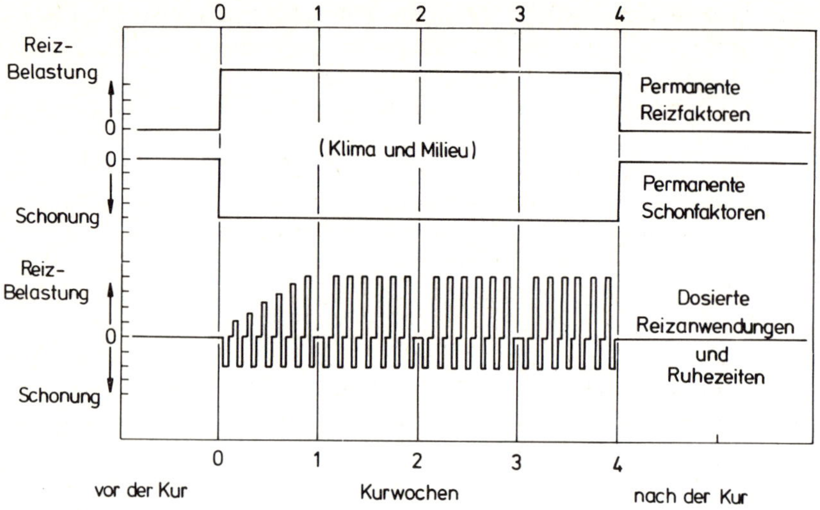

Abb. 41. Schema des Reizmusters bei Bäder- und Klimakuren. Erläuterungen siehe im Text. (Nach HILDEBRANDT 1975)

werden. Schon dadurch unterscheidet sich ein ärztlich überwachtes Kurmilieu von dem eines bloßen Erholungsaufenthaltes, wobei Auswahl des Kurortes und Unterbringungsform keineswegs allein entscheidende Bedeutung haben (vgl. BREITHAUPT u. Mitarb. 1982).

Zu den kontinuierlich wirkenden Basisbedingungen des Kurortes kommen nun noch die gezielteren Reizanwendungen der Kurmittel, die im Gegensatz dazu immer diskontinuierlich-iterativen Charakter haben und in der Regel strenger dosiert werden (vgl. Abb. 41, unterste Kurve). Die einzelnen Anwendungen können dabei von sehr unterschiedlicher Dauer sein, von den mehrstündigen Expositionen (z. B. Liegekur, trainierende Wanderungen) über die verschiedenen balneotherapeutischen Applikationen (Bäder, Packungen, Inhalationen) bis zu den Kaltreizanwendungen der Hydrotherapie im Minutenbereich. Sie werden in der Regel ansteigend dosiert. Wichtig ist, daß zwischen den einzelnen Reizanwendungen immer längere Schon- und Ruhezeiten liegen. Die meist obligatorischen Ruhezeiten nach der Anwendung, die Mittagsruhe und der geordnete, schon früh beginnende Nachtschlaf haben in diesem Zusammenhang besondere Bedeutung. Vielfach werden auch behandlungsfreie Tage eingeschaltet.

Charakter und zeitliche Anordnung der Reizbelastung erlauben bereits Schlüsse auf die bei der Kurbehandlung nutzbaren therapeutischen Wirkungsmechanismen (vgl. S. 87). So stellen die permanent einwirkenden Reiz- und Schonfaktoren am Kurort einen weitgehend unspezifischen Wirkungskomplex dar, dessen zahlreiche Einzelfaktoren sowohl durch ihre qualitativen als auch quantitativen Eigenschaften Anpassungsreaktionen des Organismus auslösen, und zwar sowohl in positiver Richtung (Adaptation) als auch in negativer (Deadaptation). Dabei sind komplizierte Wechselwirkungen zwischen den verschiedenen Anpassungsvorgängen zu erwarten (Kreuzadaptationen) (vgl. S. 92). Bei der zunehmenden zivilisatorischen Reizbelastung des Menschen stellen heute wahrscheinlich die entlastenden Schonfaktoren des Kurortmilieus die wichtigeren dar, indem sie Fehlanpassungen (Dysadaptationen) zur Rückbildung veranlassen können. Im Hinblick auf diese permanent wirkenden Basisbedingungen der Kurortbehandlung kann man die Kur sehr treffend als eine „Therapie am umgetopften Kranken" charakterisieren (JORDAN 1971).

Die einzelnen Kurmittelanwendungen stellen in der Regel stärkere Reize dar, so daß sich schon aus diesem Grunde eine kontinuierliche Anwendung verbietet. Ihre unmittelbaren (Immediat-)Wirkungen dauern aber durchweg kürzer an als die Effekte von pharmakologischen Einzelgaben. Vor allem aber werden die Kurmittelanwendungen nicht in solchen Abständen wiederholt, wie sie zur kontinuierlichen Unterhaltung ihrer Immediatwirkungen erforderlich wären. Vielmehr werden Intervalle freigelassen, in denen durch Schonung sichergestellt wird, daß nicht die Behandlungsreize weiter einwirken, sondern der Organismus Gelegenheit findet, seine eigenen Reaktionen zu entfalten und zu kompensieren. Die Intervalle dienen also den autonomen Leistungen des behandelten Organismus. Eine Verkürzung der Schonphasen führt daher keineswegs automatisch zu schnelleren und größeren Behandlungserfolgen (vgl. JUNGMANN 1969). Zugleich steigern die Reizpausen durch Kontrasteffekte den Reizcharakter der Anwendungen.

Die Kurbehandlung steht demnach in einem prinzipiellen Gegensatz zu den Verfahren der medikamentösen Therapie, wo eine möglichst kontinuierliche Wirkung angestrebt wird (vgl. S. 4). Das Ziel der Kuren ist nicht die Fixierung oder Summierung immediater Behandlungseffekte. Diese sind vielmehr häufig dem angestrebten therapeutischen Ziel entgegengerichtet, etwa so, wie beim körperlichen Training durch wiederholte Ermüdung nicht eine summative Steigerung der Ermüdung, sondern eine Verminderung der Ermüdbarkeit, d. h. Leistungssteigerung erreicht werden soll. Es werden demnach langfristige reaktive Umstellungen des Organismus ausgelöst, die, dem Wirkungsmechanismus der Adaptation entsprechend, zu einer Modifikation der Reizantworten führen (vgl. S. 87).

Wenn auch die Kurbehandlung von Außenstehenden häufig noch als verwässerte medikamentöse Therapie oder als bloße Erholungszeit („Kurlaub") abgetan wird, besteht in Fachkreisen auch international weitgehende Übereinstimmung darüber, daß die adaptiven Reaktionen, die durch alle Formen der Kurbehandlung ausgelöst werden können, das entscheidende therapeutische Prinzip darstellen (BAJUSZ 1955; SCHMIDT-KESSEN 1960; JUNGMANN 1962a, 1971; LUNGU u. Mitarb. 1966; HILDEBRANDT 1969, 1976a; JORDAN 1971, 1972; DANILOW u. ZARFIS 1972; LÜHR 1977; BAIER 1978; TSUJI 1981; u. a.). Es muß aber besonders betont werden, daß sich diese Auffassung nicht allein auf die heute besonders forcierte Bewegungstherapie am Kurort bezieht, sondern im Prinzip für alle Kurformen gilt. Die leistungsphysiologischen Grundlagen des körperlichen Trainings als einer Form physiologischer Adaptation sind lediglich systematischer untersucht und auch populärer.

2. Reaktionsmuster des Kurverlaufs

a) Allgemeine Vorbemerkungen

Analyse und Verständnis der Wirkung von Kurbehandlungen sind in der Vergangenheit besonders dadurch erschwert worden, daß die zeitliche Ordnung der reaktiven Vorgänge nicht hinreichend berücksichtigt wurde. Dadurch wurde zwar ein kaum noch überschaubares Material an Einzelbefunden angesammelt, deren Zuordnung zu einem prozeßhaften Zusammenhang aber oft unbefriedigend blieb. In einem phasisch gegliederten Ablauf wird die Veränderung einer Meßgröße wesentlich vom Untersuchungszeitpunkt bestimmt. Bei unterschiedlicher Reaktionsform erlauben auch zu gleichen Zeitpunkten vorgenommene Kontrollen keinen sachgemäßen Vergleich. Nur systematische Längsschnittkontrollen mit genügend dichter Beobachtungsfolge können zu einem adäquaten Einblick in die ausgelösten therapeutischen Reaktionen führen (Hildebrandt 1960, 1975; Lungu u. Mitarb. 1966; Jordan 1971, 1983; u.a.).

Diese Forderung gilt nicht nur für die Analyse des ganzen Kurverlaufs, sondern auch schon für die Untersuchung einzelner therapeutischer Anwendungen. Da die Umstellungsprozesse des Organismus im Kurverlauf insbesondere auch seine Reaktionsweise betreffen, sind auch die akuten Immediatwirkungen zu verschiedenen Zeitpunkten der Kurbehandlung nur unter Berücksichtigung des gesamten Reaktionsmusters vergleichbar (vgl. Amelung u. Best 1959; Hentschel 1960; Stalling 1960; Jungmann 1962a; u.a.). Die in den letzten zwanzig Jahren immer häufiger durchgeführten Längsschnittuntersuchungen verschiedener Größenordnung haben jedenfalls auch im Bereich der Kurbehandlungen die in anderen Zusammenhängen bereits allgemein anerkannte Auffassung bestätigt, daß der Organismus seine Reaktionen stets phasisch-periodisch gliedert (vgl. S. 33).

b) Reaktionen auf therapeutische Einzelreize

Seit den Beobachtungen von Stahl (1923), Hoff (1931) u.a. ist bekannt, daß die einzelne balneotherapeutische Reizanwendung oder klimatische Exposition vom Organismus mit einer phasischen Reaktion beantwortet wird, deren Ablauf von umfassenden Schwankungen des nerval-autonomen Tonus bestimmt wird. Auch die Beteiligung von entsprechenden Funktionsschwankungen im hormonalen System ist gut gesichert, wenn auch hier stärkere Abhängigkeiten von Reizstärke und -qualität bestehen.

Zumeist werden diese unspezifischen Reaktionen nach dem Muster des „vegetativen Dreitaktes“ (Siedeck 1951a, b) oder der “vegetativen Gesamtumschaltung“ (Hoff 1930, 1957) beschrieben (vgl. dazu Tabelle 4, S. 29): Auf eine mehr oder weniger ausgeprägte vagotone bzw. trophotrope Vorschwankung folgt eine ausgeprägte sympathikotone (ergotrope) Phase, die dann erneut in eine vagotone (trophotrope) Phase umschlägt. Der weitere Verlauf solcher im Prinzip periodisch fortgesetzten Reaktionen ist nur in wenigen Fällen untersucht (vgl. Hildebrandt 1975, 1979). Die in *Abb. 42* zusammengestellten Reaktionsbeispiele nach therapeutischen Ein-

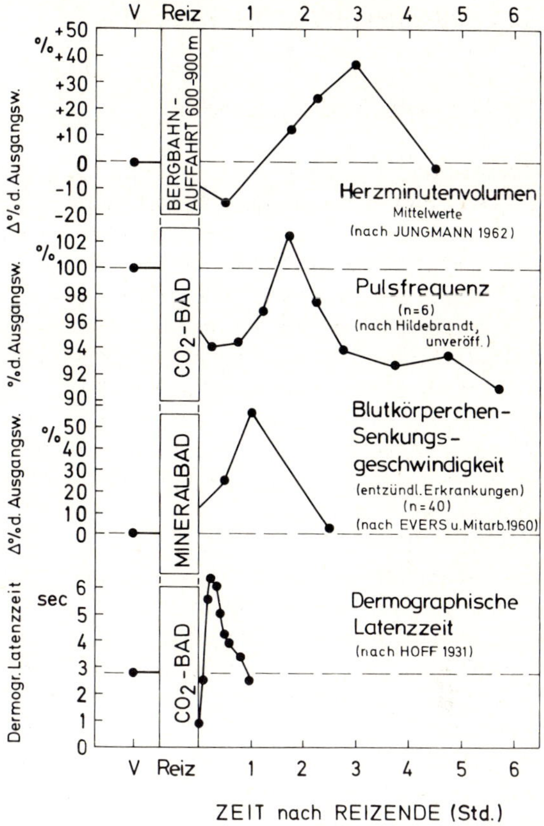

Abb. 42. Beispiele für das phasisch-periodische Reagieren des autonomen Systems nach verschiedenen klimatischen und balneologischen Reizen. Nach Ergebnissen von JUNGMANN (1962a), HILDEBRANDT (unveröff.), EVERS u. Mitarb. (1960) sowie HOFF (1931)

zelanwendungen lassen Periodendauern im Bereich von Stunden erwarten (ultradiane Perioden), wobei nach den Erfahrungen mit ähnlichen Reizbelastungen die submultiplen Perioden des Tagesrhythmus bevorzugt werden (4-, 6-, 8- und 12-stündige Perioden).

Für eine sichere Beurteilung des Reaktionsablaufs nach Einzelapplikationen ist es streng genommen erforderlich, die betroffenen Funktionsgrößen im Vergleich zu einem Leerversuch im gesamten Tagesgang zu verfolgen, da der spontane Tagesrhythmus ohnehin von reaktiven ultradianen Perioden überlagert sein kann (vgl. S. 37). *Abb. 43* gibt ein Beispiel für eine solche Untersuchung und läßt erkennen, daß es sich bei der Reaktion auf ein CO_2-Bad tatsächlich nur um Periodendauern im Bereich von Stunden handelt und die Dämpfung der Reaktion so stark ist, daß während der Nacht keine sicheren Unterschiede zwischen Behandlungs- und Ruhetagen mehr bestehen.

Im Prinzip ist es möglich, daß ein therapeutischer Einzelreiz außer der mehrstündigen Reaktionsperiodik zugleich auch längere Perioden anstößt und damit ein komplexeres Reaktionsmuster auslöst, besonders bei Überschreitung bestimmter

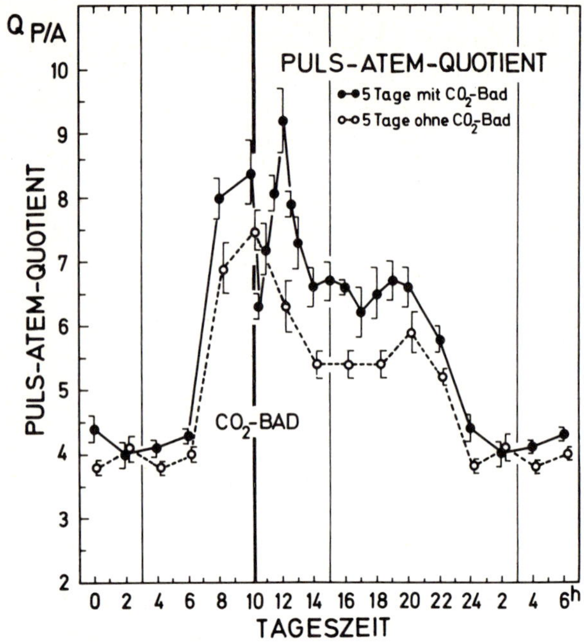

Abb. 43. Mittlerer Tagesgang des Puls-Atem-Quotienten einer gesunden Versuchsperson unter gleichmäßigen Ruhebedingungen an je fünf Tagen mit und ohne Applikation eines thermoindifferenten CO_2-Bades. Die Klammern bezeichnen den Bereich des mittleren Fehlers der Mittelwerte. (Nach HILDEBRANDT 1975)

Reizstärken und Reizdauern und entsprechend größerem Reaktionsumfang. Unter den Bedingungen der Kurortbehandlung lassen sich die längerwelligen reaktiven Perioden allerdings schwer auf die therapeutischen Einzelreize zurückführen, da die hier immer zugleich einwirkenden permanenten Klima- und Milieureize (vgl. Abb. 41) allein ein solches Reaktionsmuster hervorrufen. Nach neueren experimentellen Untersuchungen ist es aber sicher, daß wiederholte Einzelreize allein außer den ultradianen Perioden eine langwellige Reaktionsperiodik auslösen können (HILDEBRANDT u. STREMPEL 1974a; HECKMANN u. Mitarb. 1980).

Die Reaktion des autonomen Systems auf therapeutische Einzelreize ist hinsichtlich Ausprägung der Initialphase, Amplitude, Phasenlage sowie Periodendauer und Dämpfung in starkem Maße von der individuellen Reaktionslage abhängig (EVERS u. Mitarb. 1960; SATO 1958; KIHN 1961; STREMPEL u. HILDEBRANDT 1977; HILDEBRANDT u. Mitarb. 1977a; u.a.). Hinreichend systematische Kenntnisse für alle in Betracht kommenden Reizanwendungen sind aber bisher nicht erarbeitet worden. Die individuelle Reaktionslage unterliegt nämlich einerseits spontanrhythmischen Schwankungen verschiedener Größenordnung (vgl. S. 192) und ist andererseits von Art und Stadium einer Erkrankung abhängig. Darüber hinaus erfährt sie im Kurverlauf charakteristische Veränderungen, die zu Modifikationen in der Beantwortung therapeutischer Einzelreize führen. Diese werden ihrer Tendenz nach entweder im Sinne einer adaptiven Dämpfung der Reizantworten oder aber Rückgewinnung normaler Reaktionsfähigkeit (Normalisierung, vgl. S. 151) beschrieben. Wo hinreichend systematische Längsschnittkontrollen der immediaten Reizantworten vorgenommen wurden, zeigt sich, daß die Modifikationen der Reaktionsabläufe im wesentlichen vom langwelligen Reaktionsmuster des Kurverlaufs (s. ff) bestimmt werden. Auch die subjektiven Begleiterscheinungen der Immediatreaktionsmuster, z. B. die sog. Bekömmlichkeit der therapeutischen Anwendungen, unterliegen der charakteristischen Zeitstruktur solcher reaktiven Umstellungen im Kurverlauf (Hildebrandt u. Gehlken 1961) (vgl. S. 209).

Neben der Auslösung unspezifischer Allgemeinreaktionen haben die therapeutischen Reize der Bäder- und Klimaheilkunde unterschiedlich stark ausgeprägte physikalisch-chemische Direktwirkungen. Diese werden im Kapitel „Spezielle Kurmittelwirkungen" (Band 2 u. 3) näher dargestellt. Ihre Abgrenzung gegenüber den autonomen Mitreaktionen ist aber teilweise sehr schwierig (vgl. Königer 1929). So wird z. B. die herzfrequenzsenkende Wirkung des CO_2-Bades als spezifische Wirkung aufgefaßt. Das Beispiel der Abb. 42 läßt aber erkennen, daß die initiale Bradykardie zumindest teilweise schon Bestandteil der trophotropen Vorphase der vegetativen Gesamtumschaltung ist. Es muß offen bleiben, ob spezifische Direktwirkungen überhaupt ohne unspezifische Mitreaktionen möglich sind.

Therapeutisch bedeutsam ist es, daß die lokalen Direktwirkungen der Anwendungen die Wirkungsbedingungen für die vegetativen Gesamtumschaltungen verändern und dadurch Wirkungsschwerpunkte der Reaktionstherapie setzen können. Stahl (1923, 1947) hatte in diesem Sinne schon zeigen können, daß die durch einen unspezifischen Reiz ausgelösten vegetativen Gesamtumschaltungen an nicht direkt betroffenen, aber durch vorhergehende Reizbelastung anderer Art reaktiv veränderten Hautpartien besonders große Reaktionsamplituden verursachen. Die betonte Mitreaktion vorgeschädigter Gewebe (Herdreaktionen) auch nach einzelnen therapeutischen Reizapplikationen ist klinisch geläufig (vgl. S. 123).

Die Entwicklung komplexer Reaktionsmuster während der Kurbehandlung muß dringend systematischer erforscht werden. Besondere Beachtung muß dabei auch das Problem der Reizintervalle finden (vgl. Strempel u. Tändler 1976). Es ist z. B. auffällig, daß in Japan reizstarke balneologische Anwendungen mehrmals täglich verordnet werden, während in Ländern des Mittelmeerbereichs tägliche Bäder, bei uns solche aber meist nur in zweitägigen Abständen verabfolgt werden. Stettner (1928, 1930) und Hoff (1930, 1957) haben bereits bei der Anwendung künstlichen Fiebers zur unspezifischen Therapie gezeigt, daß die Länge des Intervalls zwischen zwei Reizen von erheblichem Einfluß auf die Reaktion ist (vgl. auch Königer 1929). Diese Erfahrungen sind aber bisher nicht auf die Bäder- und Klimaheilkunde übertragen worden.

c) Reaktive Perioden des Kurverlaufs

Eine zeitliche Gliederung der reaktiven Umstellungen im Kurverlauf ist sowohl im subjektiven Erleben des Patienten als auch in objektiven klinischen Erscheinungen so auffällig, daß diese schon den Badeärzten früherer Jahrhunderte geläufig und vielfach auch Ausgangspunkt einer Prognostik des Kurerfolges war (vgl. Kukowka 1972; Hildebrandt 1975; u. a.). In letzter Zeit ist mehrfach versucht worden, die phasische Gliederung des Kurverlaufs unter verschiedenen Gesichtspunkten zu

Tabelle 12. Schema der Phasen des Kurverlaufs. (Nach Jordan 1964, 1972)

1. Kureinstimmung	Psychophysische Kurvorbereitung des Kuranwärters in der Heimat
2. Kureintrittsreaktion	Übergangsphase von der Heimat in den Kurort, Diagnostik und sonstige Einordnung in die Kur. Ende etwa am 3. oder 4. Kurtag
3. Akklimatisationsphase	Anpassung an Milieu und Therapiereiz mit einem reaktiv-kritischen Höhepunkt vom 8.–12. Kurtag
4. Kurbelastungsreaktion	Eigentliche „Kurreaktion" mit einem Höhepunkt am 18.–22. Kurtag
5. Kurendreaktion	Praktisch der Kureffekt
6. Reklimatisationsreaktion	Phase nach Abbruch der Kurortbehandlung, „Deadaptation"

mehr oder weniger schematischen Einteilungen zusammenzufassen (Bajusz 1955; Lühr 1959; Jordan 1964; Hittmair 1971a; Hillebrand 1967; u.a.). Als Beispiel ist in *Tabelle 12* die von Jordan (1972) vorgeschlagene Einteilung wiedergegeben, die zunächst in vorwiegend methodologisch-didaktischer Absicht aufgestellt wurde.

Alle Versuche dieser Art haben bisher die Möglichkeit, daß dem Reaktionsmuster des Kurverlaufs periodische Strukturen zugrunde liegen, nicht hinreichend berücksichtigt. Dies ist verständlich, weil mit jedem Gliederungsschema versucht wurde, allen im Kurverlauf vorkommenden reaktiven Erscheinungen zugleich Rechnung zu tragen, ohne Rücksicht darauf, inwieweit diese im Einzelfall auftreten. Periodendauer, Amplitudenverhalten und Phasenlage der reaktiven Perioden werden in starkem Maße von der individuellen Reaktionslage bestimmt. Das durchschnittliche Verhalten größerer Kollektive kann daher nur Interferenzbildern entsprechen, in denen, je nach dem Krankengut, einzelne periodische Strukturen mehr oder weniger dominieren. Besonders ausgeprägte Unterschiede des Reaktionsmusters bestehen schon nach klinischer Erfahrung zwischen Patienten, die an chronisch-entzündlichen oder degenerativen Erkrankungen leiden (vgl. dazu S. 119).

Bisher sind im wesentlichen *zwei Haupttypen von Reaktionsmustern* im Kurverlauf abgegrenzt worden. Das eine Muster ist charakterisiert durch das Dominieren einer etwa 7-tägigen Periodik (Circaseptan-Periodik; zur Nomenklatur s. Halberg u. Mitarb. 1977) und die frühe zeitliche Lage des Reaktionsmaximums (frühreaktives Muster), das andere Muster durch das Überwiegen längerer reaktiver Perioden von aufschwingender Amplitude, sodaß das Reaktionsmaximum erst in der zweiten Hälfte der 4-wöchigen Kur erreicht wird (spätreaktives Muster). Somit kommen für den Kurverlauf reaktiv-periodische Zeitstrukturen in Betracht, wie sie auch bei anderen adaptiven Reaktionen abgegrenzt wurden (vgl. S. 33).

Das *frühreaktive Muster* läßt sich mit großer Regelmäßigkeit im Kurverlauf der verschiedensten Funktionsgrößen nachweisen, und zwar auch im mittleren Verhalten von nicht weiter differenzierten Patientengruppen. *Abb. 44* gibt eine Zusammenstellung verschiedener Befunde, die an unterschiedlichen Kurorten erhoben wurden. Bei den Patienten handelte es sich überwiegend um funktionelle Herz- und Kreislauferkrankungen. Drei der Beispiele betreffen ausgewählte Teilgruppen mit

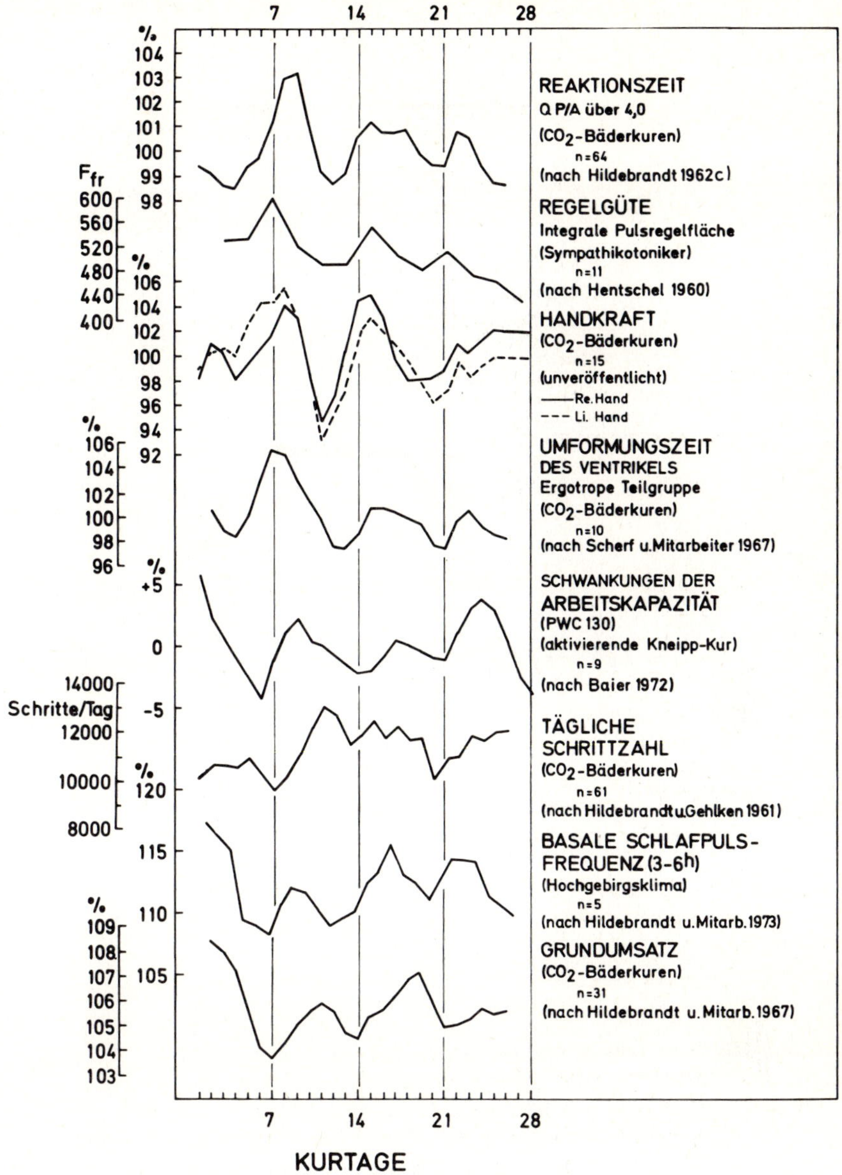

Abb. 44. Beispiele für Circaseptanperioden im Verlauf verschiedener Funktionsgrößen bei unterschiedlichen Kurbehandlungen. Lit.-Angaben s. im Lit.-Verzeichnis. (Nach HILDEBRANDT 1975)

ergotroper Ausgangslage, für die die circaseptane Reaktionsperiodik besonders charakteristisch ist. Die 7-tägige periodische Gliederung ist in allen Beispielen der Abbildung dominant. Die maximale ergotrop gerichtete Reaktionsamplitude liegt meist im Bereich des 7. Kurtages, die folgenden Auslenkungen im Bereich des 14. und 21. Kurtages sind z.T. stark gedämpft. Dem entspricht auch die zeitliche An-

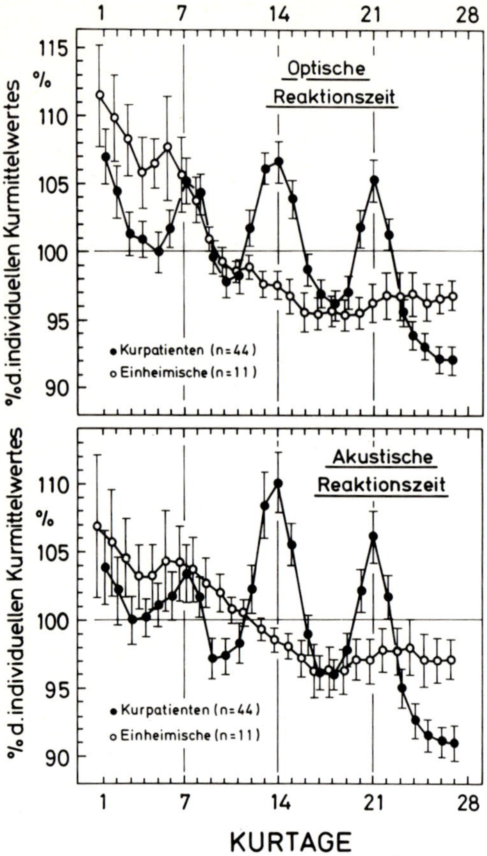

Abb. 45. Mittlerer Verlauf der optischen und akustischen Reaktionszeit von 44 Kurpatienten während einer vierwöchigen Kurbehandlung und von 11 einheimischen Kontrollpersonen, die nicht behandelt wurden. Die Klammern bezeichnen den Bereich des mittleren Fehlers der Mittelwerte. (Nach HILDEBRANDT u. GEYER 1979)

ordnung der sog. Kurkrisen (vgl. dazu Abb. 50, S. 126). Gelegentlich findet sich die maximale Reaktionsamplitude auch bei der zweiten oder dritten Auslenkung, ohne daß bisher geklärt ist, welchen Einfluß z. B. die therapeutische Reizanordnung darauf hat. Auch bei der Untersuchung sehr großer Kollektive hat sich die Circaseptanperiodik als Submultiple des Monatsrhythmus im Reaktionsmuster des Kurverlaufs als dominant erwiesen (HILDEBRANDT u. FRANK 1974; vgl. auch DIRNAGL u. Mitarb. 1974).

Die charakteristische Periodendauer und der große Umfang der beteiligten Funktionen weisen dieses Reaktionsmuster des Kurverlaufs als Ausdruck einer unspezifischen vegetativen Gesamtumschaltung mit dem Ziel einer funktionellen Adaptation aus (vgl. S. 33). Die in Mittelwertkurven verschiedener Kollektive zu findende Übereinstimmung der Phasenlage läßt vermuten, daß diese reaktive Periodik in der Regel bereits zu Kurbeginn, d. h. durch den Klima- und Milieuwechsel angestoßen wird (HILDEBRANDT u. GEHLKEN 1961; HILDEBRANDT 1962a, 1968),

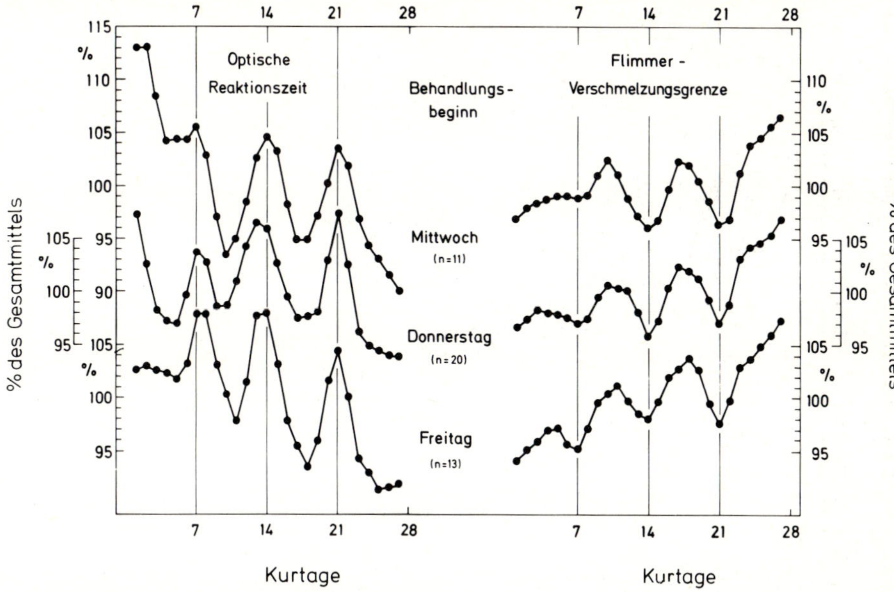

Abb. 46. Mittlerer Kurverlauf der optischen Reaktionszeit sowie der Flimmerverschmelzungsgrenze in drei Teilgruppen von Kurpatienten, die ihre Kur an verschiedenen Wochentagen begannen. (Nach HILDEBRANDT u. GEYER 1979)

während die nach Zeitpunkt und Stärke variabler eingesetzten therapeutischen Einzelreize möglicherweise eher den weiteren Verlauf (Dämpfung) beeinflussen. Vergleichsuntersuchungen am selben Kurort ergaben, daß die circaseptane Reaktionsperiodik nicht bei unbehandelten einheimischen Vergleichspersonen auftritt *(Abb. 45)*. Die bei diesen nachweisbare synchronisierte Wochenrhythmik der kontrollierten Parameter war von wesentlich kleinerer Amplitude als die circaseptane Reaktionsperiodik der Kurpatienten, die nachweislich mit dem Kurbeginn und nicht mit dem äußeren Wochenrhythmus synchronisiert war (HILDEBRANDT u. GEYER 1979; HILDEBRANDT u. Mitarb. 1980) *(Abb. 46)*. Weitere Befunde, die die oft geäußerte Vermutung widerlegen, die Circaseptanperiodik des Kurverlaufs sei lediglich eine Folge des Wochenrhythmus mit seinen Schwankungen der Behandlungsintensität, sind auch von anderen Autoren erhoben worden (PONTOPPIDAN 1967; HILDEBRANDT u. FRANK 1974; HENTSCHEL 1977; BRÜNING u. HILDEBRANDT 1980; vgl. auch DIRNAGL u. Mitarb. 1974). Neuere Untersuchungen ergaben Anhalte dafür, daß die Ausprägung der circaseptanperiodischen Reaktionsmuster mit zunehmendem Lebensalter abnimmt, was der Altersentwicklung der vegetativen Reaktionslage im Sinne einer abnehmenden Ergotropie entspricht (HILDEBRANDT u. Mitarb. 1980). Im Einklang damit steht auch der Befund, daß Häufigkeit und Ausprägung frühreaktiver Muster im Kurverlauf mit der anwachsenden ergotropen Einstellung der vegetativen Reaktionslage in der aufsteigenden Hälfte des biologischen Jahres zunehmen (vgl. S. 201).

Das *spätreaktive Muster* des Kurverlaufs ist bisher wesentlich seltener in systematischen Längsschnittuntersuchungen dargestellt worden, obwohl zahlreiche kli-

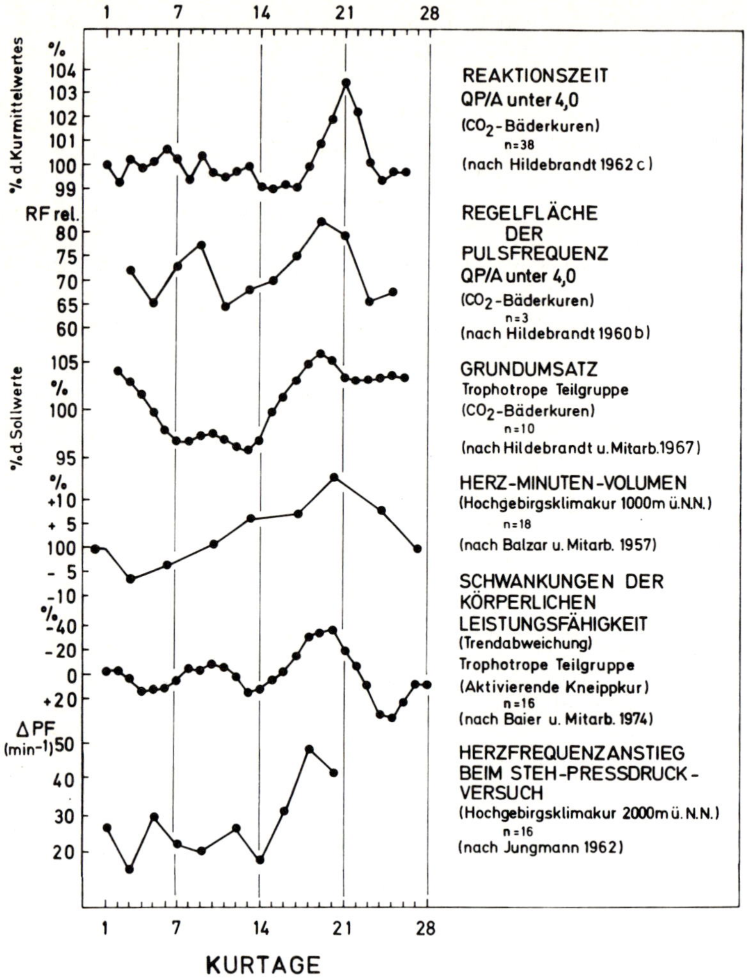

Abb. 47. Beispiele für den mittleren Kurverlauf verschiedener Funktionsgrößen im spätreaktiven Muster. Ergebnisse von Untersuchungen bei verschiedenen Kurformen. Lit.-Angaben s. im Lit.-Verzeichnis. (Nach HILDEBRANDT 1977)

nische Erfahrungen über Kurverläufe vorliegen, bei denen das Reaktionsmaximum erst in der zweiten Kurhälfte, meist am Ende der 3. Kurwoche, erreicht wird (vgl. SCHOLTZ 1951; INAMA 1956; KUKOWKA 1956, 1972; JUNGMANN 1961, 1962; u. a.). In *Abb. 47* sind einige Beispiele für Mittelwertverläufe verschiedener Funktionsgrößen vom spätreaktiven Typ zusammengestellt. Entsprechende Beispiele für den Kurverlauf des subjektiven Befindens enthält Abb. 51 (S. 127). Solche Befunde sind einerseits dort verfügbar, wo Längsschnittuntersuchungen in Abhängigkeit von der individuellen vegetativen Ausgangslage durchgeführt worden sind, vor allem bei CO_2-Bäderkuren und Kneipp-Kuren. Dabei hat sich bestätigt, daß das spätreaktive Verlaufsmuster bei diesen Kurformen in erster Linie bei trophotropen Reaktionslagen auftritt, während für ergotrope Ausgangslagen der frühreaktive Verlaufstyp charakteristisch ist. Andererseits scheint das spätreaktive Muster mit dem späten Reaktionsmaximum auch bei bestimmten Kurformen, z. B. bei Hochgebirgsklimakuren, zu dominieren (vgl. JUNGMANN 1962a).

Die periodische Struktur dieses Reaktionsmusters ist noch nicht hinreichend geklärt. Vieles spricht dafür, daß es sich um eine, gleichfalls zu Kurbeginn angestoßene, Periodik von etwa 9–10 Tagen Periodendauer handelt (Circadecan-Periodik), deren Amplitude aufschwingt, so daß das Maximum im Bereich des 20. Kurtages erreicht wird (HILDEBRANDT u. GEHLKEN 1961; HILDEBRANDT 1962c, 1968; BAIER u. Mitarb. 1974; HILDEBRANDT u. FRANK 1974). Es besteht aber auch die Möglichkeit, daß eine etwa 20-tägige oder – noch wahrscheinlicher – eine etwa 6-wöchige Periodik dominiert, deren erstes Maximum die krisenhafte ergotrope Auslenkung im Bereich des 20. Kurtages herbeiführt. Nach klinischen Langzeitbeobachtungen an chronisch Kranken vermag die therapeutische Reizbelastung häufig langwellige Reaktionsperioden mit etwa 6 Wochen Periodendauer auszulösen (KIHN 1962, 1963). Andererseits sind auch 5-tägige Perioden im Kurverlauf einzelner Funktionsgrößen abgegrenzt worden (GEHLKEN u. Mitarb. 1961). Es kann daher vermutet werden, daß das spätreaktive Verlaufsmuster von einem System ganzzahlig koordinierter Perioden geformt wird, die engere Beziehungen zum Bereich der Submultiplen des Jahresrhythmus aufweisen und daher eher trophisch-plastische Adaptationsprozesse impulsieren (vgl. S. 49).

Wenn man die umfangreicheren Erfahrungen mit der circaseptanen Reaktionsperiodik einbezieht (vgl. S. 39), ist überhaupt damit zu rechnen, daß mit dem Kur- bzw. Therapiebeginn jeweils ein ganzes System verschiedener reaktiver Perioden angestoßen wird, die miteinander koordiniert sind und mehr oder weniger schnell gedämpft abklingen. Mit fortdauernder Reizbelastung bestimmen dann aber die höheren Integrationsebenen mit den längeren Perioden das reaktive und adaptive Verhalten und dominieren im Reaktionsmuster. Für eine initiale Beteiligung kürzerer Perioden spricht z. B. die Beobachtung, daß im Bereich des 3. Kurtages ein kritisches Reaktionsmaximum durchlaufen werden kann (sog. Krise des 3. Tages), das sich u. a. auch in der Sterblichkeit der Kurpatienten abzeichnet (vgl. Abb. 50, S. 126) (HITTMAIR 1960; HILDEBRANDT u. Mitarb. 1975; BRÜNING u. HILDEBRANDT 1980). Es ist aber noch nicht entschieden, ob es sich dabei um die erste Halbwelle einer Circaseptanperiodik oder um eine Periodik von halber Wellenlänge und schnellerer Dämpfung handelt (vgl. auch S. 39).

Die Beteiligung sehr langer Perioden (Submultiple des Jahresrhythmus) am Reaktionsmuster des Kurverlaufs ist sehr wenig untersucht. Hierzu sind aufwendige und organisatorisch schwierige Längsschnittuntersuchungen über das Kurende hinaus erforderlich, wie sie bisher nur selten vorliegen (JUNGMANN 1962a; BAIER u. ROMPEL-PÜRCKHAUER 1980). Immerhin wurden erste Anhalte dafür erbracht, daß außer den genannten 6-wöchigen Perioden auch z. B. 9-monatige Periodendauern in Betracht kommen. Das Problem der Reaktionsmuster des Kurverlaufs umfaßt somit auch den Zeitbereich der Rückkehrreaktionen, der sog. Spätreaktionen, wie sie z. B. nach Radonkuren beschrieben wurden (HAUS u. INAMA 1965), sowie die Frage nach der Zeitstruktur des Kurerfolges (vgl. S. 176).

Die Unterscheidung von zwei Grundtypen eines früh- und spätreaktiven Musters im Kurverlauf stellt sicherlich erst eine recht grobe Abgrenzung dar. Sie führt aber bereits über den Versuch hinaus, alle Erscheinungen des Kurverlaufs in ein

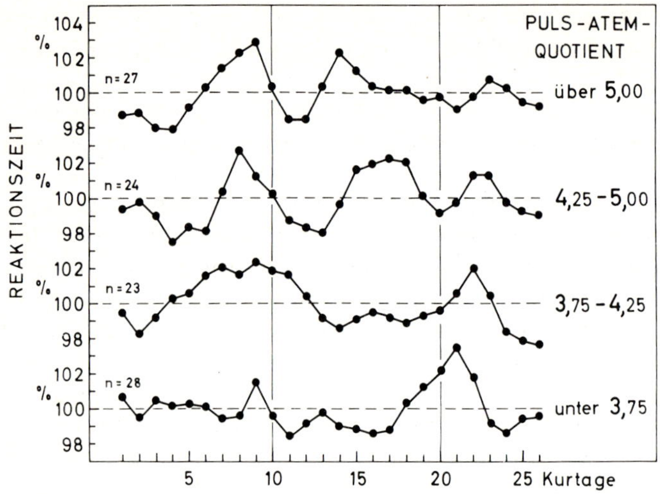

Abb. 48. Mittlerer Kurverlauf der Reaktionszeit auf ein optisches Signal in vier Gruppen mit unterschiedlicher Ausgangslage des Puls-Atem-Quotienten zu Kurbeginn. Ergebnisse von insgesamt 102 Sanatoriumspatienten während vierwöchiger CO_2-Bäderkuren im Mittelgebirgsklima. n = Gruppenhäufigkeit. (Nach ENGEL u. Mitarb. 1963)

einziges Schema zu pressen (vgl. Tabelle 12, S. 116), und zeigt vielmehr, daß dieses durch eine Interferenz von zwei grundverschiedenen Antwortmustern zustandegekommen ist. HILDEBRANDT u. GEHLKEN (1961) hatten bereits darauf hingewiesen, daß durch Zusammenfassung einer 7-tägigen und 10-tägigen Reaktionsperiodik ein zweigipfeliger Kurverlauf entsteht, dessen Maxima im Bereich des 8.–10. und 20. Kurtages liegen. Obwohl die Reaktionsmuster bisher fast ausschließlich aus Teilkollektiven erschlossen worden sind, führt ihre Auftrennung, z. B. bei einer Gruppierung nach der vegetativen Ausgangslage (vgl. S. 184), zu einer bemerkenswert starken Verminderung der Variabilität von Funktionsgrößen im Kurverlauf. Bei stufenweiser Abtrennung der vegetativen Ausgangslagen im Beispiel der *Abb. 48* ergeben sich keine Anhalte dafür, daß gleitende Übergänge zwischen den beiden Reaktionsmustern möglich wären; vielmehr ist eher ein Ausschlußverhältnis anzunehmen. Die endgültige Klärung dieser Fragen setzt aber Periodenanalysen im individuellen Kurverlauf voraus, wie sie bisher noch nicht in ausreichendem Umfange vorliegen (vgl. HILDEBRANDT 1968; BREITHAUPT 1983). Es ist daher auch noch nicht bekannt, in welchem Maße z. B. die Phasenlage der dominierenden Reaktionsperiodik interindividuell variieren kann (vgl. S. 130).

Die Abgrenzbarkeit zweier verschiedener Reaktionsmuster mit unterschiedlichen periodischen Komponenten macht es wahrscheinlich, daß therapeutisch nutzbare Reaktionen von zwei verschiedenen Integrationsebenen gesteuert werden können. Dies wiederum läßt erwarten, daß die einzelnen Funktionen in quantitativ und qualitativ unterschiedlicher Weise in die periodischen Gesamtumschaltungen einbezogen werden. Für die subjektiven Begleiterscheinungen der Reaktionsmaxima sind bereits qualitative Unterschiede in Abhängigkeit von der zeitlichen Lage im Kurverlauf beobachtet worden (GEHLKEN u. Mitarb. 1961; HILDEBRANDT u. GEHL-

KEN 1961; JUNGMANN 1962a; u.a.), systematische Untersuchungen über die Phasenbeziehungen verschiedener Funktionen im Ablauf der beiden Reaktionsmuster (sog. Phasenkarten) stehen aber noch aus. Es ist auch noch nicht auszuschließen, daß die beiden Reaktionsmuster des Kurverlaufs sich bevorzugt in bestimmten Funktionsbereichen ausprägen und dann möglicherweise intraindividuell gleichzeitig auftreten können.

Wenn man bemerkt, welche Vielfalt verschiedener und zusätzlicher individueller Reizerlebnisse im Kurverlauf in Betracht kommt, ist es erstaunlich, daß sich überhaupt so verhältnismäßig klare und einheitliche Reaktionsmuster abgrenzen lassen. Dies ist nur dadurch möglich, daß die reaktiv-periodischen Vorgänge zugleich mit Schwankungen der Empfindlichkeit gegenüber weiteren Reizbelastungen einhergehen (HILDEBRANDT u. Mitarb. 1967; vgl. S. 209).

Zu den zusätzlichen Reizen des Kurverlaufs gehören z.B. die aperiodischen Wettervorgänge. FRANKE (1962) hat den Versuch gemacht, ihre Priorität bei der Gestaltung des Reaktionsmusters nachzuweisen. Die Zusammenfassung seiner Ergebnisse in der oberen Kurve der Abb. 50 (S. 126) zeigt aber deutlich, daß auch die Wirksamkeit der Wettereinflüsse auf den Organismus von der Circaseptanperiodik des Kurverlaufs kontrolliert wird und Wetterreize im wesentlichen akzentuierend auf das Reaktionsmuster wirken. Prinzipiell ähnliche Befunde sind für den Einfluß psychotherapeutischer Zusatzbehandlungen, z.B. des Autogenen Trainings, erhoben worden (ZEISING u. Mitarb. 1979). Die fortlaufende Kontrolle des individuellen Reaktionsmusters ist zweifellos eine wichtige Voraussetzung für die rationelle Gestaltung der Therapie im prozesshaften Kurverlauf.

d) Kurreaktion und Kurkrise

Charakteristisch für alle Formen der Kurbehandlung ist die Tatsache, daß der therapeutische Effekt keine kontinuierlichen Fortschritte macht, sondern in der Regel von einer oder mehreren Phasen unterbrochen wird, in denen sich der Zustand des Patienten subjektiv wie objektiv vorübergehend verschlechtert. Diese sog. Kurreaktionen, die sich zur Kurkrise zuspitzen können, sind schon von alters her unter den verschiedensten Bezeichnungen bekannt (Badekrise, Brunnenkoller, Thermalkrise, Akklimatisationskrise, Leiden, u.a.) und mit den reaktiven Umstellungen des behandelten Organismus in Zusammenhang gebracht worden. Erst die systematischen Kurlängsschnittuntersuchungen der letzten Jahrzehnte haben es aber möglich gemacht, die Kurreaktion als Bestandteil des Reaktionsmusters im Kurverlauf zu identifizieren und damit in größere Zusammenhänge einzuordnen (vgl. HILDEBRANDT 1975, 1978).

Die Symptomatik reicht von leichten Störungen des Allgemeinbefindens bis zu schweren klinischen Erscheinungen, die dann zunehmend vom zugrundeliegenden Krankheitsgeschehen mitgeformt werden (OTT 1956). Von den unspezifischen Allgemeinsymptomen stehen Innere Unruhe, erhöhte Reizbarkeit, Abgeschlagenheit, Stimmungslabilität, Appetenzminderung sowie Einschlaf- und Durchschlafstörungen bei bedrückenden Trauminhalten im Vordergrund. Dazu treten die verschiedensten „vegetativen Mißempfindungen", die auf Herz- und Kreislauffunktion, Atmung und Verdauungstrakt sowie auf die Temperaturregulation bezogen werden.

Lokale Erscheinungen der Kurreaktion betreffen einerseits die erkrankten Organe, die im Sinne eines Aufflackerns mit verstärkten Beschwerden reagieren, z.B. rheumatische Muskel- und Gelenkschmerzen und -schwellungen oder Verstärkung von Schleimhautkatarrhen, die mit objektiv feststellbaren Veränderungen verbunden sind. Darüber hinaus kann es aber auch zur Aktivierung alter ruhender Krankheitsherde kommen (z.B. Zähne (vgl. Abb.50), Mandeln, Appendix, Adnexe, Thrombosen etc.). Charakteristisch sind schließlich auch Hautreaktionen, die bei den extrem langen Badezeiten früherer Jahrhunderte in Gestalt des „Badeausschlages“ eine große Rolle spielten. Heutzutage treten diese aber meist nur nach stark hautreizenden Bädern auf (Schwefel- und stark säurehaltige Bäder) und können hier verschiedene Formen annehmen (Urtikaria, Dermatitis, polymorphes Ekzem

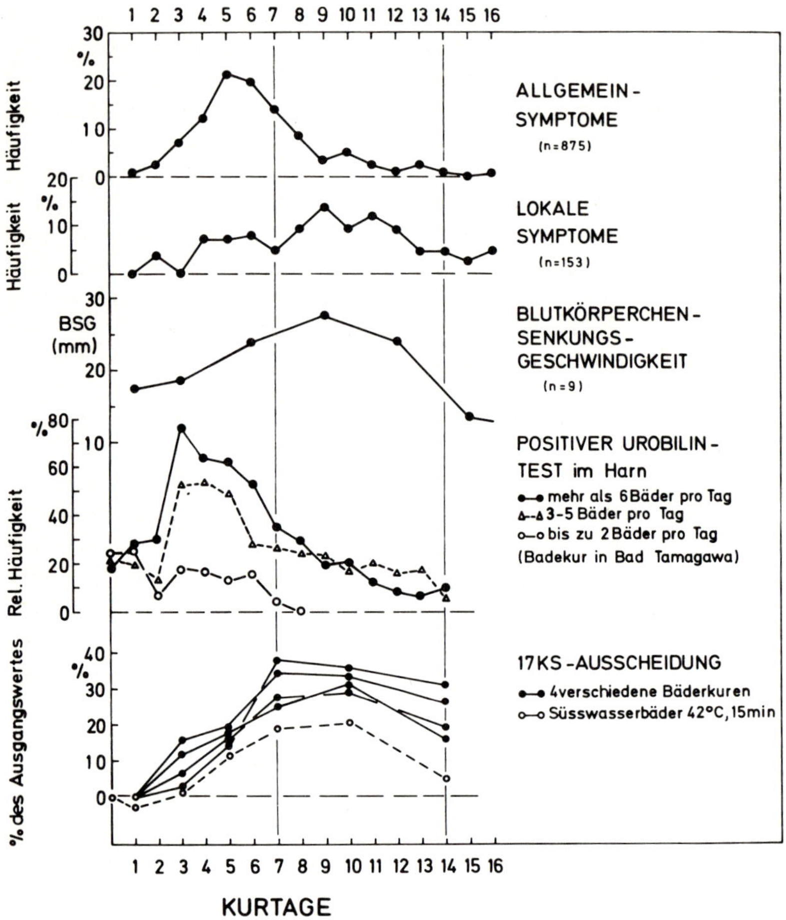

Abb. 49. Verlauf subjektiver und objektiver Symptome der Kurreaktion bei Bäderkuren in verschiedenen Kurorten Japans. (Nach Daten von SUGIYAMA 1960, 1961). Man beachte die Phasenbeziehungen der verschiedenen Parameter, die auf qualitative Unterschiede zwischen zwei Abschnitten der Kurreaktion hinweisen. Hinsichtlich des unterschiedlichen Verhaltens subjektiver Allgemeinsymptome und lokaler Beschwerden vgl. auch HILDEBRANDT u. GEHLKEN (1961). (Nach HILDEBRANDT 1978)

u. a.) (vgl. Tarusawa 1963), bei den in Mitteleuropa üblichen Bäderformen und -dosierungen kommen Hautreaktionen meist nur in mitigierter Form vor (Pruritus, flüchtige Erytheme u. a.).

Von den objektiv nachweisbaren Funktionsänderungen während der Kurreaktion belegen die Leistungsprüfungen eine auch subjektiv spürbare Minderung der Leistungsfähigkeit mit Abfall der Arbeitskapazität für eine definierte Pulszahl sowie von täglicher Schrittzahl, Vitalkapazität, Flimmerverschmelzungsfrequenz und Merkfähigkeit sowie Reaktionszeitverlängerung. Änderungen der Abwehrlage zeigen sich an Steigerungen von Körpertemperatur, Leukozytenzahl mit Linksverschiebung im weißen Blutbild, Blutkörperchensenkungsgeschwindigkeit mit entsprechender Dysproteinämie und Änderungen des Properdinspiegels sowie am Anstieg des Plasma-Histaminspiegels. Positivwerden der Leberfunktionsproben (Takata-Reaktion, Urobilinogen im Harn), passagere Albuminurie sowie Änderungen von Kapillarresistenz und Hyaluronidasegehalt weisen auf Änderungen der Zellpermeabilität hin. Auch zahlreiche Veränderungen im Stoffwechsel, im Wasser- und Elektrolythaushalt sowie in den enzymatischen Regulationen sind nachgewiesen (Lit.-Übersichten s. Sugiyama 1960, 1961; Kühnau 1962; Schmidt-Kessen 1962; u. a.) (vgl. *Abb. 49*).

Die Dauer der unkomplizierten Kurreaktion beträgt zwischen 1 und 7 Tagen. Die Angaben über die Häufigkeit des Auftretens schwanken zwischen 2 und 100% aller Patienten. Sie ist einmal abhängig von Art und Dosierung der angewendeten Kurmittel. So führen Schwefel-, Radon- und stark säurehaltige Bäder sowie Thermal- und überwärmende Peloidbäder offenbar zu besonders intensiven Kurreaktionen (Kowarschik 1958). Bei der Kurbehandlung mit heißen Bädern stieg die Häufigkeit von Kurreaktionen von 13% bei täglicher Verabfolgung von 1 bis 2 Bädern auf 97% bei täglich 6 und mehr Bädern (Sugiyama 1960). Zum anderen beeinflussen die bestehenden Krankheitsformen neben der Symptomatologie auch Häufigkeit und Stärke der Kurreaktion. So erleiden z. B. Arthritiskranke häufiger und zugleich früher liegende Kurreaktionen als Patienten mit degenerativen Arthrosen und nichtrheumatischen Erkrankungen (Günther 1967) (vgl. *Tabelle 13*). Entscheidend dürfte dabei die unterschiedliche vegetative Reaktionslage der Patienten sein.

Tabelle 13. Häufigkeit der Balneoreaktion (Kurreaktion) bei Patienten mit entzündlichem und degenerativem Rheumatismus sowie solchen mit nichtrheumatischen Erkrankungen während der Badekur in Badgastein. (Nach Günther 1967)

	Häufigkeit der Balneoreaktion
Entzündlicher Rheumatismus	
mit Aktivität (n = 270)	82,6%
ohne Aktivität (n = 354)	53,7%
Degenerativer Rheumatismus	
mit erhöhter BSG (n = 284)	71,2%
mit normaler BSG (n = 498)	42,1%
Nichtrheumatische Erkrankungen (n = 127)	15,7%
Poliomyelitis ant. acuta (n = 57)	5,3%

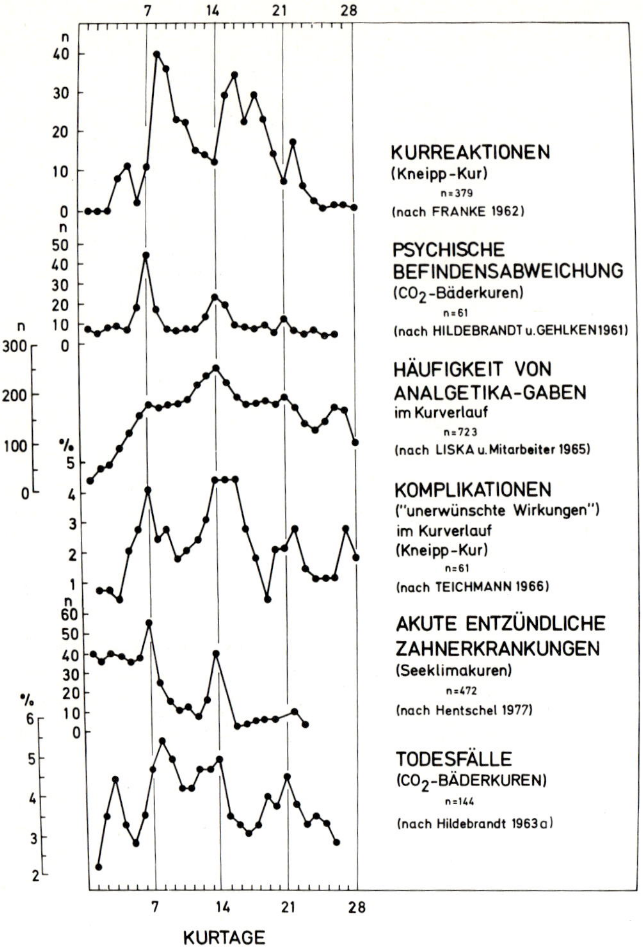

Abb. 50. Zeitliche Häufigkeitsverteilung von direkten und indirekten Kurkrisen-Symptomen nach den Erfahrungen verschiedener Untersucher bei unterschiedlichen Kurformen. (Nach HILDEBRANDT 1975). (Vgl. dazu Abb. 44, S. 117)

Schließlich sind die Häufigkeitsangaben über die Kurreaktion aber auch abhängig von der Auswahl der Symptome und ihrer Bewertung durch Patient und Kurarzt (HILDEBRANDT 1978). Dies gilt weniger für ausgesprochene Kurkrisen als für unkomplizierte und flüchtige Kurreaktionen.

Im Hinblick auf das Reaktionsmuster des Kurverlaufs ist der Zeitpunkt des Auftretens der Kurreaktionen von besonderer Bedeutung. In der Literatur wird dieser häufig noch auf die Anzahl der vorher verabfolgten Kuranwendungen bezogen, was sichere Vergleiche unmöglich macht. Aber auch bezogen auf den Zeitpunkt des Kurbeginns sind die Angaben keineswegs einheitlich. Bei Zusammenfassung aller Erfahrungen sind Kurreaktionen zwischen dem Ende der ersten und dem Anfang der vierten Kurwoche zu erwarten, bei Kurzkuren können sie auch in die Zeit nach

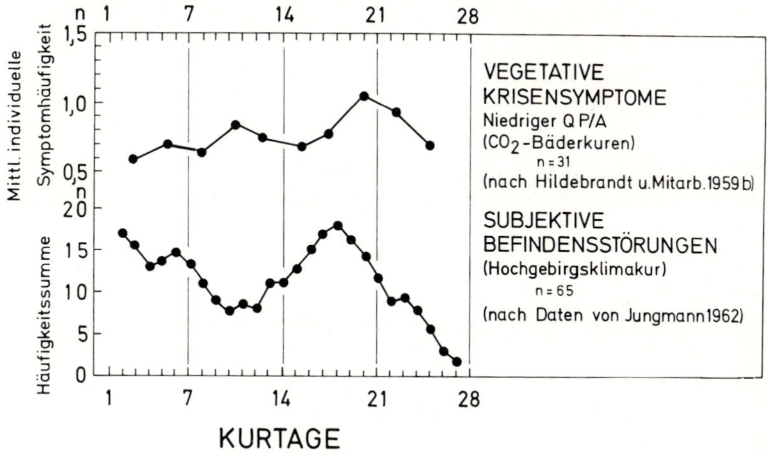

Abb. 51. Häufigkeitsverlauf subjektiver Befindensstörungen bei Patienten mit trophotroper Reaktionslage während CO_2-Bäderkuren (oben) und bei unausgewählten Patienten während Hochgebirgsklimakuren (unten). Der Gipfel der Symptomhäufigkeit ist charakteristisch für das spätreaktive Verlaufsmuster. (Vgl. dazu Abb. 47, S. 120)

Kurende fallen. Vorzugstermine liegen im Bereich des 7.–12. Kurtages sowie des 18.–22. Kurtages, aber auch der Bereich des 14. Kurtages wird öfters genannt. Hier werden bereits Beziehungen zum periodischen Reaktionsmuster des Kurverlaufs erkennbar, deren nähere Differenzierung aber den beiden Grundtypen des früh- und spätreaktiven Musters Rechnung tragen muß (vgl. S. 115).

In *Abb. 50* sind Häufigkeitverläufe verschiedener Indikatoren für Kurreaktionen und Kurkrisen in allen denkbaren Abstufungen zwischen subjektiven Befindensstörungen und Sterblichkeit der Kurpatienten nach den Erfahrungen verschiedener Untersucher bei unterschiedlichen Kurformen zusammengestellt. Alle Kurven zeigen übereinstimmend Gipfel im Bereich des 7., 14. und 21. Kurtages und folgen damit der Circaseptanperiodik der fortgesetzten vegetativen Gesamtumschaltungen im Kurverlauf. Zugleich ist der erste Krisengipfel meist am stärksten ausgeprägt, was dem frühreaktiven Typus des Reaktionsmusters bei dieser Periodendauer entspricht.

Klinische Beobachtungen sprachen seit langem dafür, daß es auch eine andere Verteilung der Vorzugstermine für Kurreaktionen gibt, die dem spätreaktiven Muster des Kurverlaufs entspricht. So wurde sowohl für degenerative Krankheitsformen als auch für trophotrope Reaktionslagen eine besondere Häufung gegen Ende der dritten Kurwoche festgestellt (Inama 1956; Kukowka 1956; Günther 1967). Ähnliche Erfahrungen gelten für Hochgebirgsklimakuren (Jungmann 1962 a). Systematische Längsschnittkontrollen von Kurverläufen mit späten Kurkrisenterminen liegen aber nur wenige vor. *Abb. 51* zeigt zwei Beispiele mit Häufigkeitsverläufen von Kurkrisensymptomen, von denen das eine bei einer trophotropen Teilgruppe während CO_2-Bäderkuren, das andere während Hochgebirgsklimakuren gewonnen wurde. Im Vergleich mit den Kurven der Abb. 47 (S. 120) treten hier alle Einzelheiten des spätreaktiven Verlaufsmusters mit maximaler Reaktionsamplitude gegen Ende der dritten Kurwoche deutlich hervor.

Somit erweisen sich die Kurreaktionen als Bestandteil der Reaktionsperiodik des Kurverlaufs. Sie sind den extremen Auslenkungen und damit zugleich den Umschaltphasen zugeordnet, in denen sich die Tendenz der vegetativen Steuerungen umkehrt. Es ist daher verständlich, daß auch im engeren Zeitraum einer Kurreaktion sehr unterschiedliche und ambivalente Verhaltensweisen der vegetativen Funktionen gefunden werden (HAUS u. INAMA 1958; INAMA 1959; u.a.). Genauere Analysen der Kurreaktion im Hinblick auf ihren Verlauf in Abhängigkeit von den Phasen der reaktiven Periodik stehen noch aus. Dabei muß auch mit qualitativen Unterschieden der Symptomatik bei früh- und spätreaktiven Verlaufsmustern gerechnet werden. Klinische Erfahrungen sprechen dafür, daß die Krisen des spätreaktiven Typs im Bereich der dritten Kurwoche durch betont depressive Stimmungslagen charakterisiert sind (sog. Kurmüdigkeit) (vgl. BENCZÚR 1939; BAJÚSZ 1955; GÜNTHER 1967b; u.a.). Neuere Untersuchungen haben ergeben, daß insbesondere die ergotropen Phasen der circaseptanen Reaktionsperiodik mit Störungen der normalen spontanen Tagesrhythmik verbunden sind (HECKMANN u. Mitarb. 1980; PÖLLMANN u. HILDEBRANDT 1982).

Ein Vergleich der Vorzugstermine für Kurkrisen mit den beiden Grundmustern des Reaktionsablaufs (Abb. 44 und 47) ergibt, daß die Kurkrisen den ergotropen Extremphasen der Reaktionsperiodik zugeordnet sind. Dem entsprechen auch zahlreiche übereinstimmende Befunde über eine allgemeine Labilisierung der vegetativen Regulationen mit Abfall der Regelgüte und Variabilitätszunahme, wobei insbesondere bei den Kreislauffunktionen Zeichen einer gesteigert ergotropen Einstellung mit verstärkt sympathikotoner Reizbeantwortung hervortreten (AMELUNG u. BEST 1959; HILDEBRANDT 1959a; INAMA 1959; STALLING 1960; JUNGMANN 1962; u.a.). Auch der Puls-Atem-Quotient ist offenbar einheitlich gesteigert (vgl. S. 188). OTT (1956) hat die Kurreaktion als „provozierte vegetative Dystonie“ charakterisiert.

Da angenommen werden muß, daß die dominierenden Reaktionsperioden bei den beiden verschiedenen Reaktionsmustern des Kurverlaufs von unterschiedlichen Integrationsebenen des autonomen Systems gesteuert werden, ist allerdings eine völlig einheitliche Charakteristik der Kurreaktionen nicht zu erwarten (vgl. DIRNAGL 1965). Dies gilt insbesondere für das Verhalten der hormonalen Regulation (vgl. dazu auch S. 139ff.). Bezeichnenderweise stehen bei der noch nicht abgeschlossenen Diskussion über den Mechanismus der Kurreaktion die Veränderungen des Zwischenhirn-Hypophysen-Nebennierenrinden-Systems im Mittelpunkt. Die Theorie einer adaptiven Erschöpfung im Sinne des allgemeinen Adaptationssyndroms (SELYE 1953) konnte angesichts widersprüchlicher Befunde über das Verhalten der NNR-Hormone während der Kurreaktion nicht aufrechterhalten werden (vgl. SCHMIDT-KESSEN 1962). Vieles spricht aber für eine erhöhte Labilität dieses Systems mit sekundärer vorübergehender NNR-Insuffizienz. Ebenso verständlich ist es angesichts der Bedeutung peripherer Komponenten langwelliger Reaktionsperioden, daß auch immunbiologische Phänomene immer wieder zur Erklärung der Kurreaktion herangezogen wurden, und zwar im Sinne phasischer Antigen-Antikörper-Reaktionen (allergischer bzw. anaphylaktischer Schock). Befunde über einen Anstieg der Histaminspiegel legen eine spezielle Mitwirkung dieses Gewebehormons an der Kurkrisensymptomatik nahe (z. B. Hauterscheinungen). Manche Autoren glauben, sämtliche Symptome der Kurreaktion auf Histamineffekte zurückführen zu können (HATTA 1960). Während so die Zuordnung der Kurreaktionen zur Reaktionsperiodik mit circaseptaner Periodendauer auch im Hinblick auf die hormonale Steuerung bereits deutlich wird, stehen entsprechende Befunde für die noch längerwellige Periodik des spätreaktiven Verlaufstyps noch aus.

Als Bestandteil der reaktiven Periodik im Kurverlauf ist die Kurreaktion im Prinzip ein unspezifisches Phänomen. Dem entspricht, daß Kurkrisenäquivalente auch beim Gesunden nach Milieu- und Klimawechsel (vgl. HOLZRICHTER 1977) sowie offenbar auch bei serieller Applikation von reinen Leitungswasserbädern auftreten (Lit.-Übersicht s. SCHMIDT-KESSEN 1962). Der zugrundeliegende periodische Prozeß der vegetativen Gesamtumschaltung schafft an sich mehrfach während des Kurverlaufs die Voraussetzungen für das Auftreten einer Kurreaktion. Tatsächlich sind multiple Kurreaktionen bei ein und demselben Patienten beobachtet worden. In der Regel erreicht aber die Amplitude der Auslenkungen, den unterschiedlichen Dämpfungsverhältnissen entsprechend, nur einmal ein Maximum mit dominierender Kurreaktion bzw. Kurkrise. Diese quantitative Abhängigkeit von der Reaktionsamplitude entspricht auch gut der Abhängigkeit von der Reizstärke und Dosierung der Kuranwendungen (s. oben). Es muß allerdings auch beachtet werden, daß alle diese Beziehungen dann gestört werden können, wenn es im Rahmen einer Kurkrise zur Exazerbation eines Krankheitsprozesses kommt, der dann nach eigenen Gesetzmäßigkeiten fortschreiten kann.

Wenn man unter den vorgenannten Gesichtspunkten die Kurreaktion als integrierenden Bestandteil eines therapeutisch erwünschten und notwendigen Reaktionsablaufs ansieht, reduziert sich die in der Literatur hart umstrittene Frage, ob man Kurreaktionen begrüßen, vermeiden oder unterdrücken soll (Lit.-Übersichten s. SCHMIDT-KESSEN 1962; TSARFIS 1969), auf ein rein quantitatives Problem der zulässigen Amplituden der reaktiven Periodik. Solange die kompensatorischen Fähigkeiten des Organismus ausreichen, um die notwendige Dämpfung des Reaktionsprozesses aufzubauen, darf die Kurreaktion als Indikator eines erwünschten Vorganges angesehen werden. Ist dies aber nicht der Fall, gefährdet die Kurreaktion in ihrer Zuspitzung zur Kurkrise Patient und Behandlungserfolg und muß gedämpft und behandelt werden. Es ist weitgehend eine Frage der Indikatorempfindlichkeit für Kurreaktionen, ob man statistisch einen positiven oder negativen Einfluß der Kurreaktionen auf den Kurerfolg nachweisen kann (vgl. INAMA 1956; KOWARSCHIK 1958; BLUMENCRON 1967; GÜNTHER 1967b; u.a.). Kurkrisen als Ausdruck eines „mißglückten Adaptationsversuchs" sind zweifellos von negativem Einfluß. Es muß allerdings auch noch geprüft werden, ob die unterschiedliche zeitliche Lage der Kurkrisen im Rahmen der beiden Reaktionsmuster eine verschiedene Bedeutung im Hinblick auf den Behandlungserfolg hat.

Soweit nicht einfache Maßnahmen, wie Fasten, Einläufe, Unterbrechung der therapeutischen Reizfolge oder Verminderung ihrer Dosierung, ausreichen (EVERS 1971), haben sich zur Minderung oder Unterdrückung der Kurreaktion einerseits zentral dämpfende Medikamente als wirksam erwiesen, andererseits solche, die das Hypophysen-Nebennierenrinden-System betreffen: z.B. ACTH-Gaben, NNR-Gesamtextrakte, Cortison und Vitamin C in hohen Dosen (Lit.-Übersicht s. SCHMIDT-KESSEN 1962).

Als Bestandteil des Reaktionsmusters im Kurverlauf ist die Kurreaktion eines der praktisch wichtigsten Orientierungskriterien für den Kurarzt. Ausprägung und zeitliche Lage erlauben Schlüsse auf die individuelle Reaktionsdynamik. Da objektive Längsschnittkontrollen geeigneter Parameter in der Regel nicht durchgeführt werden, ist darauf hinzuweisen, daß auch schon mit einfachen Mitteln, z. B. durch Führung eines Kurtagebuchs über die subjektiven Beschwerden, ein hinreichend sicheres Urteil gewonnen werden kann (vgl. Hildebrandt u. Frank 1974; Hildebrandt 1978). Die verminderte Belastbarkeit des Patienten und das Absinken der Regulationsqualität im Rahmen der Kurreaktionen begründen einen Gefährdungszyklus im Kurverlauf, der im Extrem sogar den Sterblichkeitsverlauf während der Kuren prägt (vgl. Abb. 50, S. 126), und dem bei der Dosierung der therapeutischen Belastung Rechnung getragen werden muß. Wichtig ist in diesem Zusammenhang, daß sich der Beginn der Kurkrisen in der Regel mit subjektiven Befindensstörungen ankündigt, die klinisch manifesten Kurzwischenfälle sich aber erst ein bis zwei Tage später häufen (Riedel u. Mitarb. 1979).

e) Kureinstimmung, Kureintrittsreaktion

Wie das Schema der Tabelle 12 (S. 116) zeigte, gehören zum Reaktionsmuster einer Kurbehandlung auch diejenigen Vorgänge, die im Rahmen der psycho-physischen Einstellung und Vorbereitung auf den bevorstehenden Kuraufenthalt ausgelöst werden. Dieser ist ja in der Regel mit einem größeren Ortswechsel, stets aber mit einem einschneidenden Milieuwechsel verbunden. Diese Reaktionen hängen nicht allein von Umfang, Qualität und Dauer der mit der Kurvorbereitung verbundenen Belastungen ab, sondern sicherlich auch von der individuellen Reaktionsweise, die wiederum durch Vorerfahrungen und weitere Individualfaktoren mitgeprägt wird (z. B. Kurerfahrung, Reiseerfahrung, Hilfsbedürftigkeit, Familienverhältnisse, Arbeitsplatzsicherheit). Es unterliegt keinem Zweifel, daß Gesamtsituation und Reaktionslage des Patienten zu Kurbeginn von seinen Reaktionen auf die Kurvorbereitung sowie von den mitgebrachten Vorstellungen und Erwartungen mitbestimmt werden (vgl. Hittmair 1959; Jordan 1972).

Anhand von vorgedruckten Tagebüchern, deren Fragen täglich beantwortet werden müssen und die den Patienten mit der Einberufung zur Kur zugeschickt werden, ist es möglich, Einblicke in den Bereich der Kureinstimmungsvorgänge zu nehmen und den Abschnitt der Kurvorbereitung am Heimatort mit dem anschließenden Kurverlauf zu vergleichen. Damit haben sich im Durchschnitt großer Patientengruppen Zunahmen von Schlafstörungen, innerer Unruhe und anderen Allgemeinbeschwerden vor allem während der letzten Woche vor Kurbeginn in deutlicher Beziehung zu den anwachsenden Reisevorbereitungen feststellen lassen *(Abb. 52)* (Witkowski 1981; Kison 1983). Die Steigerung der Allgemeinstörungen hält bis zum ersten Kurtag an, um danach schnell rückläufig zu werden und in das Reaktionsmuster des Kurverlauf überzugehen.

Auch tägliche Blutdruckkontrollen durch Selbstmessungen der Patienten, die am Kurort mit den eigenen Meßgeräten fortgesetzt werden, geben Einblick in die vegetative Situation vor Kurbeginn (Witkowski 1981). Im Gegensatz zu den subjektiven Beschwerden wurden aber keine signifikanten Änderungen des systolischen oder diastolischen Blutdrucks gefunden, und auch die Variabilität der Blutdruckwerte wurde nicht wesentlich durch die Kurerwartung beeinflußt (vgl. dazu

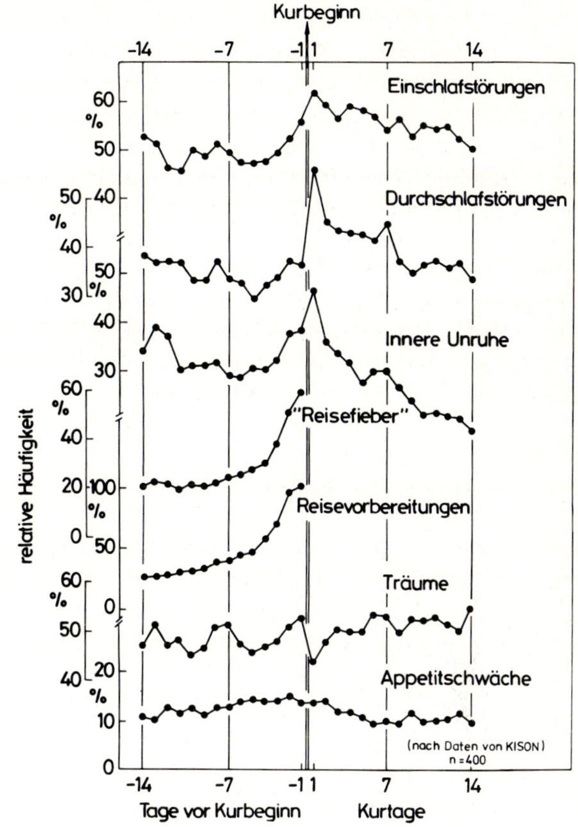

Abb. 52. Häufigkeitsverlauf verschiedener Symptome von 400 Patienten, die mittels täglicher Tagebuchbefragungen über jeweils 14 Tage vor und nach Beginn einer Kurbehandlung untersucht wurden. (Nach Daten von KISON 1983)

Abb. 54, S. 134). Dies steht im Einklang mit früheren Untersuchungen an Gesunden, die mehrwöchige regelmäßige Schlafpulsregistrierungen vor und während eines Hochgebirgsaufenthaltes durchführten. Hier wurden trotz erheblicher Belastung durch die Reisevorbereitungen keine wesentlichen Vorschwankungen beobachtet, obgleich die Schlafpulsfrequenz unmittelbar nach dem Höhenübergang steil anstieg (HILDEBRANDT u. Mitarb. 1973; MARTZOG 1982). Im Gegensatz dazu wurde während der letzten 14 Tage vor einem stationären Krankenhausaufenthalt mit der Zunahme der Befindensstörungen auch eine Steigerung der Pulsfrequenz gefunden (SIEGRIST u. Mitarb. 1979).

Um die Faktoren, die die Kureinstimmung des Patienten wesentlich beeinflussen, abgrenzen zu können, sind weitere Untersuchungen mit breiterer Methodik erforderlich. Zweifellos kommt auch der Kurvorbereitung durch den behandelnden Arzt mit Aufklärung und Belehrung über Sinn und Zweck der Kurbehandlung und das vom Patienten erwartete Verhalten eine wichtige Rolle zu. Sie setzt aber entsprechende Kenntnisse des Arztes voraus. Anteil an der Kurvorbereitung haben aber auch die verantwortlichen Organe des Kurortes (Kurverwaltung, Sanatorium, Kurärzte u. a.) in Form von Aufklärungsschriften, Kurprospektgestaltung, Kurwerbemaßnahmen etc. Nicht gleichgültig dürfte auch die Frage sein, zu welchem Zeitpunkt vor Kurbeginn der Patient seine Einberufung zur Kur erhält. Es wäre z. B. nicht ohne Interesse, zu untersuchen, wie sich Einberufungen „in letzter Minute" auf die Kureinstimmung des Patienten auswirken (vgl. auch S. 135).

Während die Phase der Kurvorbereitung die Reaktionslage des Patienten zu Kurbeginn mitbestimmen kann, muß die sog. *Kureintrittsreaktion* (vgl. Tabelle 12, S. 116) bereits unmittelbar zum Reaktionsmuster des Kurverlaufs gerechnet werden. Hier bilden die Reaktionen auf die Belastung der Anreise zum Kurort, auf die neuen klimatischen Reiz- und Schonfaktoren, auf den Eintritt in das ungewohnte Milieu (Sozialkontakt, Bettwechsel, Zeitregime u. a.) sowie auf die ersten zusätzlichen therapeutischen Reize einen schwer zu übersehenden und noch nicht hinreichend analysierten Komplex. Da aber aus diesem Komplex zugleich der Anstoß der langwelligen reaktiven Perioden des Kurverlaufs erfolgt oder zumindest aufgebaut wird, wäre es von größter Bedeutung, die Valenz der beteiligten Komponenten im einzelnen abschätzen und in gewissem Umfange therapeutisch handhaben zu können (vgl. JORDAN 1972).

Die vegetative Belastung durch die Anreise selbst wird sicherlich leicht unterschätzt. Eine kurvenreiche Autobusfahrt löst z. B. ähnliche große vegetative Reaktionen aus wie eine gleich lange Bergbahnauffahrt mit 1200 m Höhengewinn (HILDEBRANDT u. Mitarb. 1964). Da im Durchschnitt mit der Anreisedauer auch die Größe des Klimasprungs zunimmt, dürfte eine Trennung beider Komponenten schwierig sein. An den Erfahrungen, daß Patienten aus verschiedenen Herkunftgebieten Unterschiede in der Kureintrittsreaktion zeigen (vgl. JORDAN 1972), sind vermutlich beide beteiligt. Für Flugreisen gelten allerdings besondere Gesichtspunkte, vor allem wenn Zeitzonensprünge mit den Erfordernissen der circadianen Umsynchronisation hinzutreten (HILDEBRANDT 1962a; vgl. dazu S. 199).

Beim Übergang ins Hochgebirge (mit 1000 m Höhendifferenz) ist über die kurzwellige Reaktionsperiodik hinaus (vgl. Abb. 42, S. 113) bereits in der ersten Höhennacht die basale Schlafpulsfrequenz (Durchschnitt zwischen 3 und 6 Uhr) sprunghaft auf das Niveau erhöht, auf welchem im weiteren Verlauf die circaseptanperiodischen Schwankungen stattfinden (*Abb. 53,* oben). Zugleich ist auch schon die Cortisol-Ausscheidung im Nachtharn erhöht, auch diese verläuft circaseptanperiodisch weiter (*Abb. 53,* unten). Die Reaktion auf den Kurbeginn ist aber deutlich von der individuellen Vorgeschichte und der vegetativen Ausgangslage abhängig. So fallen bei Trainierten und Gebirgserfahrenen Cortisol-Ausscheidung sowie Ruhe- und Arbeitspulsfrequenz bereits am zweiten Höhentage wieder ab, während sie bei Neulingen noch bis zum dritten Tage weiter ansteigen können (BERINGER 1974). Auch die Blutdruckveränderungen im Rahmen der Kureintrittsreaktion sind von den Ausgangswerten am Heimatort abhängig (WAGNER 1962). Nach neueren Untersuchungen wird aber die initiale Überhöhung der systolischen wie diastolischen Werte in erster Linie von der vegetativen Reaktionslage bestimmt *(Abb. 54)* (WITKOWSKI 1981). Nach klinischer Erfahrung werden ältere Patienten durch den Kureintritt besonders stark belastet, was ihrer allgemein verminderten Anpassungsfähigkeit entspricht (JORDAN 1972).

Der Anteil der Milieuumstellung an der Kureintrittsreaktion ist keineswegs gering. Untersuchungen des „Hospitalisierungseffektes" an gesunden Versuchspersonen haben klar gezeigt, daß allein durch die Unterbringung in Sanatorien (ohne Klimawechsel und therapeutische Reizbelastung) vegetative Reaktionen ausgelöst

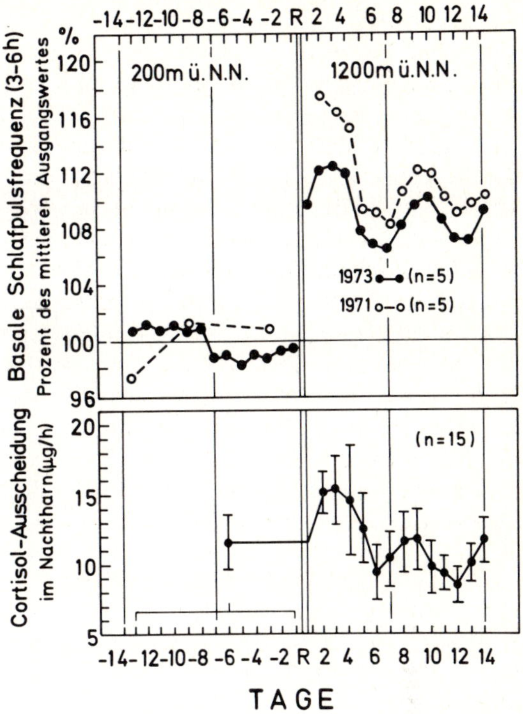

Abb. 53. Mittlerer Verlauf der basalen Schlafpulsfrequenz (Durchschnittswerte im Nachtschlaf zwischen 3 und 6 Uhr) von zwei Gruppen mit je 5 gesunden Versuchspersonen sowie der Cortisol-Ausscheidung im Nachtharn (8 Std Sammelperioden) von 15 gesunden Probanden vor und während der ersten 14 Tage eines Wintersportaufenthaltes in 1200 m Höhe. (Nach Daten von HILDEBRANDT u. Mitarb. 1973, 1974b; BERINGER 1974)

werden, die u.a. auch an Veränderungen der Blutzusammensetzung verfolgt werden können (HILLE 1967a, b; HILLE u. Mitarb. 1968). Allgemein bekannt ist die zu Beginn eines Krankenhausaufenthaltes häufige Überhöhung der Körpertemperatur (SIEGRIST 1978), besonders bei vegetativ Labilen, sowie die oft beträchtliche Steigerung der Blutdruckwerte (vgl. auch Sprechstunden-Blutdruck; GÜNTHER u. Mitarb. 1962). Beide Erscheinungen belegen eine ergotrope Initialphase beim Milieuwechsel, die innerhalb weniger Tage abklingt. Auch im Kurverlauf trägt das schnelle Abklingen der initial erhöhten Blutdruckwerte zu dem besonders steilen Rückgang der Werte während der ersten Kurwoche bei (vgl. Abb. 54) (ZIPP 1956; OTT u. HENTSCHEL 1960; WITKOWSKI 1981). Neuere, allerdings nur bedingt vergleichbare, Untersuchungen an Rekruten haben ergeben, daß mit dem Übergang ins Kasernenmilieu die Ruhewerte der Kreislauffunktionen eine sympathikotone Initialüberhöhung anzeigen, während bei den Leistungsgrößen eine dominierende circaseptane Reaktionsperiodik hervortritt, die offensichtlich initial angestoßen wird (HOLZRICHTER 1977) *(Abb. 55)*.

Nachdem aus experimentellen Untersuchungen mit Kaltreizen und nach Aderlaß bekannt ist, daß die zeitliche Lage des ersten ergotropen Gipfels der langwelli-

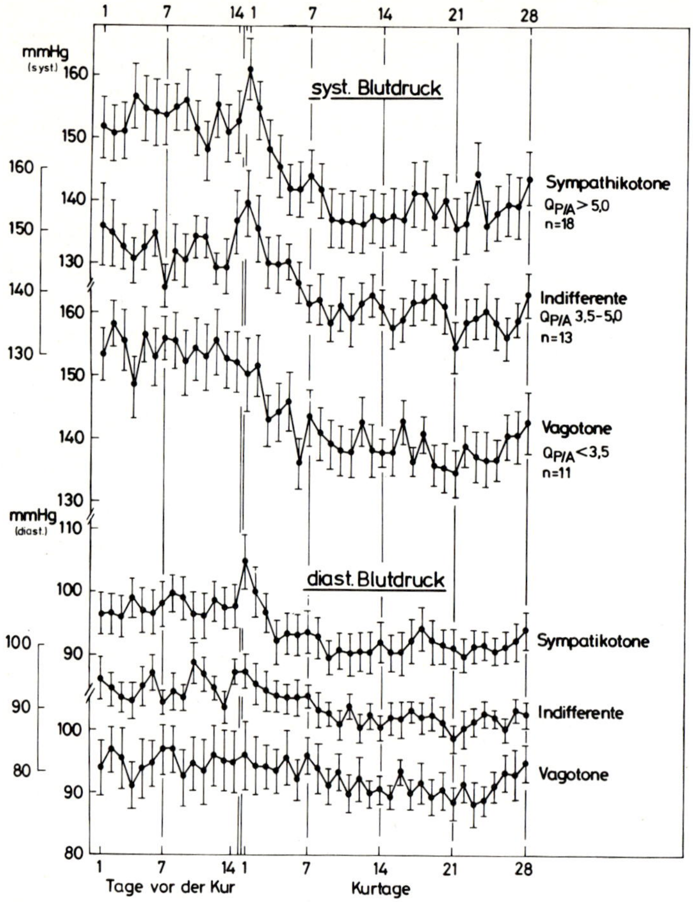

Abb. 54. Mittlere Verläufe der systolischen und diastolischen Blutdruckwerte von Hypertonikern vor und während der Badekurbehandlung in Teilgruppen mit unterschiedlicher vegetativer Reaktionslage nach Maßgabe des Puls-Atem-Quotienten. Ergebnisse von Selbstmessungen, die stets mit denselben Meßapparaten durchgeführt wurden. Die Klammern bezeichnen den Bereich des mittleren Fehlers der Mittelwerte. (Nach WITKOWSKI 1981)

gen Reaktionsperiodik in erster Linie von der vegetativen Ausgangslage bestimmt wird (vgl. S. 115 ff.), dürfte auch das Maximum der Kureintrittsreaktion und damit der Zeitpunkt für die Auslösung der langwelligen Reaktionsmuster im Kurverlauf von ihr abhängig sein. In unmittelbarem Zusammenhang mit dem Komplex der Kureintrittsreaktion steht die bekannte Krise des dritten Tages, die vor allem durch die Urlaubsforschung bekannt geworden ist (HALHUBER 1960; HITTMAIR 1960; u.a.). Sie ist neuerdings auch bei Entlastungsreaktionen (Freizeit der Wechselschichtarbeiter) nachgewiesen worden, und zwar an einer Steigerung der Fehlleistungshäufigkeit (HILDEBRANDT u. Mitarb. 1975). Da sich der kritische 3. Tag bei Kurverlaufsuntersuchungen insbesondere auch in einem Sterblichkeitsgipfel abzeichnet (BRÜNING u. HILDEBRANDT 1980; vgl. Abb. 50, S. 126), ist in diesem Zeit-

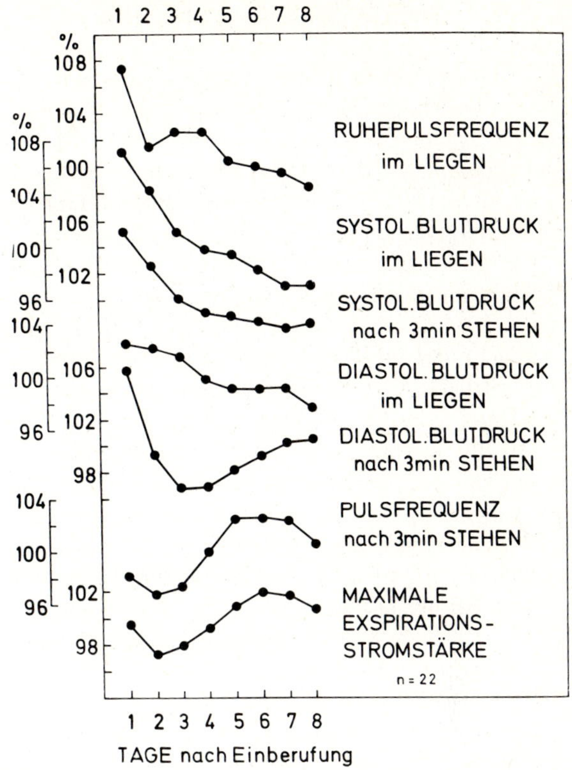

Abb. 55. Mittlerer Verlauf von Pulsfrequenz und Blutdruckwerten im Liegen und nach 3 min Stehen sowie der maximalen Exspirationsstromstärke (Pneumometerwert) von 22 gesunden Rekruten während der ersten acht Tage nach Beginn der Kasernierung. Während die Kreislaufruhewerte im wesentlichen das Abklingen der initialen Überhöhung zeigen, wird in den Belastungsgrößen bereits die gleichzeitig angestoßene Circaseptanperiodik sichtbar, die über weitere sechs Wochen hin nachweisbar war. (Nach HOLZRICHTER 1977)

raum mit einer beträchtlichen reaktiven Belastung und Gefährdung im Rahmen der Auslösung des Reaktionsmusters zu rechnen. Es besteht theoretisch sowohl die Möglichkeit, daß es sich hier um eine verspätete ergotrope Extremauslenkung mit Anstoß der Circaseptanperiodik handelt, als auch um die trophotrope Extremauslenkung der ersten circaseptanen Reaktionswelle. Schließlich könnte auch eine zu Kurbeginn mitangestoßene Submultiple der Circaseptanperiodik zugrundeliegen, die schnell gedämpft wird. Hier sind differenzierende Untersuchungen erforderlich, die auch die individuelle Reaktionslage berücksichtigen. Sie werden erschwert durch die (unvermeidbaren?) Zusatzbelastungen zu Kurbeginn, wie Anfangsuntersuchung, Anmeldungsverfahren etc. Interessant ist in diesem Zusammenhang der Versuch, den Übergang in den Kurort durch Zwischenstationen (z. B. Stadtrandsanatorien) abzumildern und damit die Kurausgangsbedingungen besser zu steuern (vgl. JORDAN 1972).

f) Kurschlußeffekt und Rückkehrreaktionen

Es gehört zum alten Erfahrungsgut der Kurärzte, daß sich der Zustand des Patienten in den letzten (meist 2–3) Tagen vor Abschluß der Kur subjektiv und objektiv wieder verschlechtert (sog. Kurendreaktion, Kurschlußreaktion, Kurschlußeffekt). Dabei kommt es zu gesteigert ergotropen Erscheinungen, die im Gegensatz zu den meist schon erreichten trophotrop betonten Kureffekten stehen. Diese Kurschlußreaktionen werden meist als psychogen gedeutet, d.h. als Folge der konkreteren Wiedereinstellung auf die Rückkehr ins alte Milieu (LACHMANN 1957). Sie wären damit in gewisser Hinsicht den Vorgängen der Kureinstimmungsreaktion vergleichbar.

Nach neueren Beobachtungen tritt der Kurschlußeffekt, z.B. bei Kontrolle der körperlichen Leistungsfähigkeit, auch dann mit etwa gleicher Größe und zeitlicher Ausdehnung ein, wenn die Kurdauer von 4 auf 6 Wochen verlängert wird (BAIER 1972). Dies könnte einerseits die Vorstellung einer psychogenen Voreinstellungsreaktion stützen. Andererseits ist aber noch nicht hinreichend ausgeschlossen, daß der Kurschlußeffekt in beiden Fällen eine ergotrope Auslenkung im Zuge einer noch nicht abgeklungenen Circaseptanperiodik des Kurverlaufs darstellt, die sowohl nach 4 als auch nach 6 Wochen die gleiche Phase durchläuft. Tatsächlich zeigten sich bei der Differenzierung nach früh- und spätreaktiven Verlaufsmustern bei letzteren stärkere Kurschlußeffekte infolge der noch größeren Reaktionsamplitude (HILDEBRANDT 1972a). Hier sind weitere Untersuchungen erforderlich. In jedem Falle aber stellt die Schlußphase des Kurverlaufs einen Zeitraum gesteigerter Labilität und geringerer Belastbarkeit dar, denen u.U. Rechnung getragen werden muß.

Die eigentliche Rückkehr von einem Kuraufenthalt und die Zeit danach müssen unter zwei verschiedenen Gesichtspunkten betrachtet werden, deren gegenseitige Abgrenzung wiederum äußerst schwierig ist.

Zum einen sind Nach- bzw. Weiterwirkungen der Kurbehandlung zu erwarten. Die Betrachtung der Reaktionsmuster (s. Abb.44 und 47) ergibt, daß die reaktiven Umstellungen des Organismus nach der üblichen Kurdauer von 4 Wochen keineswegs abgeschlossen sein müssen. Dies gilt insbesondere für den spätreaktiven Verlaufstyp, der gerade erst gegen Ende der 3. Kurwoche das Reaktionsmaximum erreicht hat. Es ist daher anzunehmen, daß sich die langwelligen periodischen Reaktionsprozesse auch über das Kurende hinaus fortsetzen, wenn auch unter entsprechend modifizierten Bedingungen. Tatsächlich liegen Erfahrungen darüber vor, daß bei Kurzkuren (z.B. in Japan) die Kurreaktionen in die Nachkurzeit fallen (SUGIYAMA 1960, 1961). Bei Höhenaufenthalten zwischen 1 und 4 Wochen Dauer überdauert die Steigerung der Erythropoese die Rückkehr ins Tal um mindestens 1–2 Wochen, wobei die erythropoetischen Reaktionen weiterhin durch die vegetative Gesamtumschaltung periodisch gegliedert bleiben (HILDEBRANDT u. NUNHÖFER 1977) *(Abb. 56)*. Der Vergleich der Retikulozytenkurven läßt sogar den Verdacht aufkommen, daß die Gesamtdauer der Reaktion durch eine übergeordnete Langwellenperiodik bestimmt werden könnte.

Zum anderen läßt das Schema der Abb. 41 (S. 110) erkennen, daß die Rückkehr vom Kurort an den Heimatort mit einer sprunghaften Veränderung der Reizbelastung verbunden ist. Zu dem Ausbleiben der therapeutischen Reizanwendungen tritt der plötzliche Fortfall sowohl der für Kurortklima- und -milieu eigentümlichen

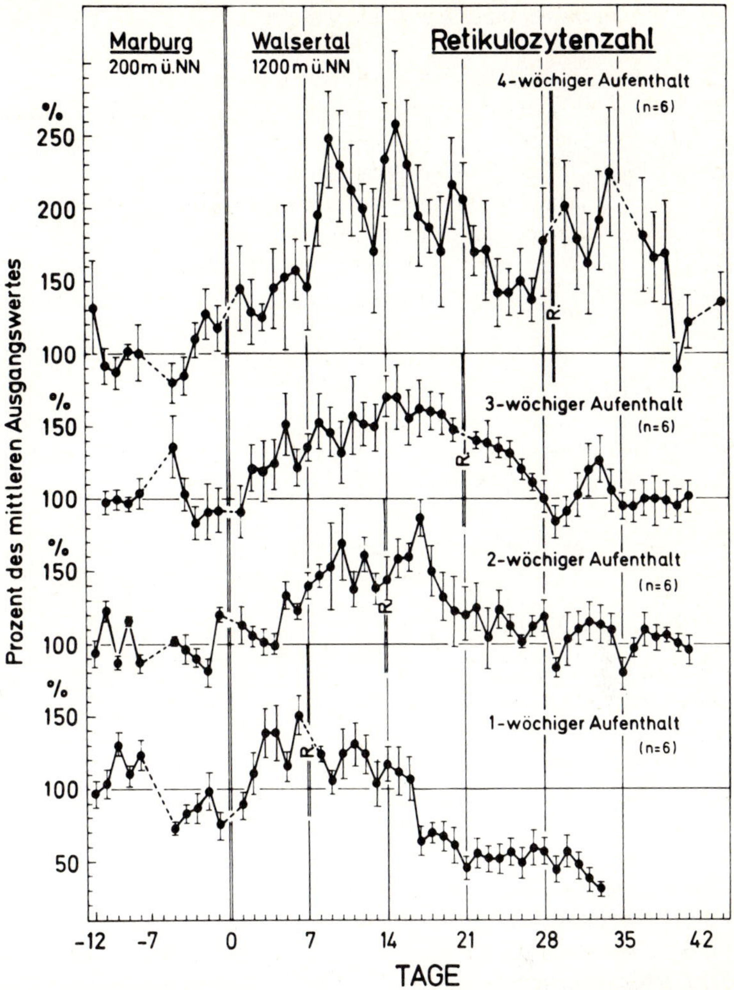

Abb. 56. Mittlerer Verlauf der Retikulozytenzahl von je sechs gesunden Versuchspersonen vor, während und nach Wintersportaufenthalt von 1, 2, 3 und 4 Wochen Dauer mit 1000 m Höhendifferenz. (Nach HILDEBRANDT u. NUNHÖFER 1977)

Reizfaktoren als auch der Schonfaktoren. Beide Reizpegelstufen werden durch die während der Kurbehandlung vor sich gegangenen adaptiven und deadaptiven Veränderungen akzentuiert. Wenn man berücksichtigt, daß bei der Vielfalt zivilisationsbedingter Belastungsfaktoren am Heimatort der Übergang in ein entsprechend abgeschirmtes Kurortmilieu heute zunehmend Schonfaktoren enthält (vgl. v. NEERGAARD 1947), kann die Rückkehr ins alte Reizmilieu unter Umständen eine erhebliche Belastung des Organismus bedeuten. Dies gilt insbesondere auch für die chronobiologischen Belastungsfaktoren (z.B. Wiederaufnahme von Nacht- und Schichtarbeit). Es ist daher zu erwarten, daß die Rückkehr von der Kurortbehandlung erneut Reaktionen auslöst (Rückkehrreaktion, Reklimatisation, Deadapta-

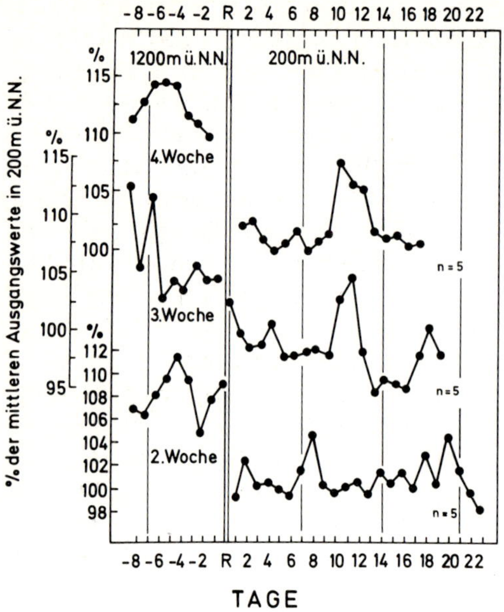

Abb. 57. Rückkehrverlauf der basalen Schlafpulsfrequenz (Durchschnitt zwischen 3 und 6 Uhr) von je 5 gesunden Versuchspersonen nach Wintersportaufenthalten in 1200 m Höhe von 4, 3 und 2 Wochen Dauer. Es ist jeweils der Schlafpulsverlauf der letzten Höhenwoche mit eingetragen. (Nach Untersuchungen von HILDEBRANDT u. Mitarb. 1973, 1974b)

tion). Charakteristisch für die Rückkehrreaktionen ist es, daß ihre Auslösungsbedingungen maßgebend vom Kureffekt, d.h. von der am Kurende erreichten vegetativen Gesamtsituation mitbestimmt werden, wobei auch die Phase des periodischen Reaktionsmusters zum Kurende wichtig sein muß. Über die damit gegebene Interaktion zwischen noch kurbedingten Reaktionsprozessen und aufgepfropfter Rückkehrreaktion bestehen aber bisher keine hinreichenden Kenntnisse.

Untersuchungen von JUNGMANN (1962) nach Klimakuren grenzten erstmals einen Rückkehreffekt (v. NEERGAARD 1947) ab, der durch eine Phase mit starker vagotoner Einstellung der vegetativen Regulation bei subjektiver Müdigkeit und erhöhtem Ruhebedürfnis gekennzeichnet war und sich über etwa eine Woche erstreckte. Die naheliegende Vermutung, daß dieser vagotone Rückkehreffekt nur die erste Phase einer auch hier mehrphasisch verlaufenden Reaktion auf die veränderte Reizbelastungssituation darstellt, konnte durch neuere lückenlose Kontrollen der sog. basalen Schlafpulsfrequenz (im Nachtschlaf zwischen 3 und 6 Uhr) nach Rückkehr von 4-, 3- und 2-wöchigem Wintersportaufenthalt in 1200 m Höhe belegt werden (HILDEBRANDT u. Mitarb. 1973, 1974b) *(Abb. 57)*. Nach vorübergehender Senkung dieser Meßgröße traten in der zweiten Woche nach der Rückkehr krisenhafte Steigerungen auf, die teilweise das Niveau während des Höhenaufenthaltes erreichten und von einer Häufung subjektiver Beschwerden sowie erhöhter Infektanfälligkeit begleitet waren (Rückkehrkrise). Über Periodendauer und Dämpfung des Rückkehrreaktionsmusters ist bisher nichts Sicheres bekannt (vgl. HILDEBRANDT 1972a). Neueste systematische Längsschnittuntersuchungen nach Rückkehr von aktivierender Kneipp-Kurbehandlung haben teilweise massive Abfälle der körperlichen Leistungsfähigkeit innerhalb der ersten drei Wochen nachgewiesen und die kompliziertere Zeitstruktur des Rückkehr-Reaktionsmusters bestätigt (Baier 1975, 1976, 1977), während in manchen Fällen keine Rückkehrkrisen beobachtet wurden. Ob der verzögerte Eintritt des Kurerfolges (Spätkurerfolg) auf die Rückkehrreaktion oder auf fortdauernde langwellige Vorgänge des Kurreaktionsmusters zurückgeführt werden muß, kann wohl nicht generell entschieden werden.

Immerhin ist auch beim heutigen Stand unserer Kenntnisse die übliche Gewährung einer Schonzeit im Anschluß an die Kurbehandlung gut begründet. Es ist sogar die Frage berechtigt, ob die von den Sozialversicherungsträgern maximal zugestandenen 14 Tage in jedem Falle ausreichend sind, und ob nicht vielmehr besondere Nachbehandlungsverfahren erforderlich werden können, um ein gedämpftes Abklingen der Rückkehrreaktionen sicherzustellen. Aufgrund neuerer katamnestischer Erhebungen ist immerhin der Verdacht geäußert worden, daß nach Rehabilitationskuren von Herzinfarktkranken Todesfälle zu bestimmten Zeitpunkten nach Kurende im Sinne einer Reaktionsperiodik gehäuft auftreten (Walther 1976). Hinzu kommt, daß die Unfallgefährdung nach Fehlzeiten am Arbeitsplatz ohnehin erhöht ist und durch Krisenphasen des Nachkurverlaufs noch gesteigert werden könnte (vgl. dazu Rest 1981).

Insbesondere bei Hochgebirgsklimakuren ist in diesem Zusammenhang bereits früher empfohlen worden, durch längere Zwischenaufenthalte in mittleren Höhen Kureintritts- und Rückkehrreaktionen zu mildern. Objektive Untersuchungen über die Auswirkungen einer solchen Maßnahme liegen jedoch nicht vor. Bei Kurbehandlungen in Kurorten, die mit Flugreisen und erheblichen Zeitzonensprüngen erreicht werden, dürfte ein analog abgestuftes Vorgehen im Hinblick auf die erforderliche Umsynchronisation der Circadianrhythmik des Organismus, die ja Bestandteil der Akklimatisation (und Reklimatisation) ist (vgl. Hildebrandt 1962a), auf jeden Fall empfehlenswert sein. In welchem Umfang der Nachkurverlauf durch Rückkehr zu Nacht- und Schichtarbeit beeinflußt werden kann, ist bisher nicht untersucht.

g) Hormonale Reaktionsmuster

Die Größenordnung der reaktiven Perioden, die das Reaktionsmuster des Kurverlaufs gestalten, und die Zeitkonstanten, die dabei in Betracht kommen, lassen erwarten, daß die beteiligten vegetativen Steuerungen überwiegend hormonaler Natur sind (vgl. S. 21). Der Versuch, die aufgrund experimenteller Erfahrungen zu vermutende Zuordnung einzelner Hormone zu bestimmten Funktionskreisen, Integrationsebenen und Reaktionsperioden auch im Kurablauf zu bestätigen, stößt allerdings beim heutigen Stand unserer Kenntnisse noch auf große Schwierigkeiten. Dies liegt in erster Linie daran, daß Hormonbestimmungen relativ aufwendig sind und in den meisten Fällen nicht genügend systematisch im Sinne von Kurlängsschnittkontrollen durchgeführt worden sind. Überdies wurden nur in den seltensten Fällen mehrgleisige Hormonuntersuchungen vorgenommen, die geeignet wären, den funktionellen Synergismus und Antagonismus von Phasenleithormonen im periodischen Reaktionsablauf darzustellen. Weiterhin ist zu beachten, daß hormonale

Steuerungen in der Regel durch komplexe Hormonmuster und nicht durch einzelne Hormone erfolgen. Ebenso wie z. B. die Zusammensetzung der Katecholamine unter körperlicher und psychischer Belastung hinsichtlich des Anteils von Adrenalin und Noradrenalin unterschiedlich ist (vgl. RUTENFRANZ 1981), muß auch damit gerechnet werden, daß z. B. die Hormonfraktionen der Nebennierenrinde veränderlich sind und daher nicht unbedingt mit einem Indikator-Hormon allein beurteilt werden können (LUNGU u. Mitarb. 1966). Schließlich muß bedacht werden, daß gerade Hormonbestimmungen eine erhebliche methodische Fehlerbreite haben können, die aus den Mitteilungen häufig nicht ablesbar ist, und daß die Messung ausgeschiedener Hormonmengen im Harn, auf die man bei Längsschnittuntersuchungen meist angewiesen ist, nur sehr bedingt Schlüsse auf die Effektivität einer hormonalen Steuerung zuläßt (vgl. LUNGU u. Mitarb. 1966; FREYSCHMIDT 1970).

Streng genommen ist die Beurteilung von Änderungen im vegetativ-hormonalen System während des Kurverlaufs nur bei Kenntnis des ganzen (individuellen) Reaktionsmusters möglich. Die statistische Dominanz weniger Mustertypen sowie die Kenntnis bestimmter markanter Phasen im Kurablauf (z. B. der Kurkrisen) lassen aber trotzdem schon eine gewisse Ordnung der vorliegenden Befunde zu.

In Übereinstimmung mit der Vorstellung, daß die Immediatreaktionen nach einzelnen Kurmittelanwendungen überwiegend mit Schwankungen des vegetativnervösen Tonus einhergehen, sind die daran beteiligten hormonalen Begleitreaktionen nur kurzdauernd, meist gering und nicht regelmäßig nachweisbar. Dies betrifft insbesondere die Hormone der Nebennierenrinde (HILLER 1954; HOKARI 1959; WIEDEMANN 1959; LUNGU u. Mitarb. 1966; u. a.), deren Veränderungen zudem nicht immer gegen die Effekte der physiologischen morgendlichen Aktivierungsreaktion abgegrenzt werden. Bei systematischer Kontrolle erweist sich die Immediatreaktion, z. B. auf ein CO_2-Bad, als mehrphasisch, wobei sich der Reaktionsablauf in Abhängigkeit vom Reaktionsmuster des Kurverlaufs von Bad zu Bad ändert (BALÁZ u. BALÁZOWA 1964; BALÁZ u. Mitarb. 1965). Bei Peloidanwendungen mit stärkerer Hyperthermie, insbesondere aber bei Kaltreizbelastungen scheinen die Sofortreaktionen des Hypophysen-Nebennierenrindensystems am stärksten zu sein (JAHNKE 1953 a, b; GÖBEL u. Mitarb. 1965; MENGER u. DÖLP 1968 a, b). Es dürfte aber im Prinzip nicht möglich sein, aus der Größe einer hormonalen Immediatreaktion Schlüsse auf die Bedeutung des betreffenden Hormons für Langzeitreaktion und Kureffekt zu ziehen (vgl. HILLER 1954).

Im Zusammenhang mit den chemischen und thermischen Badereizen haben die in den peripheren Geweben freigesetzten Hormone (Azetylcholin, Histamin u. a.) seit langem eine Bedeutung für die Erklärung von Immediatwirkungen (Lit.-Übersicht s. KÜHNAU 1962), wobei die hormonalen Effekte naturgemäß von der Art des Kurmittelreizes abhängig sind. Während z. B. bei hohen, gewebsschädigenden Reizintensitäten Steigerungen des Plasmahistaminspiegels gefunden wurden, haben Untersuchungen in heißen und kalten Bädern sowie im Solebad keine sicheren Anhalte für die Histaminfreisetzung ergeben (Lit.-Übersicht s. SCHMIDT-KESSEN u. BACKHAUS 1965).

Die Kurreaktion bzw. Kurkrise stellt als markantes Ereignis des Kurverlaufs einen Bestandteil des Reaktionsmusters dar, so daß hier das Verhalten der hormonalen Funktionen bereits wesentlich umfassendere Aufschlüsse gestattet. Dabei muß allerdings zeitlich zwischen dem ansteigenden und absteigenden Schenkel der Kurreaktion differenziert werden, da beide offenbar unter verschiedenen hormonalen Steuerungseinflüssen stehen und ja auch im objektiven und subjektiven Bild nicht unbeträchtliche Unterschiede aufweisen (vgl. S. 123).

Besonders im frühreaktiven Verlaufsmuster entwickelt sich die Kurkrise unter Steigerung des sympathikoton-ergotropen Antriebs. Bei Bäderkuren mit verschiedenen Kurmitteln fand sich die Katecholaminausscheidung im Harn entsprechend gesteigert (Danilow u. Zarfis 1972). Von noch größerer Bedeutung für die Entwicklung der Kurreaktion scheint aber die Zunahme des Plasma-Histaminspiegels zu sein, der bei japanischen Bäderkuren bis zum 7. Kurtag ansteigt, bei Schwefelbäderkuren am 5.–8. Kurtag ein Maximum erreicht (Schmidt-Kessen u. Backkhaus 1965) und nach der – allerdings nicht unwidersprochenen – Ansicht von Hatta (1960) alle Erscheinungsformen der Badereaktion erklärt (vgl. Abb. 49, S. 124). Insgesamt sind aber die Kenntnisse über die hormonale Konstellation der ergotropen Phasen des circaseptanen Reaktionsmusters im Kurverlauf noch äußerst spärlich.

Von den trophotrop wirkenden Hormonen, die für die Phasensteuerung der Circaseptanperiodik in Betracht kommen, haben die Cortikosteroide die größte Beachtung gefunden, was angesichts der Beziehungen zum allgemeinen Adaptationssyndrom (Selye 1953) durchaus adäquat erscheint (vgl. S. 39). Die Änderungen der hormonalen Aktivität der Nebennierenrinde zeigen während der Badereaktion eine deutliche Beziehung zur Schwere der Reaktion, d. h. zur Amplitude der Reaktionsperiodik: Leichter badende Patienten zeigen Anstiege der 17-Ketosteroidausscheidung mit Verbesserung des Thorn-Tests, fortgeschrittene Badereaktionen durch übermäßiges Baden gehen dagegen mit einer Verminderung bzw. einem Versiegen der 17-Ketosteroid-Ausscheidung einher (Fellinger u. Mitarb. 1953; Hiller 1954; Sugiyama 1961). Danilow u. Zarfis (1972) sehen in der Verminderung der Steroidausscheidung, die zur Bildung einer krisenhaften Exazerbation führt, schon ein Zeichen der Desorganisation der neurohumoralen Regulation infolge Reizüberlastung. Es ist allerdings offen, inwieweit eine Erschöpfung der Kompensationsleistungen auf der Ebene der circaseptanen Reaktionsperiodik durch Eingriff höherer Integrationsstufen in längeren Zeiträumen kompensiert werden kann.

Der Anstieg der Kortikoide im Rahmen der Kurreaktion erreicht sein Maximum offenbar erst nach dem Maximum der ergotropen Reaktion (vgl. Abb. 49). Bei der japanischen Badekur liegt das Maximum der 17-KS-Ausscheidung nach vorhergehendem Abfall beim Menschen und im Tierversuch zwischen dem 7. und 10. Badetag (Sato 1959; vgl. Hokari 1959; Schmidt-Kessen u. Scheffel 1963). Dieses Verhalten ist verständlich, wenn man berücksichtigt, daß die ergotropen Mediatorstoffe zu einer verstärkten cortikotropen Aktivität des Zwischenhirn-Hypophysensystems führen und dadurch selbst die trophotropen Kompensationsprozesse mit auslösen. Im einzelnen sind die Phasenbeziehungen der hormonalen Steuerungen im Ablauf der Badereaktion allerdings noch nicht dargestellt worden (vgl. dazu Brilmayer u. Mitarb. 1962).

Provokationstests zeigten, daß die Badereaktion zu einer relativen Erschöpfung der Nebennierenrinde führt, so daß hier alle Übergänge bis zum Absinken und Versiegen der NNR-Hormone bei ausgeprägter Kurkrise erwartet werden dürfen (Baláz u. Mitarb. 1965). Dabei muß aber berücksichtigt werden, daß in den trophotropen Phasen des Reaktionsablaufs die Sensibilität der peripheren Gewebe für

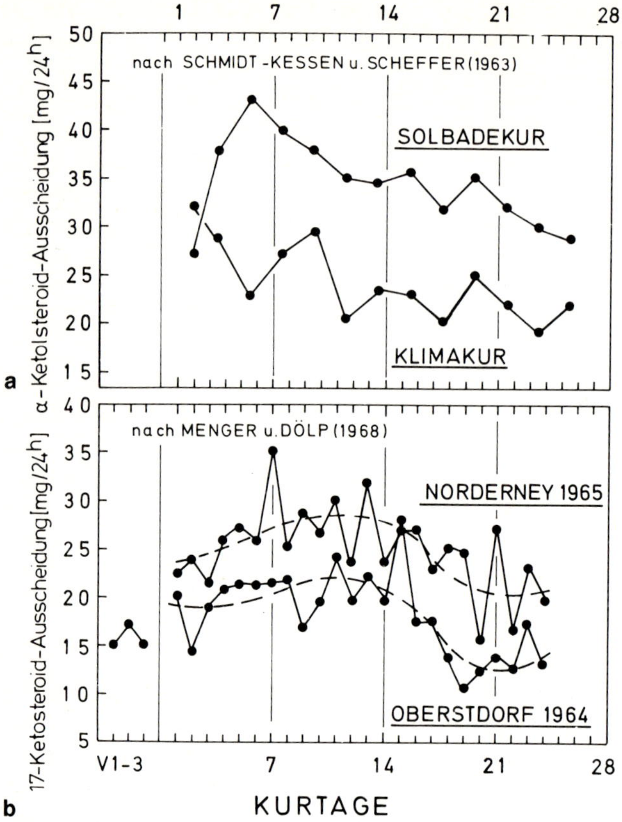

Abb. 58. a Mittlerer Verlauf der Alpha-Ketol-Steroid-Ausscheidung (24-Std.-Sammelurin) während Solbadekur und reiner Klimakur am selben Ort. (Nach SCHMIDT-KESSEN u. SCHEFFER 1963). **b** Mittlerer Verlauf der 17-Ketosteroid-Ausscheidung bei täglicher Kontrolle derselben 11 Probanden während Klimakuren im Seeklima (Norderney) und Hochgebirge (Oberstdorf). (Nach MENGER u. DÖLP 1968 a)

Kortikoide sowie deren Utilisation gesteigert sind (FELLINGER u. Mitarb. 1953; BALÁZ u. BALÁZOWA 1964; vgl. auch BÜHRING u. Mitarb. 1983).

Was den Gesamtkurverlauf betrifft, so hat die aus der klinischen Anwendung der Kortikosteroide abgeleitete Hoffnung, den Heilerfolg der Bäder- und Klimabehandlung im Sinne einer „endogenen Cortisontherapie" (HILLER 1954) zu erklären, zu zahllosen Vergleichsmessungen zu Kurbeginn und Kurende geführt und dabei zunächst die Möglichkeit eines komplizierteren Reaktionsmusters außer Betracht gelassen. Tatsächlich ließen sich vielfach Steigerungen der Kortikoidausscheidung oder entsprechende Veränderungen der Eosinophilenzahl, der Uropepsinausscheidung oder ein Absinken der Histaminreagibilität nachweisen, z. T. sogar in Korrelation zum klinischen Kurerfolg (FELLINGER 1954; HILLER 1954; HAUS u. INAMA 1957; FISCHER u. BÖHME 1958; KOLESAR 1960; PODOGRODZKI 1961; BORELLI u. CHLEBAROV 1966; CHLEBAROV 1967; EIGELSREITER u. Mitarb. 1968; KATELHÖN 1971; u. a.). Teilweise fanden sich aber auch entgegengesetzte Resultate oder Be-

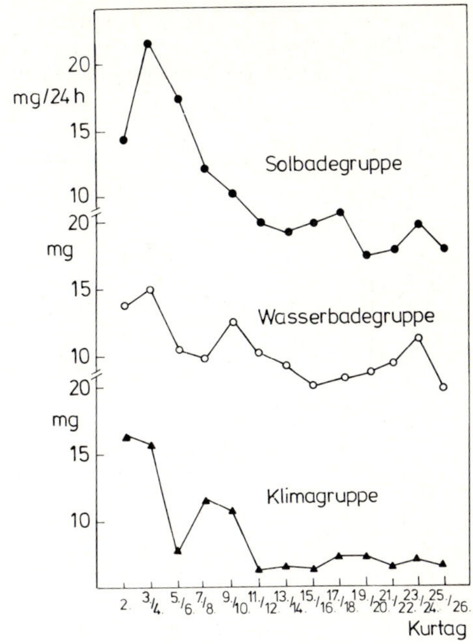

Abb. 59. Mittlerer Streuungsverlauf der Alpha-Ketol-Steroid-Ausscheidung in drei Patientengruppen mit unterschiedlichen Formen der Kurbehandlung in einem Mittelgebirgskurort. Die Streuungsabnahme war nur in der Teilgruppe, die mit Leitungswasserbädern behandelt wurde, nicht statistisch zu sichern. (Nach SCHMIDT-KESSEN u. SCHEFFEL 1963)

schränkung der Zunahmen auf bestimmte Krankheitsformen und Reaktionstypen (HILDEBRANDT 1955a; HAUS u. INAMA 1957; FISCHER u. BÖHME 1958). Solche Unstimmigkeiten unterhielten lange Zeit erhebliche Vorbehalte gegenüber der Vorstellung, daß das Zwischenhirn-Hypophysen-Nebennierenrindensystem eine zentralere Bedeutung für die Bäder- und Klimakurwirkungen besitzen könnte (vgl. SCHMIDT-KESSEN 1962a; KATELHÖN 1971).

Systematische Längsschnittkontrollen mit dichter Beobachtungsfolge zeigten dann auch bald, daß es sich bei den Veränderungen der Nebennierenrindenaktivität keineswegs um einseitig gerichtete und stetig fortschreitende Vorgänge handelte, sondern um kompliziertere phasisch-periodische Muster, wie sie der erwarteten Bedeutung dieser Hormone im Rahmen der Steuerung der Reaktionsperiodik entsprechen, und zwar sowohl bei Klimakuren als auch bei Bäderkuren verschiedenster Art (HILDEBRANDT 1955a; OJIRO 1959; JUNGMANN 1962; SCHMIDT-KESSEN u. SCHEFFEL 1963; LUNGU u. Mitarb. 1966; DÖLP 1968; MENGER u. DÖLP 1968a; FREYSCHMIDT 1970; BERINGER 1974; HILDEBRANDT 1975; u.a.) (Beispiele s. *Abb. 58*; vgl. auch Abb. 53, S. 133). Es scheinen allerdings Unterschiede zwischen den einzelnen Kurformen zu bestehen, die aber erst näher abgegrenzt werden können, wenn Untersuchungen mit Differenzierung verschiedener Reaktionsmuster vorliegen.

Darüber hinaus konnte nachgewiesen werden, daß Bäder- und Klimakuren die durch Provokationstests meßbare funktionelle Kapazität (Funktionsreserve) der Nebennierenrinde steigern können (BALÁZ u. BALÁZOWA 1964; BALÁZ u. Mitarb. 1965), ein Befund, der vor allem im Hinblick auf die Bedeutung der Nebennierenrindenfunktion für die allgemeine, unspezifische Adaptationskapazität („Abhärtung", vgl. BRÜCK 1969, S. 92) von Interesse ist. Bei der in anderen Systemen nach-

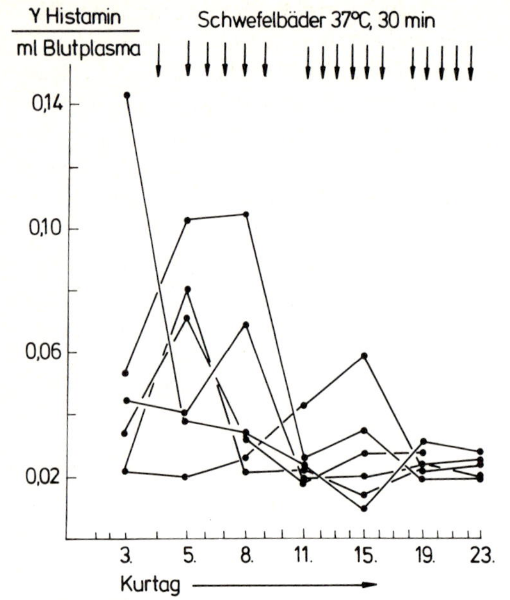

Abb. 60. Verlauf des Plasmahistamingehaltes bei 6 Patienten während einer Schwefelbadekur. Ein Patient mit extrem hoher Ausgangslage litt an einem Ekzem mit gesicherter allergischer Genese. (Nach SCHMIDT-KESSEN u. BACKHAUS 1965)

gewiesenen engen Beziehung zwischen Funktionsoptimum und Ruhenorm (vgl. S. 146) ist es kaum verwunderlich, daß die Prüfung der NNR-Funktionsänderungen im Kurverlauf bei größeren Kollektiven den Befund einer Normalisierung mit Konzentration der Meßwerte um eine normale Mittelage erbracht hat *(Abb. 59)*, und zwar gleichfalls bei Bäder- wie Klimakuren sowie auch bei der Trinkkurbehandlung chronischer Verdauungskrankheiten (ACCART u. MAUVERNAY 1961; SCHMIDT-KESSEN u. SCHEFFEL 1963).

Die Einordnung weiterer Hormone, wie z. B. der Östrogene, deren synergistische Wirkung zu den Glukokortikoiden auf peripheres Gewebe und Entzündungsgeschehen seit langem bekannt ist (vgl. HEILMEYER 1956), in das hormonale Reaktionsmuster des Kurverlaufs muß noch weiter erforscht werden (vgl. HILLER 1954; GÜNTHER u. Mitarb. 1975, 1979). Im Prinzip ist anzunehmen, daß die hormonale Phasensteuerung der langwelligen reaktiven Perioden im Kurverlauf mindestens ebenso kompliziert ist wie zum Beispiel die des Menstruationszyklus.

Auch die ersten systematischen Kurlängsschnittkontrollen des Plasmahistamingehaltes (SCHMIDT-KESSEN u. BACKKHAUS 1965) bestätigen mit Anzeichen für einen phasisch periodischen Verlauf den Charakter des Histamins als eines Phasenleithormons im Reaktionsmuster des Kurverlaufs *(Abb. 60)*. Im Gesamtkurverlauf wurden überwiegend Abnahmen der Histaminempfindlichkeit beobachtet, die meist auf einen antagonistischen Anstieg der NNR-Hormone bezogen werden (FELLINGER 1954; PODOGRODZKI 1961; BORELLI u. CHLEBAROV 1966; CHLEBAROV 1967; KATELHÖN 1971; u. a.). Es scheint sich dabei aber meist um Fälle mit erhöhter Ausgangslage zu handeln, so daß auch hier Änderungen im Sinne eines Normalisierungsprozesses angenommen werden dürfen (vgl. BORELLI u. CHLEBAROV 1966).

Die Untersuchung weiterer Hormongruppen, die als Phasenleithormone höherer Integrationsstufen in Betracht kommen (z. B. Thyroxin, Wachstumshormon etc. vgl. S. 21), steht für den Kurverlauf noch aus. Bei dem größeren Zeitbedarf ihrer

Wirkungen wird ihre Bedeutung für die Reaktionstherapie sicherlich nur unter Einschluß langfristiger Kurnachbeobachtungen voll aufgedeckt werden können.

Obwohl somit die adäquate Analyse der hormonalen Reaktionsmuster im Kurverlauf noch ganz in den Anfängen steht, kann heute bereits, insbesondere im Hinblick auf die Nebennierenrindenfunktion, mit großer Sicherheit die Vorstellung abgelehnt werden, daß der therapeutische Mechanismus von Bäder- und Klimakuren in einer langdauernden Steigerung der Hormonproduktion über die Norm hinaus bestehen könnte. Die negativen Einflüsse einer kontinuierlichen Corticoidzufuhr und die neueren günstigeren Erfahrungen mit einer periodisch intermittierenden Corticoidbehandlung legen vielmehr die Auffassung nahe, daß das therapeutische Ziel im Erreichen einer ausgewogenen, rhythmisch schwankenden Normallage der hormonalen Steuerungsfunktionen liegt, und daß dieses bei der natürlichen Therapie über eine spezifische Zeitordnung der Selbstheilungsprozesse erreicht wird. Es ist zu erwarten, daß die nähere Analyse der Reaktionsmuster auch Fortschritte in der Handhabung der klinischen Hormontherapie bringen wird.

Inwieweit der neuerdings gefundene Einfluß von Spurenmetallen (Cu, Zn, Ni u.a.) auf die Sekretion verschiedener hypothalamischer Releasing-Hormone neue Gesichtspunkte für die hormonalen Reaktionen bei Trinkkuren bringen wird, bleibt noch abzuwarten (vgl. Henkin 1975).

Die mit den adaptiven Umstellungen verbundene Anregung hormonaler Prozesse, bei der auch positive Kreuzeffekte (vgl. S. 92) beteiligt sein können, läßt erwarten, daß es im Laufe der Kurbehandlung auch zu Änderungen der Sexualfunktionen kommt. Dafür sprechen z.B. auch die häufigen Erfahrungen über Menstruationsverschiebungen durch Kurbeginn oder Klimawechsel (vgl. S. 206) oder die nach Übergang ins Hochgebirgsklima gefundenen Veränderungen der Druckempfindlichkeit der weiblichen Brust (Sommer u. Wiesinger 1948). Systematische Untersuchungen über das Verhalten der Sexualhormonspiegel im Kurverlauf liegen bisher nur in ersten Anfängen vor (Günther u. Mitarb. 1975, 1979), so daß eine Einordnung solcher Umstellungen in die reaktive Dynamik des Kurprozesses noch nicht möglich ist. Auf die psycho-sozialen Auswirkungen und Begleiterscheinungen der seit Jahrhunderten bekannten „Jungbrunnenwirkung" der Kurbehandlung, die von jeher einen Ansatzpunkt der öffentlichen Kritik des Kurwesens darstellt, wird an anderer Stelle eingegangen (vgl. S. 160).

3. Allgemeine Kureffekte

a) Vorbemerkungen

Während die Wirkungen der künstlichen Therapie (vgl. S. 4) an den direkt angezielten, mehr oder weniger spezifischen Funktionsänderungen beurteilt werden können, treten als Folge der reaktiven Anregung von Selbstordnungsleistungen bei allen Verfahren der natürlichen Therapie charakteristische Formen von Funktionsumstellungen auf, die in erster Linie auf eine Verbesserung der Regulationen und Intensivierung normativer Zusammenhänge des Organismus bezogen werden müssen. Ihre Darstellung und weitere Erforschung ist für das Verständnis der therapeutischen Wirkungen und ihrer Kontrolle unbedingt erforderlich, verlangt aber besondere methodische Zugänge (vgl. dazu auch JORDAN 1972).

Die Entwicklung dieser therapeutischen Effekte erfolgt bereits während der Kur und unter der therapeutischen Reizbelastung, und zwar in enger Beziehung zum Reaktionsmuster des Kurverlaufs. Ihre Darstellung setzt demnach wiederum systematische Kurlängsschnittuntersuchungen voraus, wie sie in der Fachliteratur der Bäder- und Klimaheilkunde bisher leider nur spärlich vorliegen. Da die Entwicklung dieser reaktiven Vorgänge nicht mit dem Ende der Kurbehandlung abgeschlossen ist, wird heute nach einem Vorschlag von LÜHR (1959) zwischen dem Kureffekt, der die bis zum Kurende erreichten Veränderungen umfaßt, und dem Kurerfolg (Langzeit-Kurerfolg) unterschieden, der erst längere Zeit nach dem Kurende festgestellt werden kann (vgl. S. 176).

Die unspezifischen Kureffekte sind bis zu einem gewissen Grade für jede Form der Kurbehandlung charakteristisch. Der Umfang vegetativer Gesamtumschaltungen auf den verschiedenen Integrationsebenen läßt erwarten, daß es keine Körperfunktionen gibt, die nicht davon mitbetroffen und an den Folgen der adaptiven Umstellungen beteiligt werden. Die Darstellung der Kureffekte muß sich daher auf eine Auswahl von Funktionen beschränken. Die dafür maßgebenden Gesichtspunkte sind vor allem die Zugänglichkeit der Meßgrößen für den Untersucher und die Bedeutung der Funktion für die allgemeine klinische Beurteilung wie auch für die praktische Verlaufskontrolle.

Spezifische Kureffekte, welche überwiegend auf einzelne Wirkfaktoren der Bäder- und Klimatherapie bezogen werden müssen, sind jeweils an den entsprechenden Stellen der speziellen Abschnitte abgehandelt (vgl. Band 2 u. 3).

Die folgenden Darlegungen beziehen sich mit wenigen Ausnahmen auf Befunde, die an größeren Gruppen von Patienten erhoben wurden. Diese Tatsache ist überwiegend Ausdruck der heutigen Notwendigkeit, die noch wenig anerkannte Wirksamkeit der Bäder- und Klimakurbehandlung mit statistischen Verfahren zu belegen. Schon die Aufgliederung solcher Gruppen nach Unterschieden der vegetativen Reaktionslage macht deutlich, daß die gruppenstatistische Behandlung therapeutischer Effekte auf diesem Gebiet der Therapie nur unter einschränkenden Voraussetzungen sinnvoll ist. Die Bedeutung von Individualfaktoren ist bei den Verfahren der natürlichen Therapie in der Regel wesentlich größer als bei denen der künstlichen Therapie (vgl. S. 184).

b) Normalisierung der Funktionsgrößen in Ruhe

Es gehört zum älteren Erfahrungsgut der Kurärzte, daß sich unter demselben Behandlungsregime abnorm erniedrigte wie erhöhte Funktionsgrößen im Laufe der Kur einem mittleren Normalbereich annähern können (Lit.-Übersichten s. HAEBERLIN u. GOETERS 1954; HILDEBRANDT 1960a; JORDAN 1972). Dies gilt insbesondere für hypotone und hypertone Blutdruckstörungen. Eine nähere Darstellung und sichere Abgrenzung solcher Konvergenzprozesse ist aber erst durch die neueren Kurlängsschnittuntersuchungen und die Einführung geeigneter statistischer Verfahren gelungen.

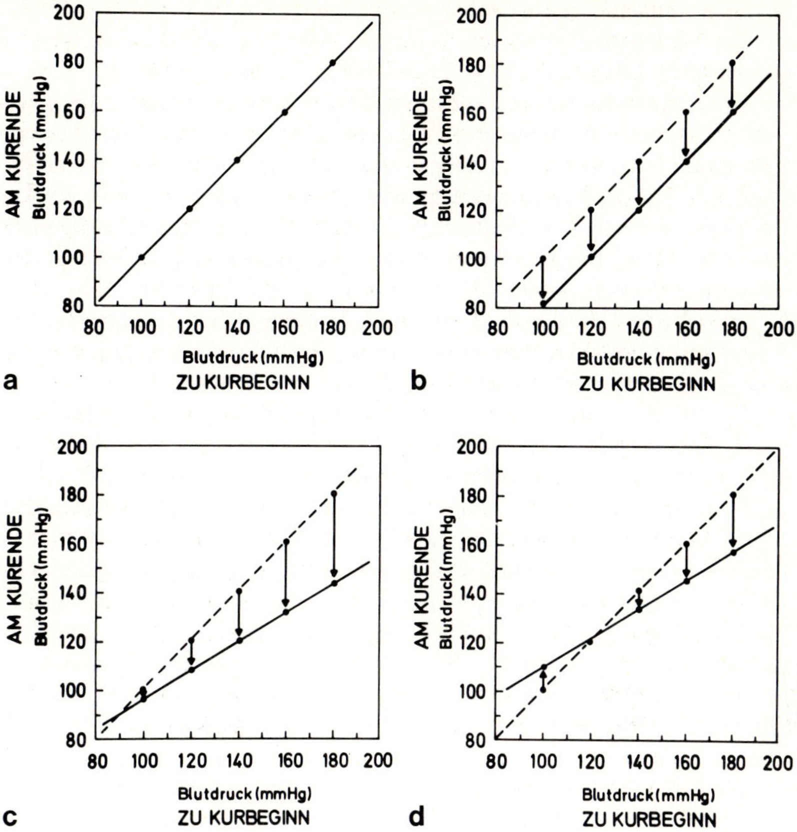

Abb. 61 a–d. Schematische Darstellung der Beziehungen zwischen Kuranfangs- und Kurendwerten am Beispiel des systolischen Blutdrucks. Die eingezeichneten Geraden sind Regressionsgeraden. **a** Kein Einfluß der Kurbehandlung auf den Blutdruck. **b** Ausgangswertunabhängige Senkung des Blutdrucks im Kurverlauf. **c** Ausgangswertabhängige, aber nicht normbezogene Senkung des Blutdrucks im Kurverlauf. **d** Normalisierung des Blutdrucks im Kurverlauf. Nähere Einzelheiten s. im Text S. 147 ff. (In Anlehnung an JORDAN 1972)

Der Tatbestand einer Normalisierung ist an zwei Bedingungen geknüpft: Zum einen muß in der untersuchten Patientengruppe die interindividuelle Variabilität (Streuung, Varianz) im Kurverlauf abnehmen, zum anderen muß nachgewiesen werden, daß der Zielbereich des Konvergenzvorganges tatsächlich der Norm der untersuchten Funktionsgröße entspricht (HILDEBRANDT 1959a; 1960a; vgl. auch JORDAN 1970). Die Problematik läßt sich am besten anhand einfacher graphischer Darstellungen veranschaulichen.

In allen vier Teilen der *Abb. 61* sind z. B. die Kuranfangswerte des systolischen Blutdrucks auf der Abszisse, die Kurendwerte auf der Ordinate aufgetragen, und zwar schematisch für jeweils fünf Einzelfälle. Wenn sich während der Kurbehandlung an den Blutdruckwerten nichts geändert hätte (Abb. 61, Teil a), würden alle Punkte auf einer Regressionsgeraden liegen, die durch den Nullpunkt läuft und eine Steigung von 45° besitzt (Regressionskoeffizient bei Vernachlässigung der Streuung = 1). Würden alle Ausgangslagen des Blutdrucks durch die Kurbehandlung um den gleichen Betrag gesenkt (Abb. 61, Teil b), so lägen die Punkte aller Wertepaare auf einer Regressionsgeraden, die um diesen Betrag gegenüber der (gestrichelt eingezeichneten) Geraden des Beispiels a nach unten parallelverschoben ist. Hier handelt es sich um eine *vom Ausgangswert unabhängige Reaktion,* die natürlich ebenso für eine gleichmäßige Steigerung aller Ausgangswerte zutreffen könnte. Auf die Problematik, daß die Entscheidung über die Ausgangswertabhängigkeit auch davon abhängt, ob die Meßwerte absolut oder relativ aufgetragen werden, soll hier nicht eingegangen werden.

Im Beispiel von Abb. 61, Teil c ist angenommen, daß der blutdrucksenkende Behandlungseffekt in der Weise vom Ausgangswert abhängt, daß er mit höheren Ausgangslagen immer größer wird. Hier handelt es sich also um eine *Ausgangswert-abhängige Reaktion* im Sinne des sog. Ausgangswert-Gesetzes (Wilder 1931, 1967). Die Regressionsgerade für die Beziehung zwischen Ausgangs- und Endwerten verläuft dabei mit einer geringeren Steigung als 45°. Sie schneidet die 45°-Achse (gestrichelt) bei 80 mm Hg („cross-over point"; Bridger u. Reiser 1959). Entsprechend ihrem weiteren Verlauf wäre theoretisch zu erwarten, daß unter 80 mm Hg liegende Ausgangswerte durch dieselbe Maßnahme im Sinne einer Steigerung beeinflußt werden. Der Schnittpunkt bei 80 mm Hg liegt aber eindeutig außerhalb des Normbereichs für den systolischen Blutdruck, so daß es sich hier zwar um eine Ausgangswert-abhängige, aber nicht um eine Norm-bezogene Reaktion handelt. Demgegenüber wird im Beispiel der Abb. 61 Teil c erstmals die andere Voraussetzung einer Normalisierung erfüllt, indem nämlich die Gruppenstreuung am Kurende kleiner geworden ist. Diese läßt sich leicht ablesen, indem man die Punktreihe auf Abszisse und Ordinate projiziert. In den Beispielen der Abb. 61 Teil a und b ergibt sich die gleiche Verteilungsbreite zu Kurbeginn und am Kurende.

Erst das Beispiel in Abb. 61 Teil d erfüllt voll den Tatbestand der *Normalisierung,* indem hohe Ausgangslagen im Laufe der Behandlung abfallen und niedrige ansteigen, so daß die Streuung vermindert wird. Zugleich liegt der Zielwert dieser Veränderungen (der keineswegs selbst erreicht werden muß) hier im Normalbereich des systolischen Blutdrucks (cross-over point bei 120 mm Hg).

Natürlich muß bei der statistischen Bewertung solcher Gruppen-Reaktionen auch die individuelle Variabilität der spontanen und reaktiven Schwankungen sowie die methodische Schwankungsbreite der Meßgröße berücksichtigt werden. Bei der praktischen Untersuchung von Normalisierungsvorgängen aufgrund von Kuranfangs- und -endwerten ordnen sich die Wertepaare in der Regel in Form einer ellipsoiden Punktwolke an. Durch Berücksichtigung des Korrelationskoeffizienten als Maß für die Straffheit der Beziehung läßt sich auf relativ einfachem Wege eine statistische Signifikanzprüfung Ausgangswert-abhängiger Reaktionen wie der Normalisierung vornehmen (Wagner u. Jordan 1962; Jordan u. Wagner 1964; vgl. auch Jordan 1966, 1972).

Wo systematische Kurlängsschnittkontrollen der Meßwerte zur Verfügung stehen, läßt sich der Tatbestand der Normalisierung auch durch die Korrelation zwischen Ausgangswert und Regression des individuellen Kurverlaufs (Trend-Koeffizient) prüfen (Dirnagl u. Drexel 1968; Dirnagl u. Mitarb. 1974). Zur Bestimmung des Zielwertes der Normalisierung (cross-over point) sind auch einfache Darstellungen der beobachteten individuellen Änderungen in Abhängigkeit vom Ausgangswert geeignet, während die Beurteilung der tatsächlich erreichten Konvergenz dabei erheblichen Täuschungsmöglichkeiten unterliegt. Auf eine nähere Diskussion der biometrischen Problematik der Normalisierung sowie des WILDERschen Ausgangswertgesetzes kann hier verzichtet werden (POLAK u. KNOBLOCH 1957; WINNE 1960; HORD u. Mitarb. 1964; JORDAN u. WAGNER 1964; RAAS u. HALHUBER 1965; SURWILLO u. ARENBERG 1965; JORDAN 1966, 1970, 1972; DIRNAGL u. DREXEL 1968; JESSEL 1968; PIRLET u. KELLER 1968; u.a.).

Nach den genannten Kriterien sind bei Bäder- und Klimakuren Normalisierungseffekte für zahlreiche Funktionsgrößen nachgewiesen worden, u.a. für Herzfrequenz, Atemfrequenz, Puls-Atem-Quotient, systolischen und diastolischen Blutdruck, dermographische Latenzzeit, Grundumsatz, Histamin-Empfindlichkeit, 17-Ketosteroid-Ausscheidung, verschiedene herz- und kreislaufdynamische Kenngrößen, Körpergewicht und KERDÖ-Index. Wo entsprechende Vor- und Nachuntersuchungen vorliegen, konnte gezeigt werden, daß die kollektive Streuungsabnahme am Kurende nicht nur gegenüber den Kuranfangswerten besteht, die ja bereits während der Kureintrittsreaktion (vgl. S. 130) gemessen werden, sondern auch gegenüber den Ausgangswerten am Heimatort vor Kurbeginn (BALZAR u. Mitarb. 1957; WITKOWSKI 1981). Ob die in letzter Zeit aufgedeckten Normalisierungseffekte bei Trinkkuren (LESKOVAR 1970, 1980; GÜNTHER 1967a; u.a.) auch bereits vor der Kur bestehende Abweichungen im Elektrolythaushalt einbeziehen können, steht noch offen (vgl. SCHMIDT-KESSEN 1969).

Besonders kennzeichnend ist, daß der Normalisierungsprozeß nicht kontinuierlich fortschreitet, sondern von den Phasen der reaktiven Periodik des Kurverlaufs

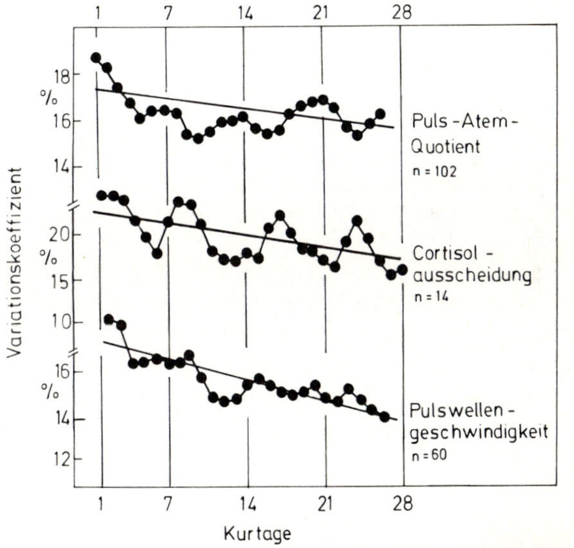

Abb. 62. Kurverläufe des Variabilitätskoeffizienten des Puls-Atem-Quotienten (nach HILDEBRANDT 1962c), der Cortisol-Ausscheidung im Nachtharn (unveröff. Daten) sowie der Pulswellengeschwindigkeit in der Aorta (nach GOEBEL 1971) bei unterschiedlichen Formen der Kurbehandlung

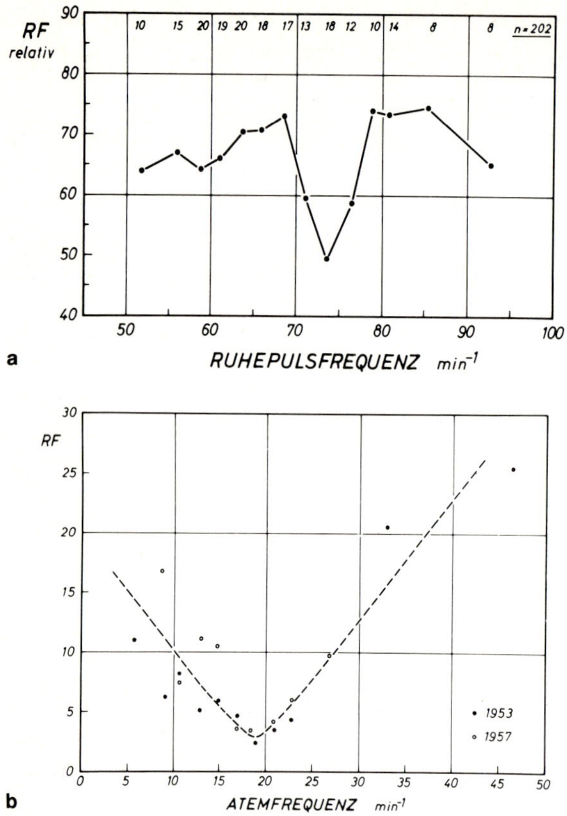

Abb. 63. **a** Regelflächen der Pulsfrequenz (Summe der halbminütlich gemessenen Pulsabweichungen vom Ruhewert) während der ersten fünf Minuten nach gleichdosierter Arbeitsbelastung (Stufensteigen: 18 Stufen in 1 min) in Abhängigkeit von der Ruhepulsfrequenz. **b** Regelflächen der Atemfrequenz während der ersten fünf Minuten nach gleichdosierter Arbeitsbelastung (wie oben) in Abhängigkeit von der Ruheatemfrequenz. (Nach HILDEBRANDT 1960a). Die Optima der Regulation (Minima der Regelflächen) entsprechen bei beiden Funktionen dem Zielbereich der Normalisierung in Kurverläufen

abhängig ist. Längsschnittkontrollen der Gruppenstreuung verschiedener Funktionsgrößen ergaben, daß die Streuungsabnahme jeweils während der ergotropen Auslenkungen bzw. während der Kurreaktionen und Kurkrisen stagniert oder sogar rückläufig wird, während der trophotropen Phasen aber fortschreitet (vgl. *Abb. 62*). Bei später Kurreaktion vollzieht sich der größte Anteil der Normalisierung erst in der vierten Kurwoche (vgl. JORDAN 1972).

Für die Bewertung eines Normalisierungsvorganges ist die nähere Untersuchung der Norm als Zielwert der Normalisierung von besonderer Bedeutung. Hier konnte z. B. durch systematische Prüfungen der Regelgüte von Puls- und Atemfrequenzregulation gezeigt werden, daß die Zielwerte der Normalisierung im Kurverlauf (72 P/min und 18 A/min) jeweils einem regulatorischen Optimum entsprechen *(Abb. 63)*, während die statistischen Normen („Normal ist, was am häufigsten vorkommt“) zwar häufig damit übereinstimmen, ihm aber nicht unbedingt entsprechen müssen (HILDEBRANDT 1960a; vgl. auch JORDAN 1970, 1972). Auch für das Frequenzverhältnis von Herz- und Atemrhythmus (Puls-Atem-Quotient) konnte die Norm 4:1 zugleich als Zielwert der Normalisierung in Kurverläufen wie auch als selbständiges Optimum der Regulationsqualität nachgewiesen werden (HILDEBRANDT 1960a), für die Blutdruckregulation sind ähnliche Zusammenhänge schon seit langem bekannt.

Der Begriff der Normalisierung beschreibt daher nicht nur ein formales Ereignis, sondern bedeutet zugleich, daß mit zunehmender Annäherung der Funktion an die normale Ruhelage die Regulation auf ein Optimum zustrebt. Eine verbesserte Regulation aber fixiert zugleich die Funktion strenger an ihren Normalbereich, sodaß auch eine Stabilisierung der Ruhelage erwartet werden darf.

Das Eintreten einer Normalisierung unter kontinuierlicher und iterativer Reizbelastung im Kurverlauf muß in erster Linie auf adaptive Vorgänge und die mit ihnen verbundene Steigerung der Regulationsleistungen bezogen werden. Welchen Stellenwert dabei die Funktionsentlastung durch das Wirksamwerden adaptiver Kompensationsleistungen, die Rückbildung pathologischer Fehladaptationen oder positive Kreuzeffekte der Adaptationen besitzen, ist sicher nicht generell zu entscheiden (vgl. dazu S. 87ff.). Bedeutsam ist in diesem Zusammenhang, daß zwischen Trainingszustand bzw. Leistungsfähigkeit einerseits und kollektiver Streuung von Kreislaufparametern andererseits inverse Beziehungen bestehen (JUNGMANN 1962a).

Trotz dieser Zusammenhänge wird die Bedeutung der Normalisierungsvorgänge im Rahmen der Kurbehandlung noch unterschiedlich eingeschätzt. Sicherlich ist noch unzureichend bekannt, inwieweit und nach welchen Regeln der Normalisierungsprozeß über den vor der Kur bestehenden Zustand hinausgeführt werden kann. Es darf aber auch nicht übersehen werden, daß die kollektive Streuungsminderung auch durch die einheitlichere Lebensweise der Kurpatienten und eine meist noch recht schematische Durchführung der Kurortbehandlung gefördert werden kann (sog. Homogenisierung; DIRNAGL u. Mitarb. 1974, 1981). Eine Abgrenzung dieses Effektes, der theoretisch dem Beispiel c der Abb. 61 (S. 147) entsprechen könnte, von der Normalisierung steht noch aus. Bei aktivierender Kurbehandlung nimmt z. B. die körperliche Leistungsfähigkeit bei Patienten mit hoher Ausgangslage ab, bei solchen mit niedriger Ausgangslage zu, sodaß eine deutliche Streuungsverminderung im Kurverlauf resultiert (BAIER 1976). Die Entscheidung darüber, ob es sich hierbei um eine Homogenisierung oder Normalisierung handelt, kann nicht unter Anwendung eines nur statistischen Normbegriffes gefällt werden (Zur Problematik des Normbegriffs vgl. HILDEBRANDT 1960a; JORDAN 1970, 1972). Interessant ist schließlich, daß neuerdings Normalisierungseffekte auch unter medikamentöser Behandlung nachgewiesen worden sind, was auf einen reaktiven Wirkungscharakter solcher Behandlungen hinweist (WECKENMANN 1970, 1973; SIUTS 1976).

c) Zunahme der Regelgüte (Regularisierung)

Die mit der Normalisierung verbundene Verbesserung der Regulationsleistungen ist durch Kontrollen im Längsschnitt von Bäder- und Klimakuren auch am einzelnen Probanden direkt nachgewiesen. Untersuchungen der Pulsfrequenz- und Blutdruckrückstellung nach dosierter körperlicher Belastung ergaben eine Verkleinerung der Regelflächen bzw. Verkürzung der Rückkehrzeiten (= Steigerung der Regelgüte) mit entsprechender Optimierung der Dämpfungsverhältnisse (HILDEBRANDT 1959; HENTSCHEL 1960; STALLING 1960) (vgl. die Kurven in Abb. 44 und 47). Erwartungsgemäß wurden während der Kurreaktionen jeweils vorübergehende Verschlechterungen mit Labilisierung der Regelvorgänge gefunden. Auch die Trennung verschiedener Reaktionsmuster des Kurverlaufs mit früher und später Kurreaktion in Abhängigkeit von der vegetativen Ausgangslage war mit systematischen Kontrollen der Regulationsqualität möglich (HILDEBRANDT 1959b; STALLING 1960).

Im Rahmen von Klimakuren im Hoch- und Mittelgebirge wurden Kenngrößen der orthostatischen Kreislaufregulation sowie Kreislaufreaktionen auf Sauerstoffmangel-Atmung und Ultraviolett-Testbestrahlungen als Indikator verwendet, wobei wiederum die Labilisierung der Regulationen im Bereich der Kurreaktionen dargestellt werden konnte (AMELUNG u. BEST 1959; LOTZ 1959; JUNGMANN 1962; HALHUBER 1966; HALHUBER u. Mitarb. 1968).

Mit geringerem Untersuchungsaufwand läßt sich die mit der Regulationsverbesserung verbundene Stabilisierung der Ruhewerte durch Kontrolle der Streuung ihrer täglichen Änderung in Patientengruppen verfolgen, die gleichfalls während der tropho-histiotropen Phasen der Reaktionsperiodik schubweise abnimmt und sich während der Kurreaktionen vorübergehend steigert (LÜHR 1959; JORDAN u. Mitarb. 1964; JORDAN 1966, 1972; JORDAN u. WAGNER 1969, 1977; MÜLLER 1970; u. a.). Es muß allerdings noch geprüft werden, welchen Anteil die Interferenz verschiedener Reaktionsmuster an den Veränderungen dieser Meßgröße hat. DIRNAGL u. Mitarb. (1974) sowie BAIER u. Mitarb. (1974) haben schließlich auch die Abweichungen vom individuellen linearen Kurverlaufstrend einer Funktionsgröße als Maß für die zunehmende Stabilisierung sowie zur Darstellung der Kurreaktionen verwendet.

EVERS u. Mitarb. (1960) haben die Veränderungen der Regulationsqualität auch am Ablauf der Reizantwort auf Mineralbäder bei Rheumakranken systematisch verfolgt und neben einer Zunahme der Dämpfung vor allem auch eine Steigerung der phasischen Ordnung des Reaktionsablaufs aufzeigen können. Diese Befunde weisen zugleich auf eine Verbesserung der Koordination komplexer periodischer Vorgänge hin.

d) Normalisierung funktioneller Ordnungen

1) Abstimmung der Funktionsniveaus (Korrelationen)

Die umfassende Verbesserung der Regulationsleistungen, die die Voraussetzung für die Normalisierungsvorgänge im Kurverlauf darstellt, muß auch die Abstimmung der Funktionsintensitäten verschiedener Organe beeinflussen und daher an Änderungen der Korrelation zwischen den Funktionsniveaus quantitativ nachweisbar sein. Dafür kommen theoretisch verschiedene Möglichkeiten in Betracht. Wenn z. B. zwei Funktionen Glieder ein und desselben Funktionskreises darstellen oder gemeinsam der Regulation eines übergeordneten Integrationsniveaus unterliegen,

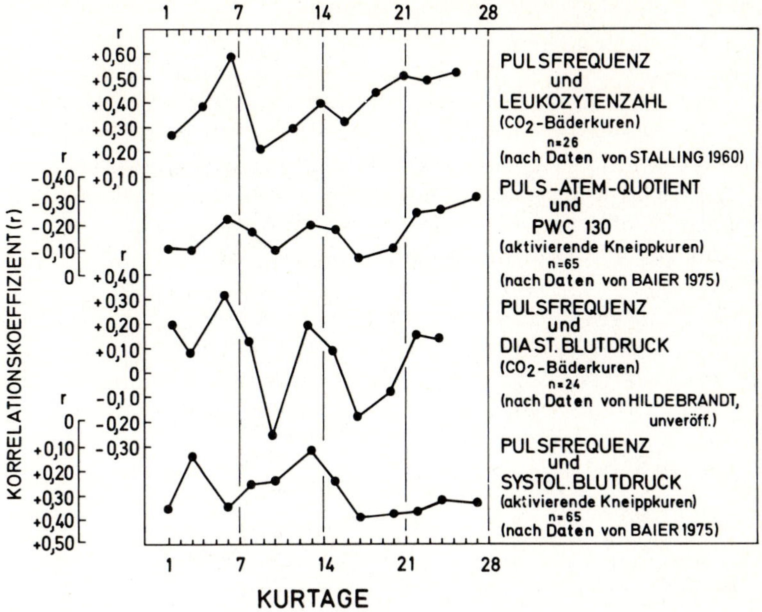

Abb. 64. Beispiele für den Verlauf der Korrelationskoeffizienten für die kollektive Beziehung zwischen je zwei Funktionsgrößen bei verschiedenen Formen der Kurbehandlung. (Lit.-Angaben s. Lit.-Verzeichnis)

bestehen zwischen ihnen mehr oder weniger strenge korrelative Beziehungen, die durch eine Steigerung der Regulationsleistungen gestrafft werden können. Eine solche Intensivierung der Korrelation wird auch eintreten, wenn Störungen, die eine der beiden beteiligten Funktionen mehr oder weniger isoliert betreffen, ausgeschaltet werden. Aber auch eine Abschwächung oder Aufhebung von Korrelationen zwischen verschiedenen Funktionsintensitäten ist als Folge einer Steigerung von Selbstordnungsleistungen vorstellbar, z. B. wenn zwei Funktionsgrößen, die beim Gesunden weitgehend unabhängig voneinander reguliert werden, durch pathologische Vorgänge voneinander abhängig geworden sind und unter der Therapie durch Normalisierung diese pathologische Korrelation lösen. Da jede Funktion stets in einem komplexen Zusammenhang antagonistisch wirksamer Beziehungen steht, sind im Rahmen von Änderungen der Regulationsqualität sogar Änderungen in der Richtung korrelativer Funktionszusammenhänge möglich.

Obwohl erste Befunde über Schwankungen korrelativer Beziehungen verschiedener Funktionsgrößen im Kurverlauf schon seit längerem vorliegen (Hildebrandt 1962c), steht eine systematische Bearbeitung dieses Aspektes der Selbstordnungsvorgänge noch aus. In *Abb. 64* sind einige Beispiele für das Verhalten der Korrelation zwischen zwei verschiedenen Meßgrößen dargestellt. Sie lassen erkennen, daß die Änderungen der Korrelationen im Kurverlauf erwartungsgemäß dem typischen Reaktionsmuster mit periodischer Gliederung folgen. Neuere Untersuchungen von Wendt (1977, 1978) haben die Bedeutung eines solchen Ansatzes auch für die Beurteilung saisonrhythmischer Adaptationseffekte aufgezeigt.

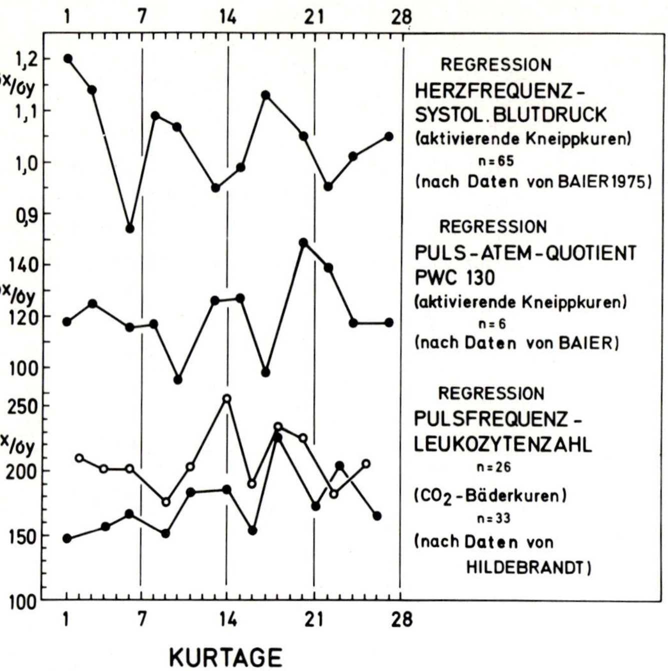

Abb. 65. Beispiele für den Verlauf der mittleren Steilheit der Beziehung zwischen je zwei Funktionsgrößen in Patientengruppen während verschiedener Formen der Kurbehandlung. (Lit.-Angaben s. im Lit.-Verzeichnis)

Neben der Strenge der Korrelationen (Korrelationskoeffizient) wird übrigens auch die Steilheit der Beziehungen zwischen den Funktionsniveaus durch die reaktiven Prozesse des Kurverlaufs beeinflußt. *Abb. 65* zeigt dafür einige Kurvenbeispiele, in denen die mittleren Regressionskoeffizienten Änderungen im Rahmen einer circaseptanen Periodik des Kurverlaufs durchmachen.

Die abgebildeten Beispiele beziehen sich zunächst nur auf interindividuelle Korrelationen. Es ist aber durchaus möglich, korrelative Ordnungsmerkmale auch intraindividuell, z. B. im Rahmen von standardisierten Belastungsprüfungen zu kontrollieren. Darüber hinaus eröffnet die korrelative Prüfung von Funktionszusammenhängen einen Weg, die Zuordnung einzelner Funktionen zu verschiedenen Integrationsstufen des autonomen Systems zu bestimmen. Schließlich besteht auf diesem Wege auch die Möglichkeit, normative Funktionsbeziehungen abzugrenzen, indem man das Verhalten einer Funktionsgröße nach Maßgabe der mittleren Beziehung für einen bestimmten Wert der anderen Funktion unter der Therapie verfolgt, z. B. die Leukozytenzahl für die normale Pulsfrequenz von 72/min (vgl. dazu Abb. 64 und 65). Angesichts der Tatsache, daß alle Funktionen spontan-rhythmischen Schwankungen unterliegen, sind außer der quantitativen Beurteilung ihrer Niveauabstimmung natürlich auch die Ordnungsmerkmale ihrer zeitlichen Abstimmung zu berücksichtigen.

2) Steigerung der Koordination rhythmischer Funktionen

Die Möglichkeit, regulierende und normalisierende Effekte der Kurbehandlung an Kriterien der rhythmischen Funktionsordnung nachzuweisen, kann am leichtesten im mittelwelligen Bereich des Spektrums der rhythmischen Funktionen genutzt werden (vgl. Abb. 6, S. 31). Hier gliedern die Rhythmen die Arbeits-, Transport- und Verteilungsfunktionen verschiedener Organsysteme. Ihre Frequenz wird daher einerseits vom Bedarf her gesteuert, ihre Frequenznormen und die Ökonomie ihres Zusammenwirkens werden aber andererseits durch harmonische Frequenzproportionen und Phasenkoppelungen aus einem umfassenderen koordinierten Zusammenhang heraus bestimmt (vgl. HILDEBRANDT 1969). Die Ausprägung dieser zeitlichen Ordnungsmerkmale kann als Indikator zur Quantifizierung „spontaner innerer Ordnungskräfte" (v. HOLST 1939) gewertet werden. Die systematische Kontrolle therapeutischer Wirkungen im Bereich dieser labilen Zeitstrukturen ist daher ein besonders adäquater Zugang zur Beurteilung der Reaktions- und Regulationstherapie (vgl. dazu Abb. 66, 67 und 84, S. 184).

Im Vergleich zur Untersuchung der Frequenzkoordinationen, die insbesondere bei den Rhythmen von Atmung und Kreislauf leicht zugänglich sind (vgl. RASCHKE 1977, 1981), erfordert die Kontrolle der Phasenkoordination einen größeren Aufwand. Sie ist aber für die Rhythmen des Mittelwellenbereiches immer noch leichter für die Praxis nutzbar zu machen, als die Untersuchung der Phasenordnung langwelliger Rhythmen im Kurverlauf (z. B. des circadianen Systems; GÜNTHER u. Mitarb. 1971, 1974), die mehr theoretischen Studien vorbehalten bleiben wird (vgl. S. 193 ff.).

Die Bedeutung der Koordination rhythmischer Funktionen für die Ökonomie und die Verwirklichung trophotroper Funktionsziele ist insbesondere für die Beziehungen zwischen Herzrhythmus, arterieller Grundschwingung und Atemrhythmus nachgewiesen. Die ganzzahlige Frequenzabstimmung zwischen Herzrhythmus und arterieller Grundschwingung spart nach Modellversuchen bis zu 35% Energie ein (MILLAHN 1962; ECKERMANN 1969), Störungen dieser Koordination gehören offenbar zu den frühesten Symptomen einer Kreislaufregulationsstörung (GADERMANN u. Mitarb. 1961). Bei ganzzahliger Frequenzkoordination von Herz- und Atemrhythmus in Ruhe ist die Regelgüte beider Funktionen bei körperlicher Belastung erhöht *(Abb. 66)*, das Hauptoptimum entspricht dem normalen Puls-Atem-Quotienten von 4,0, der auch im Nachtschlaf konzentrisch angestrebt wird (nächtliche Normalisierung) (Lit.-Übersicht s. HILDEBRANDT 1967). Die nächtliche Steigerung der Phasenkoppelung zwischen Herz- und Atemrhythmus wird durch Wecken in 2-stündigen Abständen vollständig verhindert (ENGEL u. Mitarb. 1969), was darauf hinweist, daß die Regeneration der rhythmischen Funktionsordnung ein Ziel der Schlaferholung ist.

Im Laufe von Kurbehandlungen mit balneologischen, klimatischen und anderen physikalischen Reizen kommt es nach zahlreichen, allerdings nicht ausnahmslos übereinstimmenden, Erfahrungen zu einer Intensivierung rhythmischer Koordinationen, wobei zugleich die regulatorischen Leistungen zunehmen. Hinsichtlich der Frequenzkoordination können dabei neben der ganzzahligen Norm auch andere ganzzahlige Verhältnisse angestrebt werden. Besonders der Puls-Atem-Quotient hat sich als praktisch brauchbarer Indikator für die therapeutischen Selbstord-

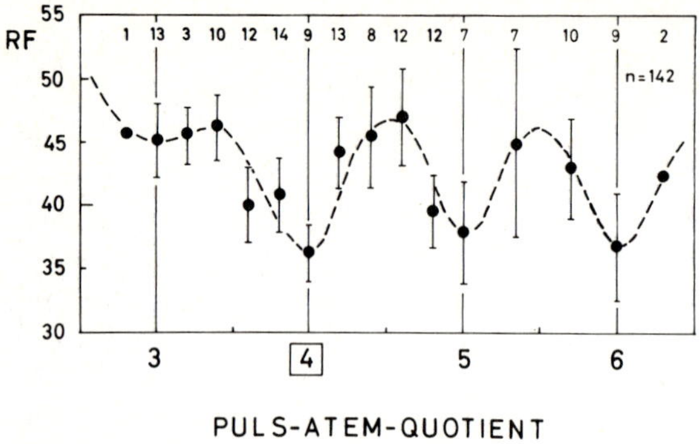

Abb. 66. Regelflächen (RF) der Pulsfrequenz (Summe der ½-minütlich gemessenen Pulsabweichungen vom Ruhewert) während der ersten 5 min nach Arbeitsbelastung (sechsmaliges Ersteigen eines Drei-Stufentritts nach vorgegebenem Takt innerhalb 1 min) in Abhängigkeit vom Ruhewert des Puls-Atem-Quotienten. Die Klammern geben den Bereich des mittleren Fehlers der Mittelwerte an. (Nach HILDEBRANDT 1967)

nungsprozesse während der Kur erwiesen, er strebt am häufigsten den normalen ganzzahligen Wert 4,0 an *(Abb. 67)*. Analoge Beobachtungen liegen für den Quotienten aus Herzperiodendauer und arterieller Grundschwingungsdauer vor, der sich außer dem normalen Zielwert 2,0 auch dem ganzzahligen Wert 3,0 annähern kann (Lit.-Übersicht s. HILDEBRANDT 1962a, 1969; CACHOVAN 1964; JORDAN 1972).

Neben den Zielwerten des Konvergierens muß auch bei den Kenngrößen der Koordination die kollektive Streuungsverminderung als Ausdruck einer Beteiligung aller Individuen an der Straffung der Zeitstrukturen nachgewiesen werden (vgl. S. 146 ff.). Bei fortlaufender Kontrolle der kollektiven Streuungswerte, auch bei Berücksichtigung der Streuung der täglichen Änderungen, zeigte sich, daß auch der Normalisierungsprozeß der rhythmischen Funktionsordnung während der Kurbehandlung in periodischen Schüben verläuft, die den fortgesetzten vegetativen Gesamtumschaltungen entsprechen. Die Kurkrisen gehen jeweils mit rückläufigen Phasen wieder zunehmender Variabilität einher (HILDEBRANDT 1959b, 1969; HILDEBRANDT u. Mitarb. 1959; JORDAN u. WAGNER 1969; MÜLLER 1970; u.a.) (vgl. *Abb. 62,* S. 149).

Speziell für den Puls-Atem-Quotienten ist erwiesen, daß eine Normalisierung auch im Einzelfall in positiver Beziehung zum katamnestisch kontrollierten Kurerfolg steht (HILDEBRANDT 1963b). Dabei normalisieren (über 4) erhöhte Ausgangslagen des Quotienten schneller als erniedrigte. Solche Erfahrungen weisen darauf hin, daß das Frequenzverhältnis von Herz- und Atemrhythmus in enger Beziehung zur vegetativen Reaktionslage steht (vgl. S. 188) (Lit.-Übersicht s. HILDEBRANDT u. ISHAG 1973).

Insgesamt dürfte die quantitative Beurteilung rhythmisch-koordinativer Leistungen als Methode einer adäquaten funktionellen Regulationsdiagnostik noch ausbaufähig sein (vgl. z. B. SINZ u. Mitarb. 1975; SINZ 1978), zumal es sich um einfache, auch in der Praxis anwendbare Untersuchungsverfahren handelt (vgl. auch RASCHKE 1981). Die von GÜNTHER u. Mitarb. (1971, 1974) bei Rheumakranken und Gesunden im Kurlängsschnitt dargestellten Veränderungen der Circadianrhythmik sind vermutlich gleichfalls Ausdruck einer verbesserten Koordination. Die bisher

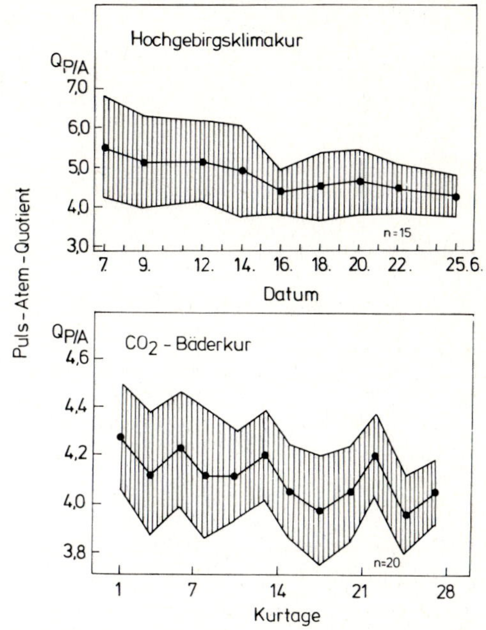

Abb. 67. Mittlerer Verlauf und Streuungsbereich (± σ) des Puls-Atem-Quotienten bei 15 Urlaubern während eines Hochgebirgsaufenthaltes (oben) (nach RAAS u. HALHUBER 1965) und bei 20 Patienten während CO_2-Bäderkuren (unten). (Nach Daten von FECHNER 1980)

verwendeten Auswertungsverfahren, auf die man schon wegen der Begrenzung des Untersuchungsaufwandes angewiesen ist, lassen allerdings noch keine eindeutigen Schlüsse zu, zumal auch hier Effekte im Sinne einer Homogenisierung anzunehmen sind (vgl. S. 151).

e) Verbesserung von Befinden und Leistungsfähigkeit

Patient und Arzt beurteilen die positiven Wirkungen der Kurbehandlung in erster Linie an der Besserung der Beschwerden und des Allgemeinbefindens sowie vor allem an der Zunahme der körperlichen Leistungsfähigkeit, und zwar sowohl der allgemeinen Leistungsfähigkeit als auch der spezieller Körperfunktionen. Auch in diesen Veränderungen äußern sich die Fortschritte der adaptiven Umstellungen, wie sie nicht nur durch äußere, sondern auch durch innere Reize ausgelöst werden, und die damit verbundenen Normalisierungs- und Stabilisierungsvorgänge. Diese Umstellungen müssen mit dem Ende der Kurbehandlung keineswegs voll abgeschlossen sein, so daß der am Kurende erreichte Kureffekt durchaus nicht mit dem Kurerfolg auf längere Sicht identisch zu sein braucht (vgl. S. 176). Auch die systematische Längsschnittkontrolle von Befinden und Leistungsfähigkeit hat in den letzten Jahrzehnten beträchtliche Fortschritte zu verzeichnen und dadurch vor allem den engen Zusammenhang der Veränderungen mit dem Reaktionsmuster des Kurverlaufs erkennbar gemacht.

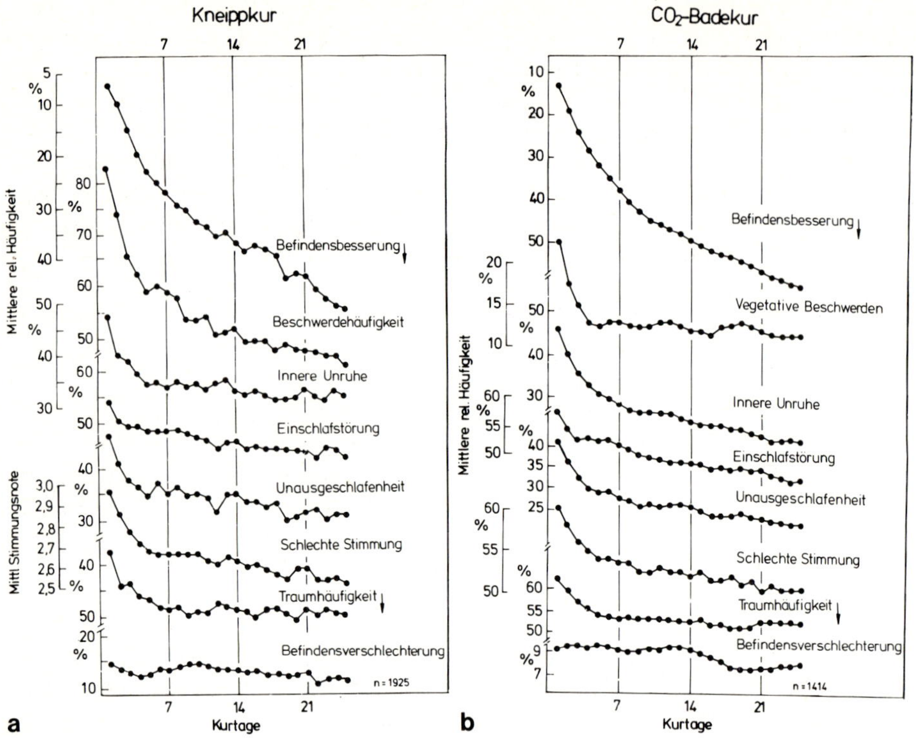

Abb. 68. **a** Häufigkeitsverläufe von verschiedenen Symptomen der Befindensstörung nach Kurtagebuchuntersuchungen von insgesamt 1925 Patienten während der aktivierenden Kneipp-Kurbehandlung innerhalb eines Jahres. Die Ordinate für die Stimmungsnote gibt die mittlere Stimmungsnote einer 5-stufigen Skala an, alle anderen Ordinaten zeigen die relative Symptomhäufigkeit. (Nach Hildebrandt u. Frank 1974). **b** Häufigkeitsverläufe von acht verschiedenen Symptomen der Befindensstörung nach Kurtagebuchuntersuchungen von 1414 Patienten während CO_2-Bäderkuren. Die Kurven sind durch einmalige übergreifende Dreiermitteilung einmal geglättet. (Nach Wiemann 1981)

1) Psycho-somatisches Befinden

Fortlaufende Kurtagebuch-Untersuchungen, bei denen die Patienten täglich vorgegebene Fragen nach Befindensstörungen, Stimmung, Schlafqualität, körperlichem Beschwerdebild usw. in wenigen subjektiven Skalenstufen zu beantworten haben, eignen sich zwar zur schnellen Ansammlung eines großen Materials, erlauben aber doch nur relativ grobe Aussagen. Vor allem ist die Auftrennung verschiedener Kurverlaufsmuster ohne zusätzliche Untersuchungen nur sehr unsicher möglich. Wie die Beispiele der *Abb. 68* zeigen, nimmt die Störungshäufigkeit im Kurverlauf in der Regel nach Art einer Exponentialfunktion ab, d. h. anfangs steiler und später immer langsamer. Insbesondere fällt dabei der steile Rückgang der Beschwerden innerhalb der ersten 5 Kurtage auf, der im Zusammenhang mit der Kureintrittsreaktion erfolgt (vgl. Webert 1981). Zahlreiche verschiedene Fragebögen sind für Kurtagebuchuntersuchungen angegeben und verwendet worden (Hildebrandt 1959a; Hentschel 1960; Baier 1977; Kihn 1968; Ficker 1973; Dirnagl u. Mitarb. 1974;

HILDEBRANDT u. FRANK 1974; u.a.). Bei einer Aufgliederung von Kurtagebucherhebungen nach vegetativer Ausgangslage, Alter oder Jahreszeit lassen sich auch die der Reaktionsperiodik zugeordneten langwelligen Befindensschwankungen mit diesen Methoden darstellen (HILDEBRANDT u. FRANK 1974; WIEMANN 1981).

Weitere Differenzierungen des Befindensbildes setzen systematische Explorationen im Kurlängsschnitt voraus, wodurch vor allem nicht auszuschließende Stereotypien im Antwortmuster bei Fragebogenerhebungen vermieden werden. Über die Unterscheidung früh- und spätreaktiver Verlaufsmuster in Abhängigkeit von der vegetativen Ausgangslage (STALLING 1960; STEINKE 1962) hinausgehend, konnte gezeigt werden, daß beim Dominieren einer circaseptanen Reaktionsperiodik im Verlauf von CO_2-Bäderkuren die Häufigkeitsmaxima psychischer Befindensabweichungen und Allgemeinstörungen im Bereich des 7., 14. und 21. Kurtages lagen, während die lokal ausformulierten Körperbeschwerden erst nach diesen Gipfeln ihre größte Häufigkeit erreichten (GEHLKEN u. Mitarb. 1961; HILDEBRANDT u. GEHLKEN 1961). Damit wären in Übereinstimmung mit den Erfahrungen von SUGIYAMA (1960, 1961) (vgl. Abb. 49, S. 124) die Allgemeinstörungen mehr dem ergotropen Schenkel, die Lokalbeschwerden dem trophotropen Schenkel der Kurreaktionen zuzuordnen.

Komplexere psychologische Fragetestverfahren (Freiburger Persönlichkeits-Inventar FPI, Gießen-Test o.ä.) zur Beurteilung der Persönlichkeitsstruktur eignen sich zwar zur Bestimmung der individuellen Ausgangslage, bis zu einem gewissen Grade auch zu Vergleichsuntersuchungen zwischen Kurbeginn und Kurende (WALTER 1980), eine hinreichend kontinuierliche Kurverlaufskontrolle bereitet aber Schwierigkeiten. Besonders im Hinblick auf Sozial- und Antriebsverhalten liegen auch Versuche vor, durch teilnehmende Beobachtung in Patientengruppen Aussagen über die psycho-soziale Dynamik des Kurverlaufs zu gewinnen, ein nicht unumstrittenes Verfahren (Lit.-Übers. s. TEICHMANN 1968).

Zahlreiche Kurlängsschnittuntersuchungen mit objektiven Methoden haben gezeigt, daß sich die Reaktionsdynamik des Kurverlaufs erwartungsgemäß im psycho-physischen Gesamt der Persönlichkeit abzeichnet, z.B. bei Messungen der psychomotorischen Aktivität mit Schrittzahlkontrollen (GEHLKEN u. Mitarb. 1961; HILDEBRANDT u. GEHLKEN 1961), Messungen der Reaktionszeit mit verschiedenen Methoden (HILDEBRANDT 1960b, 1962c; HILDEBRANDT u. GEHLKEN 1961; ENGEL u. Mitarb. 1963; GEERTZ u. Mitarb. 1967; KLINGELHÖFER 1973; GEYER 1980), Bestimmungen der Flimmerverschmelzungsfrequenz (v. BRACKEN u. Mitarb. 1952; HILDEBRANDT 1955a; BALZAR u. Mitarb. 1957; ENGEL u. Mitarb. 1963; GEYER 1980), Messungen der Nachbilddauer (GÜNTHER 1967), der Merkfähigkeit (GEHLKEN u. Mitarb. 1961; HILDEBRANDT u. GEHLKEN 1961) sowie Farbwahltests u.v.a.m. (vgl. die Kurvenbeispiele in den Abb. 44, 45 und 47).

Naturgemäß spiegeln sich die Schwankungen des Befindens und der Beschwerdenhäufigkeit auch im Häufigkeitsverlauf der benötigten Medikamentgaben (Analgetika, Sedativa u.a.). LISKA u. Mitarb. (1965) haben darüber Erhebungen vorgelegt, die eindeutige Beziehungen zur Reaktionsperiodik im Kurverlauf aufdecken (vgl. Abb. 50, S. 126). Insgesamt stehen heute zahlreiche praktikable Verfahren bereit, die sich auch für die Routineanwendung eignen und damit dem Kurarzt ein Bild der psycho-somatischen Reaktionsdynamik des Kurverlaufs als Grundlage für seine Maßnahmen geben können.

Über die im Rahmen der reaktiven Vorgänge im Hormonhaushalt eintretenden Änderungen der *Sexualfunktion* (vgl. S. 145) fehlen bisher verläßliche Erhebungen, obwohl dieser Aspekt der Kuren in der öffentlichen Kritik besonders hoch bewertet wird und eine nähere Untersuchung auch von großem theoretischem Interesse wäre. Nach allgemeiner Erfahrung nehmen Libido und sexuelle Leistungsfähigkeit zu Kurbeginn eher ab und steigern sich erst in späteren Abschnitten der Kurbehandlung, vermutlich gleichfalls in Abhängigkeit von der phasischen Gliederung der adaptiven Umstellungen. Bei teilnehmender psychologischer Beobachtung wurde eine im Kurverlauf zunehmende Besetzung des Erlebens und Verhaltens mit sexuellen Inhalten festgestellt (SCHADE 1968).

Was die Kritik des Kurwesens in diesem Bereich betrifft, so muß zunächst betont werden, daß die Anregung der Sexualfunktionen grundsätzlich als Zeichen der allgemein positiven Entwicklung der Vitalsphäre durch die Kurbehandlung bewertet werden muß („Jungbrunnen-Wirkung“). Die damit zusammenhängenden psycho-soziologischen Probleme sind zweifellos ernst zunehmen und in ihren Auswirkungen teilweise durchaus kritikwürdig. Sie werden verschärft durch die besondere Situation des Kurpatienten, der aus den gewohnten Zusammenhängen herausgelöst ist und zahlreichen Gleichbetroffenen in der Sphäre einer gewissen Anonymität begegnet. Die Folgen einer allgemein gesteigerten oder wiedergewonnenen Vitalität sind aber nicht für den Kurort spezifisch. So stellt sich ganz allgemein die Frage, inwieweit die Führung des Kurpatienten und die Gestaltung von Kurort und Kurmilieu dazu beitragen können, die freiwerdenden Energien in sublimiertere Bahnen zu lenken. Schließlich verdanken wir z. B. GOETHES „Marienbader Elegie“ gleichfalls der Vitalisierung des alternden Dichters durch eine Badekur.

2) Körperliche Leistungsfähigkeit

Das Fortschreiten adaptiver Prozesse, die Normalisierung und Verbesserung der regulatorischen Leistungen sowie die Straffung biologischer Zeitstrukturen äußern sich natürlich auch in einer Steigerung der körperlichen Leistungsfähigkeit. Da in dem üblicherweise für eine Kurbehandlung zur Verfügung stehenden Zeitraum von 4–6 Wochen überwiegend funktionelle Adaptate verfügbar werden (vgl. S. 52), die der Funktionsökonomie dienen, kommt die erzielbare Leistungssteigerung als unspezifischer Effekt dem Gesamtorganismus zugute. Dabei kann allerdings die Zielrichtung der therapeutischen Reizbelastungen besondere Schwerpunkte setzen (vgl. S. 212).

In zahlreichen Untersuchungen mit Funktionsprüfungen vor bzw. zu Beginn und am Ende bzw. nach Rückkehr von einer Kurbehandlung sind für die verschiedenen Organe und Systeme Leistungssteigerungen und Funktionsverbesserungen objektiviert worden. Für Erkrankungen des Bewegungsapparates sind spezielle Bewertungsschemata zur Beurteilung des Kureffektes bzw. Kurerfolges entwickelt und eingesetzt worden (FÄHNDRICH 1952; u. a.).

Ein großer Teil der klinisch üblichen Funktionsprüfungen ist mit nicht geringen Belastungen für Patient und Untersucher verbunden und kann daher nicht im Sinne systematischer Kurlängsschnittkontrollen eingesetzt werden. Bestimmte Methoden, wie z. B. die ergometrischen Leistungsmessungen, haben selbst adaptive (Trainings-

und Übungs-) Wirkungen, die gegenüber dem eigentlichen Kureffekt abgegrenzt werden müssen. BAIER (1972) bestimmte den rein methodischen Trainingseffekt bei 2-täglicher Messung der Arbeitskapazität für 130 Pulse/min mit etwa 8% des Ausgangswertes, wobei der Gesamtzuwachs dieser Meßgröße im 4-wöchigen Verlauf einer aktivierenden Kurbehandlung etwa doppelt so groß war.

Die auf trophotropen Umstellungen beruhenden funktionellen Verbesserungen der Kreislaufleistung lassen sich auch bereits unter Ruhebedingungen nachweisen, z.B. an der Steigerung des Schlagvolumens, dem Absinken des peripheren Kreislaufwiderstandes und der Entspannung des arteriellen Systems (HILDEBRANDT u. STEINKE 1962; JUNGMANN 1962; HERRMANN 1973). Bemerkenswert ist dabei, daß diese Umstellungen bei verschiedenen Kurformen in ähnlicher Größenordnung liegen.

Die große Verbreitung einfacher, leicht eichbarer Fahrradergometer weist den ergometrischen Verfahren zur Kontrolle der körperlichen und Kreislauf-Leistungsfähigkeit heute eine besondere praktische Bedeutung zu. Tatsächlich lassen sich mit diesen Methoden, für die zahlreiche Abwandlungen im Gebrauch sind (vgl. HALHUBER u. Mitarb. 1958; KIRCHHOFF 1965; BAIER 1971; FRANZ 1982; u.a.), nicht nur trendförmige Steigerungen der Leistungsfähigkeit bei den verschiedensten Formen der Kurbehandlung nachweisen, sondern auch charakteristische Schwankungen der Meßgrößen in Abhängigkeit vom Reaktionsmuster des Kurverlaufs (vgl. SCHMIDT-KESSEN 1962a; SCHÖPL-SEDLACZEK u. Mitarb. 1970; u.a.). Dabei gehen die Kurreaktionen jeweils mit signifikanten Abfällen der Leistungsfähigkeit einher.

BAIER u. Mitarb. (1974) belegten die zu erwartenden Unterschiede der Reaktionsperiodik in Abhängigkeit von der Ausgangslage zu Kurbeginn *(Abb. 69)*. Der mit gleicher Methodik nachgewiesene Abfall der Leistungsfähigkeit bei sehr hohen Ausgangslagen mit entsprechender Streuungsabnahme im Gesamtkollektiv macht deutlich, daß auch bei den Leistungsgrößen die Einflüsse normalisierender Umstellungen bemerkbar werden können (BALLENTIN 1974; FRIEDRICH 1974). Die Empfindlichkeit ergometrischer Verfahren ist jedenfalls groß genug, um auch jahresrhythmische Einflüsse auf den Kureffekt zu objektivieren (BAIER 1972; vgl. dazu S. 202). Bei Hochgebirgsaufenthalten konnte allerdings gezeigt werden, daß die reaktiven Perioden des Kurverlaufs stärker in den basalen Ruhegrößen hervortreten, während die Leistungsparameter stärker den Fortschritt der adaptiven Umstellung widerspiegeln (HILDEBRANDT u. Mitarb. 1973). Krankheitsspezifische Einflüsse auf den Kureffekt wurden vor allem mit spiroergometrischen Verfahren herausgestellt (KAATZSCH u. Mitarb. 1962; BÖHLAU 1966).

Angesichts der heute üblichen besonderen Betonung „aktiver“ bewegungstherapeutischer Maßnahmen im Rahmen der Kurbehandlung sind neuere Ergebnisse von Interesse, nach denen zusätzliches Ergometertraining während Bäder- und aktivierenden Kneippkuren den Zuwachs an körperlicher Leistungsfähigkeit nicht steigert, sondern vermindert (BALLENTIN 1974; FRIEDRICH 1974; STRANG u. Mitarb. 1977). Dieser Rückstand entsteht vor allem während der ersten beiden Kurwochen und wird auch bei Kurverlängerung auf 6 Wochen nicht wieder ausgeglichen. Diesen Erfahrungen entspricht auch, daß die trophotrope Kreislaufumstellung bei trainierender Kurbehandlung nicht größer ist als bei einer CO_2-Bäderkur alten Stils (HERRMANN 1973). Hier wird deutlich, daß die Kureffekte nicht eine direkte Folge des Umfangs „aktiver“ Reizbelastungen sind, die äußerlich in Erscheinung treten,

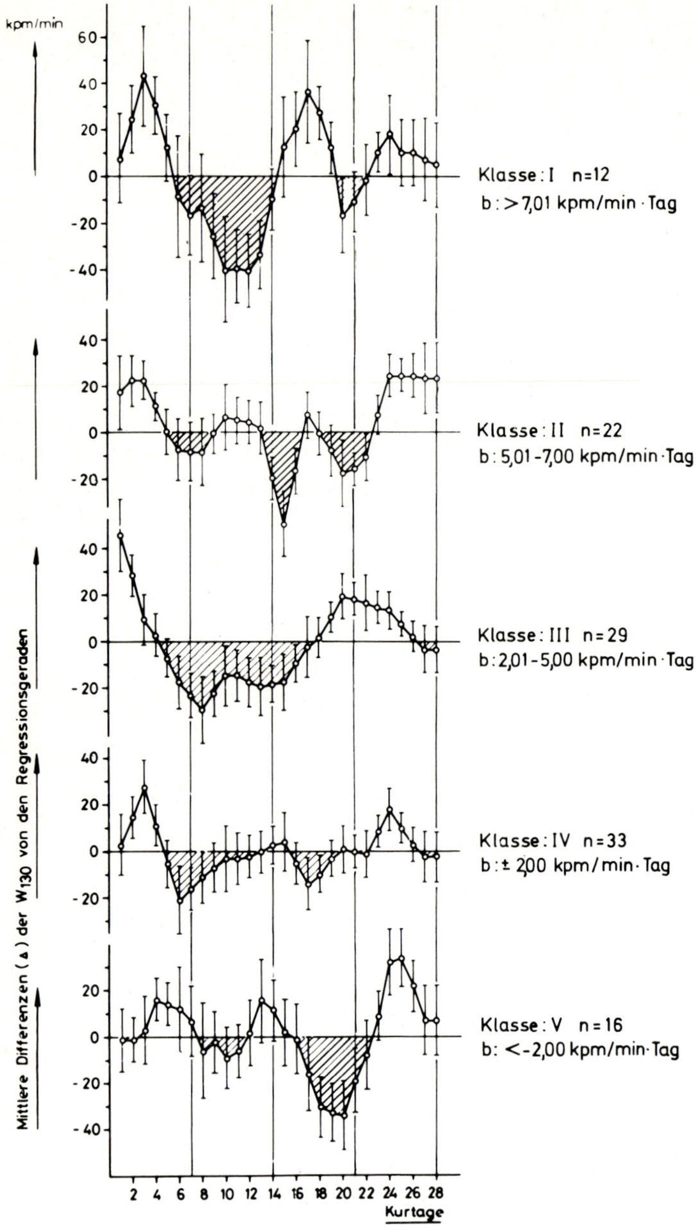

Abb. 69. Mittlerer Kurverlauf der Abweichung der Arbeitskapazität für 130 P/min von der individuellen Verlaufsrichtung in fünf Patientengruppen, die nach der Verlaufsrichtung (Regressionskoeffizient) zusammengefaßt sind. Die absoluten Ausgangswerte der Arbeitskapazität nahmen von Klasse I nach Klasse V kontinuierlich und signifikant zu. Die Klammern bezeichnen den Bereich des mittleren Fehlers der Mittelwerte. (Nach BAIER u. Mitarb. 1974)

sondern das Ergebnis der Qualität und Intensität innerer reaktiver Vorgänge, die heute oft als „passiv" abgetan werden: ein Tatbestand, der einer vordergründigen Betrachtungsweise leicht entgeht.

f) Trophisch-plastische Veränderungen

1) Körpergewicht

Die älteren Erfahrungen, nach denen es im Verlaufe von Klimakuren im See- und Hochgebirgsklima zu einer Annäherung des Körpergewichts an das individuelle Normgewicht im Sinne einer Normalisierung kommt (PFLEIDERER u. PFLEIDERER 1927; PFLEIDERER u. BÜTTNER 1940), sind inzwischen mehrfach und auch für andere Kurformen bestätigt worden (BALZAR u. Mitarb. 1957; JUNGMANN 1962; JORDAN u. Mitarb. 1967; u.a.). *Abb. 70* zeigt ein Beispiel. Eine solche Normalisierung ist besser verständlich geworden, seitdem neuerdings „ponderostatische" Mechanismen aufgedeckt worden sind, die die Verhaltensregulation wirksam beeinflussen (CABANAC 1971). Auch diese können an der umfassenden Steigerung der Regulationsleistungen im Kurverlauf mitbeteiligt werden.

Der heute so häufig angestrebte Gewichtsrückgang bei übergewichtigen Ausgangslagen ist allerdings nur zu einem geringen Teil im Rahmen des Normalisierungsprozesses zu erreichen. Es ist auch nicht geklärt, inwieweit bei Adipositas die Mechanismen der Gewichtsregulation gestört sind. Bei der ausgeprägt negativen

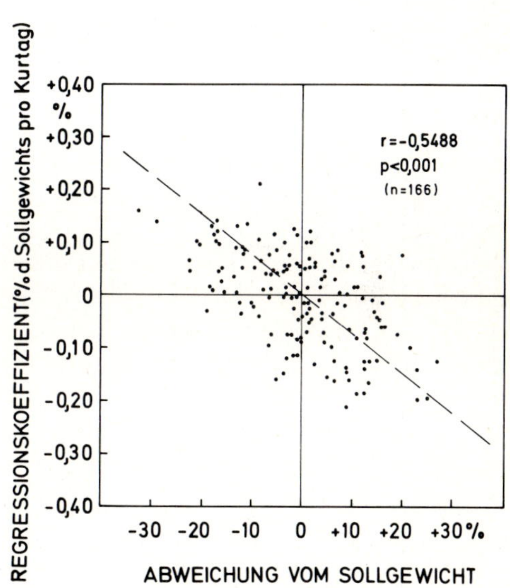

Abb. 70. Normalisierung des Körpergewichts während vierwöchiger aktivierender Kneipp-Kurbehandlung. Die Abbildung zeigt die individuellen Trend-Koeffizienten (bei 3 mal wöchentlich durchgeführter Gewichtskontrolle) in Abhängigkeit von der Ausgangslage des Körpergewichts (Abweichung vom Sollgewicht nach BROCA) zu Kurbeginn. (Nach Daten von ROMPEL u. Mitarb. 1977b)

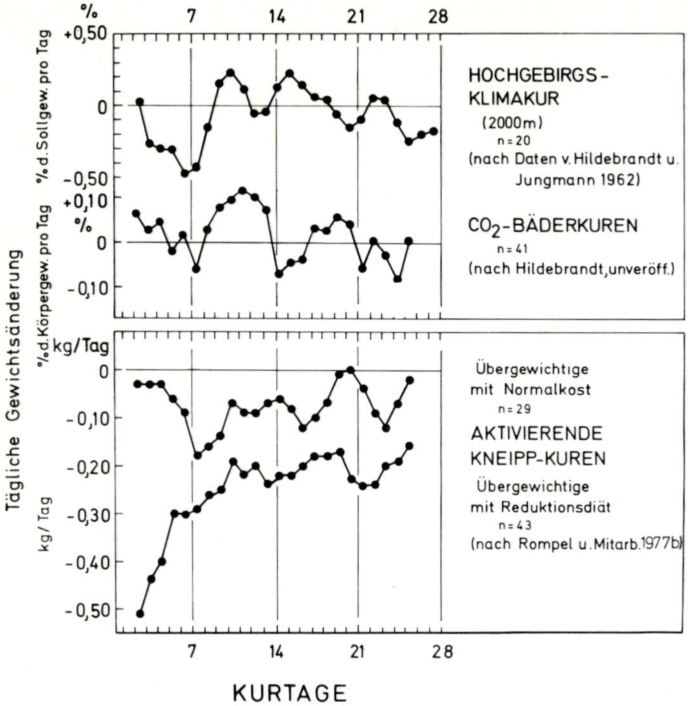

Abb. 71. Der mittlere Verlauf der interdiurnen Änderungen des Körpergewichts in Patientengruppen während vierwöchiger Kurbehandlungen mit verschiedenen Kurformen. Die Gewichtskontrollen wurden in mindestens 2-tägigen Abständen durchgeführt. Die Kurven sind das Ergebnis einer einmaligen übergreifenden Dreiermittlung. (Lit.-Angaben s. im Lit.-Verzeichnis)

Korrelation zwischen Übergewicht und motorischer Aktivität (Stunkard 1959) kommt der gesteigerten Bewegung während der Kurbehandlung sicher eine größere Bedeutung für die Gewichtsreduktion zu. Den größten Anteil hat allerdings die konsequent durchgeführte Reduktionsdiät (Rompel 1976; Rompel u. Mitarb. 1977) (vgl. dazu Abb. 72).

Die neueren systematischen Kurlängsschnittuntersuchungen des Körpergewichts haben bei verschiedenen Formen der Kurbehandlung übereinstimmend ergeben, daß den vegetativen Gesamtumschaltungen auch Schwankungen des Körpergewichtes zugeordnet sind, die demzufolge das periodische Reaktionsmuster des Kurverlaufs widerspiegeln. Dabei gehen die ergotropen Phasen jeweils mit Gewichtsverlusten bzw. verminderter Gewichtszunahme einher, während das Körpergewicht während der trophotropen Phasen ansteigt *(Abb. 71)* (Hildebrandt u. Mitarb. 1967). Natürlich handelt es sich bei den Gewichtsschwankungen zum großen Teil um Schwankungen des Wasserhaushaltes. Dafür spricht auch, daß der erste ergotrope Gewichtssturz im Hochgebirgsklima besonders stark ausgeprägt ist (Hildebrandt u. Jungmann 1962; vgl. auch Beringer 1974). Es bestehen aber auch gegensinnige Beziehungen zwischen den periodischen Gewichtsschwankungen und solchen des Grundumsatzes (Pontoppidan 1967). Wie die Beispiele der Abb. 71 zei-

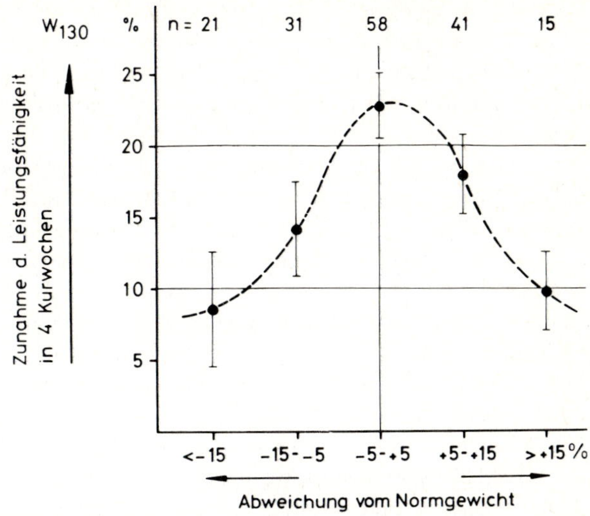

Abb. 72. Die mittlere prozentuale Zunahme der körperlichen Leistungsfähigkeit (Arbeitskapazität für 130 P/min; sog. W 130) während 4-wöchiger aktivierender Kneipp-Kurbehandlung in Abhängigkeit von der Körperfülle (Abweichung vom Normgewicht n. BROCA). Die Klammern bezeichnen den Bereich des mittleren Fehlers der Mittelwerte. (Nach ROMPEL u. Mitarb. 1977b)

gen, sind die periodischen Körpergewichtsschwankungen im Kurverlauf auch dann vorhanden, wenn durch strenge Reduktionsdiät beträchtliche Gewichtsverminderungen erzielt werden (ROMPEL u. Mitarb. 1977b). HILDEBRANDT u. Mitarb. (1967) haben auch die zu erwartenden Beziehungen zwischen Reaktionsmuster und vegetativer Ausgangslage am Kurverlauf des Körpergewichts darstellen können.

Von besonderem Interesse sind neuere Erfahrungen, nach denen die Ausgangslage des Körpergewichts in Bezug auf den individuellen Sollwert, d. h. die Körperfülle, den Zuwachs an körperlicher Leistungsfähigkeit während der Kurbehandlung in dem Sinne beeinflußt, daß bei normaler Körperfülle maximale Steigerungen erzielt werden *(Abb. 72)* (ROMPEL u. Mitarb. 1977a). Der Leistungszuwachs war auch in denjenigen Fällen größer, bei denen es gelang, die Körpergewichtsabweichung vom Sollwert während der Behandlungszeit zu vermindern. Wenn man die Zunahme an körperlicher Leistungsfähigkeit während der Kur in erster Linie als Ausdruck gesteigerter Regulationsleistungen wertet, weisen die hier gefundenen Zusammenhänge darauf hin, daß die ponderostatischen Regulationsmechanismen nicht isoliert gesehen werden dürfen.

2) Trophik der Muskulatur

Die Frage, inwieweit die während der Kurbehandlung erzielte Gewichtszunahme auf „Muskelansatz" zu beziehen ist, hat seit langem insbesondere im Rahmen von Klimakuren im Kindesalter eine große Rolle gespielt (Lit.-Übersichten s. PFLEIDERER u. BÜTTNER 1940; HAEBERLIN u. GOETERS 1954). An den durch Messung von Muskelumfang und Muskelkraft objektivierten Zunahmen sind stets mehrere Faktoren beteiligt: der normale Wachstumsprozeß, der Trainingseffekt vermehrter

Muskeltätigkeit (einschließlich der Muskelkraftmessungen!) und die durch klimatische Reize ausgelösten reaktiven Prozesse. Dabei sind auch speziell die trainingsbegünstigenden Einflüsse der Ultraviolettstrahlung bei dem allgemein erhöhten UV-Genuß während der Kurbehandlung in Rechnung zu stellen (HETTINGER u. SEIDL 1956; SEIDL 1968, 1969). Die Bedeutung der klimatischen Reaktionen darf dabei nicht zu gering eingeschätzt werden, da bei Liegekuren von Knochentuberkulosekranken von verschiedenen Autoren ein Muskelkraftzuwachs objektiviert werden konnte (Lit. s. PFLEIDERER u. BÜTTNER 1940) (sog. „training en repos").

Neuere Kurlängsschnittuntersuchungen der maximalen Muskelkraft an Erwachsenen während CO_2-Bäderkuren haben nun ergeben, daß die Muskelkraft trotz der mit der Messung verbundenen regelmäßigen isometrischen Trainingsreize innerhalb von vier Wochen im Durchschnitt nicht ansteigt, daß vielmehr die maximalen Handkraftwerte beider Seiten synchron der Circaseptanperiodik des allgemeinen Reaktionsmusters folgen (vgl. Abb. 44, S. 117) (s. auch GEHLKEN u. Mitarb. 1961). Weitere täglich vorgenommene beidseitige Messungen der maximalen Handkraft bei 24 Rekruten vom Beginn der Kasernierung an ergaben auch im Laufe von sechs Wochen keinen Anstieg, dafür aber gleichfalls eine synchrone circaseptanperiodische Gliederung der Verlaufskurven (HOLZRICHTER 1977).

Auch wenn man von der Frage absieht, ob die heute allgemein angenommene strenge Beziehung zwischen Muskelkraft und Muskeltrophik (Muskelquerschnitt) (vgl. HETTINGER 1972) auch für solche relativ schnellen Schwankungen im Rahmen vegetativer Gesamtumschaltungen gültig ist, lassen diese neueren Befunde Schlüsse auf die Natur muskeltrophischer Kureffekte zu. Wenn die Muskeltrophik beim Erwachsenen so dominierend von der circaseptanen Reaktionsperiodik des Kurverlaufs beeinflußt wird, daß selbst ein systematisches isometrisches Training mit Maximalkräften innerhalb von vier Wochen im Gruppendurchschnitt keinen Kraftzuwachs erzeugt, spricht dies dafür, daß die circaseptane Reaktionsperiodik in erster Linie der Restitution und Normalisierung dient (vgl. S. 41) (vgl. dazu auch HILDEBRANDT 1977, 1982). Der Nachweis eines solchen eutrophischen Prozesses in der Muskulatur ist aber nur durch synchrone Kontrollen von Muskelkraft und -querschnitt im Kurverlauf zu erbringen, wie sie bisher noch nicht vorliegen. Die im Kindesalter gefundenen Anstiege von Muskelmasse und Muskelkraft, die auch durch Stickstoffbilanzuntersuchungen gestützt wurden (Lit.-Übersicht s. PFLEIDERER u. BÜTTNER 1940), wären gleichfalls im Rahmen eines Normalisierungsprozesses deutbar. Voraussetzung wäre, daß die Norm (Sollwert) beim wachsenden Organismus stets dem jeweiligen Istzustand vorauseilt, was bei kurbedürftigen Kindern mit Entwicklungsrückständen am ehesten zutrifft. Die Vorstellung, daß die Kurbehandlung zu einem „harmonischen Körperansatz" führt, erscheint somit auch unter neueren Aspekten plausibel (vgl. PFLEIDERER u. BÜTTNER 1940).

Neuere Untersuchungen zeigten, daß nach einer experimentell erzeugten Inaktivitätsatrophie der Wiederanstieg der Muskelkraft zur Norm unter circaseptanperiodischen Schwankungen erfolgt (KRIEBEL u. Mitarb. 1979). Trainingseffekte, die die Muskelkraft über die Norm hinaus steigern, haben einen wesentlich größeren Zeitbedarf und sind zudem weniger stabil als solche, die von unternormalen Ausgangslagen ausgehen (Lit.-Übersicht s. HETTINGER 1972). Die initiale Latenz der übernormalen Kraftsteigerung beträgt auch bei optimalen Trainingsbedingungen mehrere (bis zu sechs) Wochen. Es ist daher zweifelhaft, ob der Kraftzuwachs, der nach einem einzelnen trainingswirksamen Reiz auftritt und bis zum 7. Tage anhält (Müller u. Hettinger 1956), bereits als echter Trainingseffekt im Sinne eines hypertrophischen Prozesses angesehen werden darf, oder ob er nur Ausdruck einer mitangestoßenen circaseptanen Reaktionsperiodik ist, die nicht nur über Schwankungen der Trophik, sondern auch z. B. über solche psychischer Faktoren wirksam werden kann (vgl. auch Kriebel u. Mitarb. 1979).

Im Einklang mit diesen Überlegungen steht die Tatsache, daß die adaptive Hypertrophiereaktion des Herzmuskels einen Mindestzeitbedarf von sechs Wochen hat (vgl. Roskamm u. Mitarb. 1966; Graf 1969; Hollmann 1970; u.a.) und nicht als Ursache für die in Kurverläufen vielfältig objektivierten Verbesserungen der Herzleistung in Betracht kommt (vgl. Hildebrandt u. Steinke 1962; Scherf u. Mitarb. 1967; Herrmann 1973; u.a.). Abgesehen von den unterstützenden Umstellungen in der Kreislaufperipherie dürfte auch das Myocard von eutonisierenden und eutrophischen Effekten betroffen werden, die im Rahmen der allgemeinen Steigerung der Regulationsleistungen zustandekommen. Die Beteiligung der Muskulatur an adaptiven Prozessen verschiedenster Art darf jedenfalls nicht unterschätzt werden (Lit.-Übersicht s. Hensel u. Hildebrandt 1964).

3) Haut

Als Hauptangriffsfläche der Bäder- und Klimatherapie nimmt die Haut in besonders intensiver Weise an den reaktiven Vorgängen teil, die zu den Kureffekten führen. Dies zeigt schon das Phänomen des Badeausschlags (und seiner Äquivalente) im Rahmen der Kurreaktion (vgl. S. 123) oder die augenfällige Reaktionsfolge nach Ultraviolettbestrahlung, wie sie fast stets im Rahmen der erhöhten Freiluftexposition während der Kurbehandlung eintritt (vgl. Band 3). Dem Zustand und der Reaktionsweise dieses ausgedehntesten Körperorgans wird daher mit Recht eine besondere Bedeutung als Indikator für Wirksamkeit und Erfolg der Kurbehandlung beigemessen.

Da die Haut ebenso Aufnahmeorgan für Reize, Ausscheidungsorgan wie auch Erfolgsorgan und peripheres Glied der verschiedensten Funktionskreise ist (Kreislauf, Thermoregulation, Wasserhaushalt, Stoffwechsel, Immunabwehr usw.), kommen für eine Beurteilung therapeutischer Allgemeinwirkungen zahlreiche verschiedene Indikatoren in Betracht, von denen aber nur wenige hinreichend systematisch im Kurlängsschnitt verschiedener Kurformen kontrolliert worden sind.

Schon das Verhalten verschiedener funktioneller Parameter (Hautdurchblutung, Dermographismus, elektrische Hautleitfähigkeit u.a.) weist darauf hin, daß das Hautorgan von der Reaktionsdynamik der periodischen vegetativen Umschaltungen betroffen und Gegenstand von Normalisierungsvorgängen im Kurverlauf wird. So ist z. B. die kollektive Streuungsverminderung verschiedener Meßgrößen des Dermographismus (Latenzzeit, Dauer, Intensität) bei Bäder-, Klima- und Kneippkuren neuerdings an großen Patientengruppen statistisch gesichert worden (Dirnagl u. Mitarb. 1974; vgl. Froehlich 1959; Menger 1969) *(Abb. 73)*. In den Veränderungen der elektrischen Hautleitwerte zeigen sich in erster Linie die Phasen der vegetativen Gesamtumschaltungen an. Die Mehrzahl der Untersucher sah während der ergotropen Auslenkungen im Zusammenhang mit den Kurreaktionen eine Zunahme der Leitfähigkeit mit verstärkter Reizbeantwortung (Reichel u. Palme

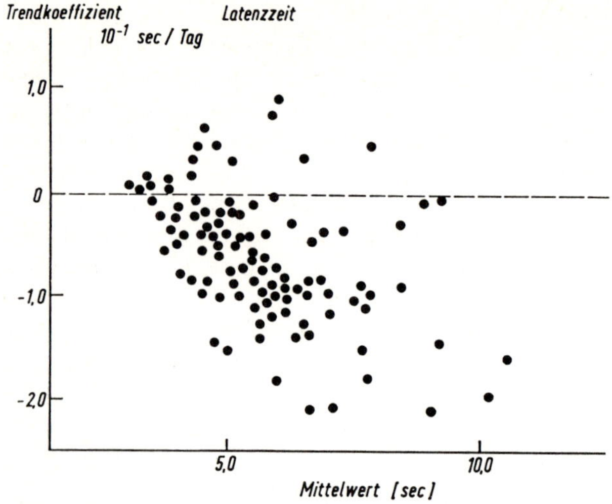

Abb. 73. Beispiel für die Normalisierungstendenz der dermographischen Latenzzeit. Für jeden Patienten einer Untersuchungsreihe wurde die durchschnittliche tägliche Änderung dermographischer Latenzzeitmessungen errechnet (Trendkoeffizient) und gegen den Mittelwert während der Kurdauer aufgetragen. (Nach DIRNAGL u. Mitarb. 1974)

1953; SCHMIDT u. Mitarb. 1953; HILDEBRANDT 1959b), während andere über uneinheitliche Befunde berichteten (GÜNTHER u. Mitarb. 1955; INAMA 1959). Veränderungen der Kapillarresistenz spiegeln offenbar sowohl die Kurkrisen (GÜNTHER 1967b) als auch die Normalisierungsfortschritte. Die neurovegetative Reagibilität der Haut, wie sie mit elektrophoretischer Applikation verschiedener Wirkstoffe getestet werden kann, sowie die Histamin-Empfindlichkeit scheinen nach den vorliegenden Befunden bei Bäder- und Klimakuren gleichfalls einer Normalisierung zugänglich zu sein (PODOGRODZKI 1961; BORELLI u. CHLEBAROV 1966; CHLEBAROV 1967; u.a.).

Von den eigentlich trophisch- plastischen Prozessen der Haut haben die Veränderungen des subkutanen Fettpolsters im Zusammenhang mit der Gewichtszunahme bei Kuren im Kindesalter besonderes Interesse gefunden. Hier konnten z. B. im Laufe von Seeklimakuren bei Kindern erhebliche Zunahmen der Hautfaltendicke festgestellt werden, deren Ausmaß von der individuellen Ausgangslage mitbestimmt wurde (Lit.-Übersichten s. PFLEIDERER u. BÜTTNER 1940; HAEBERLIN u. GOETERS 1954). Systematische Längsschnittuntersuchungen bei Erwachsenen und anderen Kurformen fehlen aber, so daß nur in Analogie zum Verhalten des Körpergesamtgewichts auf die Möglichkeit von Normalisierungseffekten geschlossen werden kann. Auf die besondere Bedeutung von Veränderungen des subkutanen Fettpolsters für den Wärmehaushalt ist mehrfach hingewiesen worden (PFLEIDERER u. BÜTTNER 1940; PIRLET 1962; vgl. auch S. 184).

Nach den experimentellen Ergebnissen von HÜBNER (1969) nimmt die Epidermis, die einen relativ hohen spontanen Zellumsatz hat, an den circaseptanen Zellteilungsperioden auch dann teil, wenn die auslösenden Reize für regeneratorisches oder kompensatorisches Wachstum an anderen Hautregionen und sogar an anderen Organen gesetzt wurden. Plastische Reaktionen der Haut können demnach nicht allein durch direkte Hautreize (z.B. chemische oder photochemische Reize) hervorgerufen werden, die Haut wird vielmehr im Sinne unspezifischer Mitreaktionen von allen periodisch geordneten Regenerations- und Kompensationsprozessen des Organismus mitbetroffen und daher auch in dieser Hinsicht mit Recht als ein Spiegel des Erholungserfolges betrachtet (vgl. dazu auch PIRLET 1969). Systematische histologische oder histochemische Längsschnittuntersuchungen, die einen solchen „Verjüngungsprozeß" als phasisch geordneten allgemeinen Kureffekt belegen könnten, stehen allerdings noch aus (vgl. KUWAHARA 1959). Auch die Beziehung photochemischer Hautreaktionen zur circaseptanen Reaktionsperiodik ist noch nicht untersucht worden. Schließlich sind auch die entsprechenden Veränderungen des Hautstoffwechsels bisher nur unter der Einwirkung chemischer Bäderreize studiert worden und können daher nicht in diesem Zusammenhang diskutiert werden (vgl. Band 2).

4) Blutbildung

Das hämatopoetische System gewährt am leichtesten Einblick in den Ablauf plastischer Reaktionsanteile unter therapeutischer Reizbelastung. Dabei muß allerdings beachtet werden, daß die Zellzusammensetzung des peripheren Blutes nicht unmittelbar von der Zellproduktion abhängig ist, sondern in erster Linie von der getrennt steuerbaren Zellausschwemmung und anderen funktionellen Vorgängen wie z.B. der wechselnden Zellverteilung.

Obwohl eine Kontrolle des Blutbildes mit dichter Beobachtungsfolge ohne größere Belastung für Patient und Untersucher möglich ist, liegen bisher erstaunlich wenige systematische Längsschnittuntersuchungen bei Bäder- und Klimakuren vor, die zugleich eine Entscheidung darüber erlauben, inwieweit die Blutbildung einerseits an Normalisierungsprozessen beteiligt wird und andererseits der komplexen Reaktionsdynamik des Kurverlaufs unterliegt. Letzteres ist umso mehr zu erwarten, als Schwankungen des roten und weißen Blutbildes zu den klassischen Symptomen der vegetativen Gesamtumschaltung gerechnet werden müssen (HOFF 1930, 1957).

aa) Rotes Blutbild

Die Steigerung von Hämoglobingehalt und Erythrozytenzahl ist zwar in erster Linie ein spezifisches Adaptat an Sauerstoffmangel, doch liegen schon seit Beginn des Jahrhunderts zahlreiche Erfahrungen darüber vor, daß auch die Kurbehandlung im See- und Mittelgebirgsklima die Blutbildung anregt und das rote Blutbild bei anämischen Patienten der Norm annähert. Als auslösende Faktoren sind dabei vor allem die Ultraviolettstrahlung, der gesteigerte Sauerstoffbedarf durch körperliche Belastung, aber auch die allgemeine klimatische Belastung sowie chemische Badereize angesehen worden (Lit.-Übersichten s. PFLEIDERER u. BÜTTNER 1940; HAEBERLIN u. GOETERS 1954; u.a.). Dauerleistungstraining vermag die Gesamtmenge des Hämoglobins im Zusammenhang mit einer Vermehrung des Blutvolumens zu steigern, die Konzentration ohne zusätzlichen Höhenreiz aber nicht über die Norm hinaus zu erhöhen (vgl. STEGEMANN 1971). Der Verlauf solcher unspezifischen Normalisierungsvorgänge ist aber bisher nicht im einzelnen dargestellt worden.

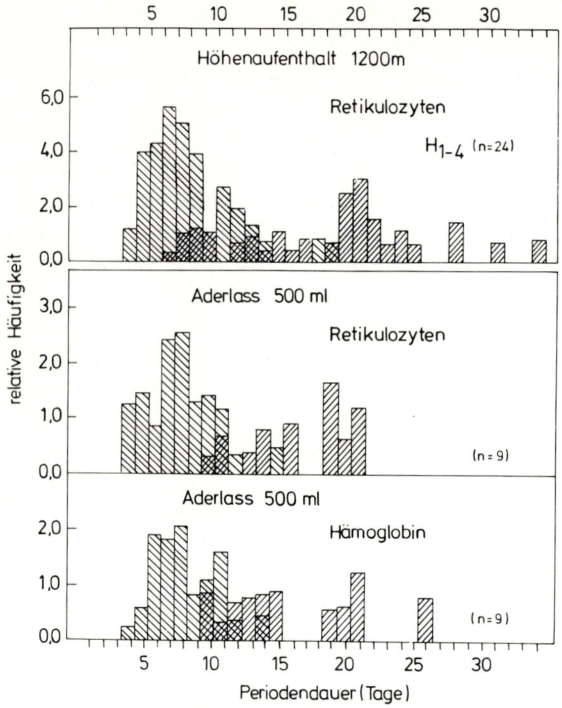

Abb. 74. Relative Häufigkeit der Periodendauern in den individuellen Verläufen der Retikulozytenzahl bei Höhenexposition (1200 m) und nach Aderlaß (500 ml) sowie in den individuellen Verläufen des Hämoglobingehaltes nach Aderlaß. (Die relativen Häufigkeiten sind auf die Erwartungswahrscheinlichkeit jeder Klasse bezogen). (Nach NUNHÖFER 1975)

Erst in letzter Zeit liegen Befunde vor, die darauf schließen lassen, daß auch die erythropoetische Reaktion im Kurverlauf dem periodischen Reaktionsmuster zugeordnet ist. Dafür spricht einmal der Retikulozytenanstieg während der Badereaktion (DANILOV u. ZARFIS 1972), zum anderen das Überwiegen circaseptanperiodischer Schwankungen im Reaktionsverlauf von Retikulozytenzahl und Hämoglobingehalt nach Aderlaß und bei Höhenexposition *(Abb. 74),* wozu allerdings, insbesondere bei längerer Höhenexposition, auch circavigintane (etwa 20-tägige) Perioden hinzutreten (HILDEBRANDT u. NUNHÖFER 1974; HECKMANN u. Mitarb. 1979; vgl. auch SCHULTE-WISSERMANN u. Mitarb. 1969). Bei Tierversuchen mit intermittierender Unterdruckexposition (2500 m) wurden neuerdings gleichfalls circaseptane Reaktionsperioden ausgelöst, wobei bemerkenswerter Weise keine allgemeine Steigerung der Hämoglobinkonzentration, sondern eine ausgangswertabhängige Normalisierung niedriger Ausgangslagen eintrat (KLEMP 1976; vgl. auch HOHMANN 1982). Für die Möglichkeit unspezifischer Mitreaktionen des erythropoetischen Systems im Rahmen periodischer vegetativer Umschaltungen sprechen weiterhin die Beobachtungen bei bloßem Milieuwechsel (HILLE u. Mitarb. 1968; SCHULTE-WISSERMANN u. Mitarb. 1969). Schließlich konnte auch der zu erwartende Einfluß der vegetativen Ausgangslage auf die Dynamik und Phasenlage dieser plastischen Reaktionsperiodik nachgewiesen werden (vgl. Tabelle 16, S. 187).

bb) Weißes Blutbild

Das weiße Blutbild steht zwar in gesetzmäßiger Abhängigkeit von den Phasen der vegetativen Gesamtumschaltung (vgl. Tabelle 5, S. 41), doch kann es auch in besonderem Maße von Änderungen des Krankheitsstadiums beeinflußt werden. Veränderungen im Sinne eines allgemeinen Kureffektes können daher, insbesondere bei chronisch entzündlichen Erkrankungen, leicht überdeckt werden. Schließlich ist auch beim weißen Blutbild mit wetterabhängigen Schwankungen zu rechnen (SCHULTE-WISSERMANN u. Mitarb. 1969). Trotzdem ließen sich in systematischen Längsschnittuntersuchungen an Herz-Kreislaufkranken während CO_2-Bäderkuren kollektive Streuungsabnahmen im Sinne der Normalisierung nachweisen (HILDEBRANDT 1959 b, 1960 a). Im gleichen Rahmen wurde auch eine Steigerung der positiven Korrelation zwischen Herzfrequenz und Leukozytenzahl festgestellt (vgl. Abb. 64, S. 153), die für eine straffere Einbeziehung der Regulation des weißen Blutbildes in die vegetative Gesamtsteuerung spricht. Die zahlreichen und widersprüchlichen Befunde der Literatur über trendförmige Veränderungen der Leukozytenzahl bei verschiedenen Kurformen lassen sich ohne Untersuchung der Ausgangswertbeziehungen nicht beurteilen; sie sind zudem meist nicht mit hinreichender Beobachtungsdichte gewonnen. Bemerkenswert ist, daß bei bloßem Milieuwechsel einer gesunden Probandengruppe ein ebenso starker und anhaltender Leukozytenanstieg ausgelöst werden konnte, wie bei einer Vergleichsgruppe, die sich ca. 800 m höher unter sonst gleichen Bedingungen aufhielt (SCHULTE-WISSERMANN u. Mitarb. 1969); leider wurden auch hier keine Normalisierungseffekte berücksichtigt.

Untersuchungen des Differentialblutbildes zur Beurteilung allgemeiner Kureffekte wurden überwiegend bei Klimakuren unternommen. Dabei kann eine vorübergehende Neutrozytose zu Kurbeginn und eine im späteren Kurverlauf sich ausbildende Lymphozytose (sog. Akklimatisationslymphozytose; Lit.-Übersicht s. VOGT u. AMELUNG 1952) am ehesten als allgemeiner Kureffekt angesprochen und auf die Umstellungen des vegetativen Systems bezogen werden. (Zum Verhalten der Eosinophilen s. S. 139 ff.).

Anstieg der Leukozytenzahl und Linksverschiebung (myeloische Tendenz) des weißen Blutbildes mit Erhöhung der Blutsenkungsgeschwindigkeit gehören zu den klassischen Symptomen der Kurreaktion bzw. Kurkrise (vgl. S. 123), sie wurden aber vorwiegend bei der Bäderkurbehandlung chronisch-entzündlicher Erkrankungen dargestellt (GÜNTHER 1961; u. a.). Die Tatsache, daß es sich auch hierbei zunächst nur um eine phasisch-ergotrope Veränderung im Rahmen der vegetativen Gesamtumschaltungen des langwelligen Reaktionsmusters handelt, ist erst durch die neueren Kurlängsschnittuntersuchungen bei anderen Patientengruppen und anderen Kurformen klargestellt worden. So wurden mehrgipfelige Reaktionsmuster der Leukozytenzahl mit Differenzierung früh- und spätreaktiver Verlaufsformen vor allem bei CO_2-Bäderkuren beschrieben und auch in ihrer Zuordnung zum Verhalten anderer vegetativer Funktionsgrößen analysiert (HILDEBRANDT 1959 a, b, 1960 b; GEHLKEN u. Mitarb. 1961; STALLING 1960; vgl. dazu auch GRUNOW 1941) (Beispiel s. *Abb. 75*).

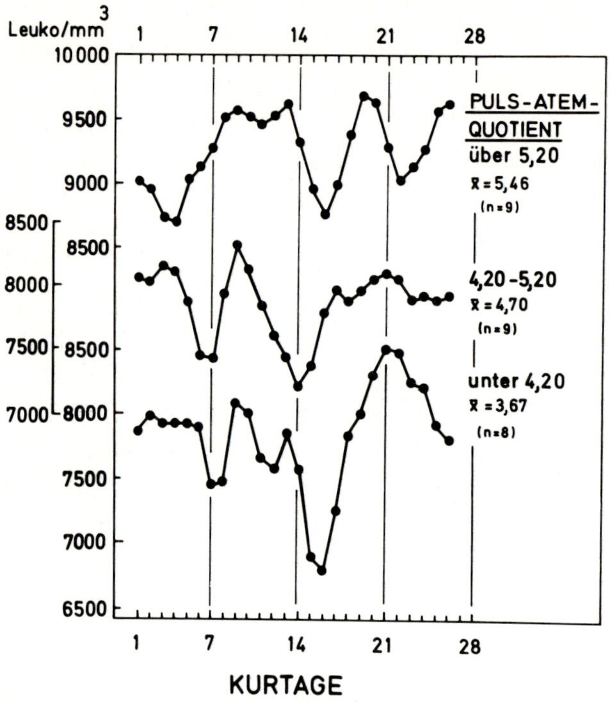

Abb. 75. Mittlerer Verlauf der Leukozytenzahl bei Patienten mit überwiegend funktionellen Herz- und Kreislauferkrankungen während CO_2-Bäderkuren, die nach dem Ausgangswert des Puls-Atem-Quotienten zu Kurbeginn in drei Gruppen eingeteilt wurden. (Nach Daten von STALLING 1960)

g) Änderungen von Resistenz und Immunität

1) Unspezifische Resistenz, Infektanfälligkeit im Kurverlauf

Angesichts der erheblichen Schwierigkeiten, die zahlreichen Faktoren der unspezifischen Resistenz systematisch im Kurlängsschnitt zu kontrollieren, haben statistische Erhebungen über die Infektanfälligkeit an großen Kollektiven eine besondere Bedeutung zur Kennzeichnung der Reaktionsmuster im Kurverlauf. Die Häufigkeitskurve der auftretenden Infektionen (z. B. Tag des Erkrankungsbeginns) kann als Indikator für die Größe der unspezifischen Resistenz gewertet werden, auch wenn dabei spezielle thermoregulatorische Abhärtungseffekte u. a. mit im Spiel sein können (vgl. FRANKE 1960; CORDES 1968).

Als Beispiel zeigt die von MENGER u. Mitarb. (1971) an Kindern im Seeklima gewonnene Häufigkeitskurve *(Abb. 76)* von einem niedrigen Anfangsniveau nach dem dritten Kurtag einen sehr steilen Anstieg zum absoluten Maximum der Infektzahl im Bereich des 7. Kurtages. Im weiteren Verlauf sinkt die Kurve insgesamt etwa exponentiell wieder ab und zeigt als Trend eine allgemeine Zunahme der Infektresistenz an. Der Kurvenverlauf enthält aber darüber hinaus eine deutliche, von den Autoren nicht bewertete Circaseptanperiodik, deren Amplitude als Abweichung ge-

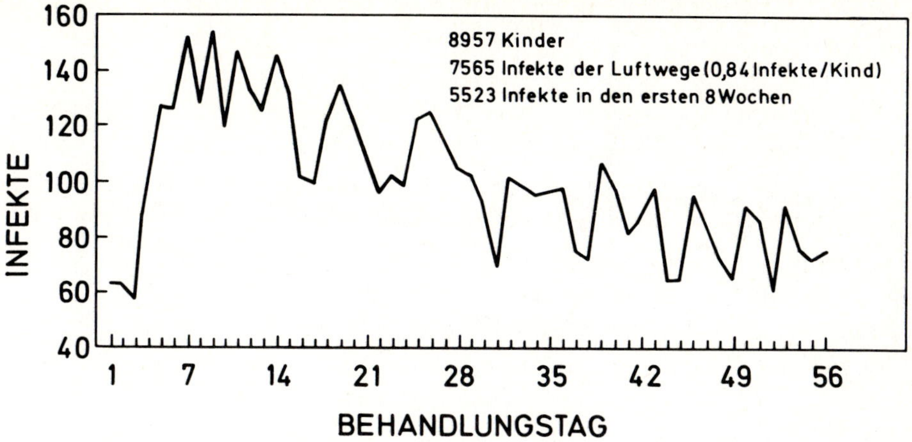

Abb. 76. Zeitliche Häufigkeitsverteilung interkurrenter Infekte der Luftwege bei insgesamt 8957 Kindern im Kinderkrankenhaus Seehospiz in Norderney 1959–1964. Die durchschnittliche Infekthäufigkeit betrug 0,84 Infekte pro Kind. (Nach MENGER u. Mitarb. 1971)

genüber dem Trend statistisch gesichert werden kann. Ihre Phasenlage entspricht zudem den Erwartungen, indem jeweils in der ersten Hälfte der Kurwochen die Infekthäufigkeit zurückgeht, um in der zweiten Wochenhälfte, d. h. während der ergotropen Phasen der Periodik, steil anzusteigen. Damit kann dieses Ergebnis als vollkommenes Bild eines frühreaktiven Verlaufsmusters mit dem Reaktionsmaximum im Bereich des 7. Kurtages angesprochen werden (vgl. auch RIEDEL 1977). – Auch bei Untersuchungen einer kleineren Probandengruppe im Hochgebirgsklima, bei denen das Auftreten von Infekten von den übrigen Beschwerden getrennt notiert wurde, konnte gezeigt werden, daß die Infekte bevorzugt während der ergotropen Phasen der Reaktionsperiodik auftraten (HILDEBRANDT u. JUNGMANN 1962).

Direkte Kontrollen der an der unspezifischen Resistenz beteiligten Faktoren sind im Kurverlauf verständlicherweise überwiegend an Patienten mit chronisch-entzündlichen Erkrankungen vorgenommen worden. Aus diesem Grunde ist hier vorzugsweise mit abnormen oder zumindest spätreaktiven Verlaufsmustern zu rechnen (vgl. S. 115). Die recht aufwendigen Längsschnittuntersuchungen des Komplement C-Niveaus im Serum chronischer Bronchitispatienten während einer Hochgebirgsklimakur *(Abb. 77)* von KOLESÁR u. Mitarb. (1967) ergaben sehr einheitlich ein wellenförmiges Absinken dieses Resistenzfaktors bis zum späten Kurreaktionstermin am Ende der dritten Kurwoche, erst danach einen über weitere drei Wochen verfolgten Anstieg zum Ausgangsniveau. Die trophotrope Phasenrichtung mit Zunahme der unspezifischen Resistenz kommt hier offenbar erst in der zweiten Hälfte einer etwa 6-wöchigen Periode in Gang. Kontrollen der Phagozytosefähigkeit der Leukozyten sowie der Bakterizidie des Serums bei solchen Patienten vor Antritt und am Ende der 6-wöchigen Kur ergaben daher verständlicherweise keine eindeutigen Veränderungen (KOLESÁR u. Mitarb. 1964). Demgegenüber fand sich aber bei fortlaufender Kontrolle der Rachenabstriche auf Staphylo- und Streptokokken bei Kindern während Seeklimakuren im Bereich der 3. Kurwoche ein ausgeprägtes

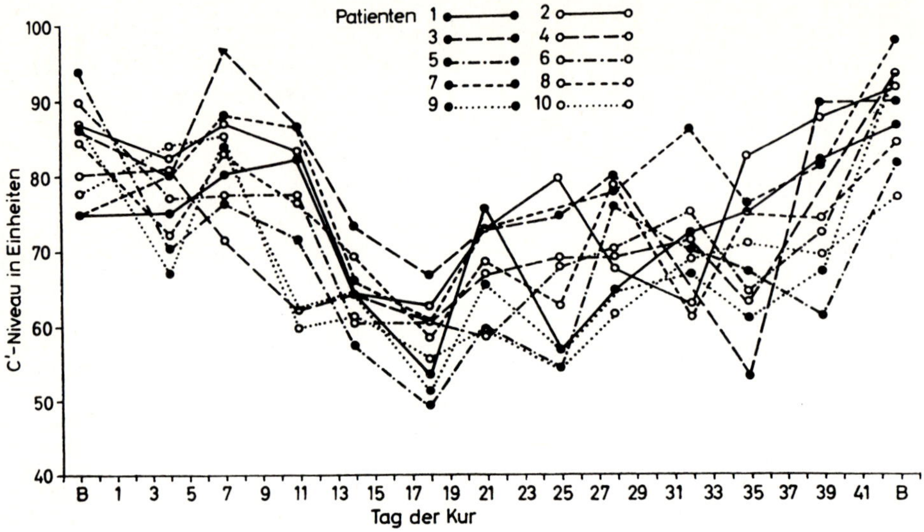

Abb. 77. Individuelle Verläufe des Komplement C-Niveaus bei Patienten mit chronischer Bronchitis während einer 6-wöchigen Hochgebirgsklimakur. (Nach KOLESÁR u. Mitarb. 1967)

Maximum, das dem Minimum der unspezifischen Resistenz entsprechen könnte (MENGER u. Mitarb. 1971) *(Abb. 78).*

Untersuchungen des Properdinspiegels lassen auf ein Absinken während der Kurreaktion schließen (THÜRIGEN u. EVERS 1960). Zumindest bei der Kurbehandlung mit Schlamm- und Schwefelbädern ist ein Anstieg des Properdin-Spiegels zum Kurende eine Voraussetzung für den Kurerfolg. Zugleich wurden Normalisierungen des Reaktionsablaufs nachgewiesen, der nach dem einzelnen Badereiz am Properdin-Spiegel beobachtet werden kann (EVERS u. Mitarb. 1960; vgl. dagegen REISSMANN 1970).

Bei Klimakuren wurden Steigerungen der unspezifischen Resistenz auch mit weiteren Indikatoren belegt (ISKRSHIZKAJA u. Mitarb. 1972), bei Moorbadekuren wurde allerdings gefunden, daß z. B. Anstiege des Properdinspiegels bei Verlängerung der Kurdauer wieder rückläufig werden (REISSMANN 1970). Solange solche Befunde keine Zuordnung zum vollständigen Reaktionsmuster des Kurverlaufs zulassen, bleiben sie vieldeutig (vgl. auch BARBASHOWA 1964; PETER 1971). Immerhin ist nach Kuren im See- und Hochgebirgsklima sowie nach Kneipp-Kuren eine länger dauernde Steigerung der Infektresistenz zu beobachten (Lit.-Übersicht s. PETER 1971), und nach Durchführung von Heilverfahren sind Häufigkeit und Dauer von Grippeerkrankungen herabgesetzt (JORDAN 1967).

2) Veränderungen der Immunitätslage

Die Aktualisierung chronisch entzündlicher Prozesse sowie die Herdreaktionen im Rahmen der Kurreaktionen bzw. Kurkrisen weisen darauf hin, daß die ergotropen Phasen des Reaktionsmusters im Kurverlauf mit einer Steigerung der immunologischen Aktivität einhergehen, während dagegen in den tropho-histiotropen Phasen

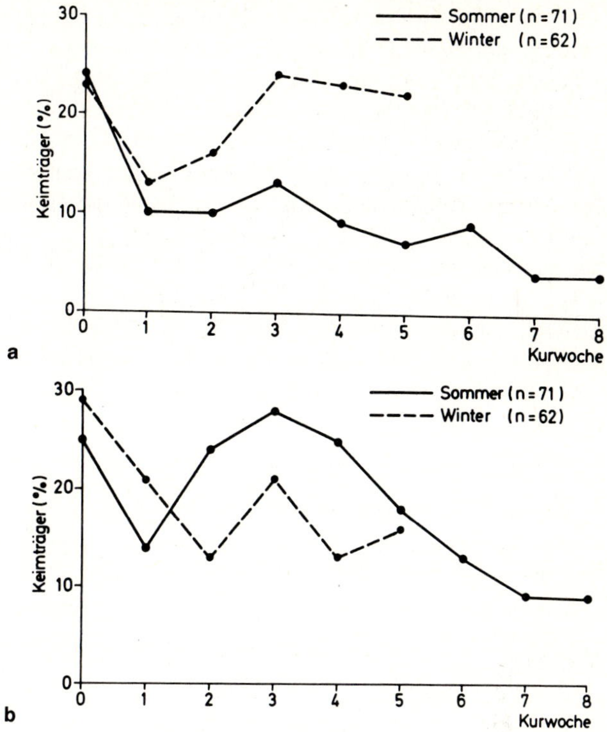

Abb. 78 a u. b. Häufigkeitsverlauf der Keimträger während einer Klimakur an der Nordsee bei Kindern: **a** Rachenabstriche auf Staphylokokken. **b** Rachenabstriche auf Streptokokken. (Nach MENGER u. Mitarb. 1971)

Zunahmen der unspezifischen Resistenz beobachtet werden. Dabei kann es sich um Vorgänge im Sinne der unspezifischen anamnestischen Reaktion handeln, bei der bekanntlich eine früher erworbene, inzwischen aber abgesunkene spezifische Immunität im Rahmen einer Allgemeinreaktion wieder aufgefrischt wird (Lit.-Übersicht s. BIELING 1956; PETER 1971, 1975; u. a.). Grundlage solcher hyperergischen Phasen im Reaktionsablauf der Kurbehandlung dürfte, zumindest teilweise, das Histamin sein, zumal u. a. das Histamin-synthetisierende Enzym Histidin-Dekarboxylase in Wechselwirkung mit den Glukokortikoiden steht (Lit.-Übersichten s. PETER 1971; DANILOW u. ZARFIS 1972; u. a.).

Systematische Kontrollen spezifischer Immunprozesse während Bäder- und Klimakurbehandlungen liegen offenbar nur sehr spärlich vor, so daß eine klare Zuordnung von Änderungen der Immunitätslage zu den allgemeinen Kureffekten auf anderen Ebenen (Normalisierung etc.) noch kaum möglich erscheint. Bemerkenswert ist, daß Einzelreize noch keine wesentlichen Schwankungen der spezifischen Immunitätslage einleiten können (ENGELHARDT 1957; vgl. auch EVERS u. Mitarb. 1960). Ein intaktes Nervensystem ist auch weder zur Antikörperbildung noch zum Zustandekommen eines allergischen Schocks erforderlich, doch kann die Immunisierung bei gleichzeitiger Gabe von Sympathikomimetika beschleunigt werden (ENGELHARDT 1957).

Neben der vorübergehenden Aktivierung ist die Dämpfung einer übersteigerten Immunreaktivität im Kurverlauf von besonderer therapeutischer Bedeutung. Bei Schwefel- und Moorbadekuren wurden Senkungen der anfangs erhöhten immunologischen Aktivität an verschiedenen Indikatoren objektiviert (C-reaktives Protein, Antistreptolysin O, Antistrepto-Hyaluronidase) (SCHARKOVA u. GOLOD 1968; vgl. auch EVERS u. Mitarb. 1960). Bei Asthma-Kranken wurde eine Verminderung der Tuberkulin-Empfindlichkeit im Laufe von Badekuren beschrieben (PODOGRODZKI 1961). Solche Veränderungen wären einerseits als Ausdruck eines umfassenden Normalisierungsprozesses im Kurverlauf verständlich, sie kennzeichnen andererseits eine generelle Schwerpunktverschiebung von der spezifischen Immunabwehr zur unspezifischen Resistenz (vgl. PETER 1975). Darüber hinaus sind für einzelne Kurformen aber noch spezifische Effekte in Rechnung zu stellen (vgl. Band 2).

4. Kureffekt und Kurerfolg

Die bis zum Kurende eingetretenen subjektiven und objektiven Veränderungen, die den Kureffekt (LÜHR 1959) bzw. das Kurergebnis (MENGER 1966) ausmachen, können nicht ohne weiteres mit dem Erfolg der Kur gleichgesetzt werden. Zum einen zeigt die Untersuchung der Reaktionsmuster im Kurverlauf (vgl. S. 112ff.), daß die ausgelösten reaktiven Prozesse am Ende einer 4- oder 6-wöchigen Behandlung durchaus noch nicht abgeschlossen sein müssen. Dies gilt besonders für die spätreaktiven Verlaufstypen und in Fällen, bei denen es im Rahmen der Kurreaktionen zu einer Aktualisierung chronisch-entzündlicher Prozesse gekommen ist. Die mögliche Beteiligung sehr langwelliger reaktiver Perioden (Submultiple des Jahresrhythmus, vgl. S. 45) könnte das klinische Bild noch für sehr lange Zeit nach dem Kurende Wandlungen unterwerfen. Zum anderen kann die Fortsetzung dieser reaktiven Vorgänge durch die Rückkehrreaktion (vgl. S. 136) mehr oder weniger kompliziert und gestört werden. Schließlich hängt auch der weitere Verlauf nach der Kur sehr stark vom Verhalten des Patienten und den ihn treffenden besonderen Belastungen ab (MENGER 1966; SCHOGER 1967; BAIER 1976). Dabei ist zu berücksichtigen, daß nur ein geringer Prozentsatz (ca. 15–30%) der Patienten die während der Kur vom Arzt erteilten Ratschläge befolgt (MARTIN u. EISENBLÄTTER 1961; DANIELS 1963).

Da – dem Indikationsbereich der Bäder- und Klimakurbehandlung entsprechend – bei chronischen und progredienten Leiden selten mit einer vollständigen Heilung zu rechnen ist, darf der Kurerfolg nicht als stabiler Zustand betrachtet werden, sondern selbst als ein dynamischer Ablauf, der ein Optimum erreicht und dann wieder zurückgeht. Der Unterschied zwischen Kureffekt und Kurerfolg ist damit einerseits vom Zeitabstand der Untersuchung und andererseits von den Individualfaktoren abhängig, die sowohl die Reaktionsweise als auch die Qualität und Intensität der Störfaktoren im weiteren Verlauf bestimmen. Besondere Schwierigkeiten der Beurteilung entstehen dadurch, daß der biologische Jahresrhythmus die Beziehungen zwischen Kureffekt und Späterfolg kompliziert (KLINKER 1973).

In der Literatur herrscht Übereinstimmung darin, daß der Kurerfolg frühestens drei Monate nach Kurabschluß beurteilt werden kann. So hatten z. B. bei der Badekurbehandlung Herz-Kreislaufkranker 74% der Patienten ihre subjektive Besserung erst in den Wochen nach der Kur bemerkt (MARTIN u. EISENBLÄTTER 1961), und bei Kindern, die eine Sole-Klimakur mit mangelhaftem Kureffekt beendet hatten, trat noch in 66,2% der Fälle nach sechs Monaten ein guter Kurerfolg ein (GRÜNINGER 1958).

Natürlich sind Untersuchungen des Langzeit-Kurerfolges methodisch besonders aufwendig, sodaß meist auf katamnestische Befragungen der Patienten oder ihrer Hausärzte zurückgegriffen werden muß. Den subjektiven Angaben der Patienten über Kureffekt und Kurerfolg werden aber aus naheliegenden Gründen häufig Vorbehalte entgegengebracht (vgl. STÜTZLE 1960; SCHOGER 1967; u.a.). Tatsächlich fühlen sich die Patienten häufiger gebessert, als es den objektiven Befunden des Arztes entspricht (LACHMANN u. WAGNER 1960). Andererseits besteht Kritik an den Entlassungsberichten der Kurärzte, die oft optimistischer sein sollen als die Angaben der Patienten (WEISS 1968).

Vergleichsuntersuchungen zwischen Kureffekt und Kurerfolg nach 3–6 Monaten, die einerseits aufgrund ärztlicher Urteile und andererseits nach den subjektiven Befindensurteilen der Patienten durchgeführt wurden, haben nun aber auch bei verschiedenen Kurformen übereinstimmende Ergebnisse erbracht *(Tabelle 14)* (LACHMANN u. Mitarb. 1960; ENGEL u. Mitarb. 1963; BAIER 1975; vgl. auch MARTIN u. EISENBLÄTTER 1961). Danach können Patienten, deren Zustand am Kurende subjektiv oder objektiv gebessert ist, in über 80% der Fälle damit rechnen, daß auch der Langzeit-Kurerfolg ein entsprechend günstiger ist. Die häufigsten Differenzen zwischen Kureffekt und Kurerfolg bestehen darin, daß sich Befund und Befinden nach der Kur auch dort noch verbessern können, wo zunächst kein positiver Kureffekt

Tabelle 14. Der Kurerfolg 3–6 Monate nach Kurende in Abhängigkeit von dem mit gleicher Methodik ermittelten Kureffekt am Ende der Kur. Zum Zwecke des besseren Vergleichs wurden nur drei Klassen gebildet. I: Subjektives Befinden von 42 Patienten, Kurerfolg nach 3 Monaten. CO_2-Bäderkuren. (Nach ENGEL u. Mitarb. 1963). II: Ärztliche Befunderhebungen bei 2021 Patienten, Kurerfolg nach 3–4 Monaten. Bäderkuren. (Nach LACHMANN u. Mitarb. 1960). III: Subjektives Befinden von 239 Patienten, Kurerfolg nach 6 Monaten. Aktivierende Kneippkurbehandlung. (Nach BAIER u. Mitarb. 1975, unveröff.)

Kureffekt (am Kurende)		Kurerfolg nach 3–6 Monaten		
		positiv	indifferent	negativ
positiv	I: n= 23	82,0%	13,5%	4,5%
	II: n=1957	91,6%	5,2%	3,1%
	III: n= 178	81,4%	14,6%	3,9%
indifferent	I: n= 12	75,0%	16,7%	8,3%
	II: n= 52	50,0%	44,2%	5,8%
	III: n= 49	38,8%	51,0%	10,2%
negativ	I: n= 7	42,8%	14,3%	42,8%
	II: n= 12	41,6%	0,0%	58,4%
	III: n= 12	8,3%	66,7%	24,9%

Tabelle 15. Der vom Hausarzt drei Monate nach Abschluß einer CO_2-Bäderkur beurteilte Kurerfolg in Abhängigkeit vom Verhalten des Puls-Atem-Quotienten am Kurende. Besonders gering ist der Langzeit-Kurerfolg bei Patienten, deren Quotientwert am Kurende unter der Norm lag. (Nach Daten von SCHAEFER u. HILDEBRANDT 1954)

Puls-Atem-Quotient am Kurende		Kurerfolg nach 3 Monaten		
		gut	indifferent	schlecht
Normal	(n = 115)	85,3%	11,3%	3,5%
Nicht normal	(n = 83)	74,7%	10,9%	14,5%
Erniedrigt	(n = 40)	62,5%	12,5%	25,0%

feststellbar war, während nachträgliche Verschlechterungen während der ersten Monate nach der Kur auch relativ viel seltener sind.

Die hier gefundenen verhältnismäßig engen Beziehungen zwischen Kureffekt und Kurerfolg bleiben auch bestehen, wenn objektive Beurteilungsmaßstäbe hinzugezogen werden. So korrelierte bei aktivierender Kneippkurbehandlung der objektive Zuwachs an körperlicher Leistungsfähigkeit gut mit dem subjektiven Kurerfolg nach 6 Monaten (BAIER 1971). Bei CO_2-Bäderkuren war der vom Hausarzt nach 3 Monaten beurteilte Kurerfolg besser, wenn der Puls-Atem-Quotient am Ende der Kur normalisiert war *(Tabelle 15)* (SCHAEFER u. HILDEBRANDT 1954; vgl. auch ENGEL u. Mitarb. 1963).

Erst seit den letzten Jahren liegen systematische Längsschnittbeobachtungen des Kurerfolges vor, bei denen die Kontrollen mit hinreichend dichter Untersuchungsfolge und jeweils mit derselben Methodik vorgenommen wurden wie die Bestimmung des Kureffektes. Dadurch sind erst Einblicke in die Dynamik des Nachkurverlaufes möglich, die nun ein recht differenziertes Profil erkennen lassen. So hat z. B. die Kontrolle verschiedener Bewegungsfunktionen bei Patienten mit Spondylitis ankylosans und progressiv chronischer Polyarthritis nach Radonkuren ergeben, daß die optimale Beweglichkeit bereits am Kurende erreicht ist und diese dann zunächst steil und später immer langsamer zurückgeht, nach einem Jahr aber noch signifikant größer ist als vor der Kur (ZIELKE u. Mitarb. 1973). Für diese Verlaufscharakteristik dürfte vor allem das Nachlassen der Übungsintensität verantwortlich sein (vgl. auch KOWARSCHIK 1958).

Bei regelmäßiger ergometrischer Langzeitkontrolle der körperlichen Leistungsfähigkeit nach 4-wöchiger aktivierender Kneippkurbehandlung konnte eine Steigerung der Leistungsfähigkeit über mindestens 2 Jahre einwandfrei nachgewiesen werden (BAIER u. ROMPEL-PÜRCKHAUER 1980) *(Abb. 79)*. Der Anstieg erfolgt dabei im wesentlichen erst nach Ende der Kur, häufig noch durch die Rückkehrreaktion unterbrochen (vgl. S. 136), während die Leistungsfähigkeit zu Kurbeginn im Durchschnitt vorübergehend abfällt und erst während der zweiten Kurhälfte das Ausgangsniveau vor Kurantritt wieder erreicht. Dabei sind aber Kurverlauf und Nachkurverlauf mit Dauer und Ausmaß der Leistungssteigerung in starkem Maße von der individuellen Ausgangslage mitbestimmt. Je niedriger diese ist, umso stärker und länger andauernd ist der objektiv meßbare Kurerfolg *(Abb. 80)*. Offenbar spielen hier Normalisierungseffekte eine dominierende Rolle (vgl. S. 160).

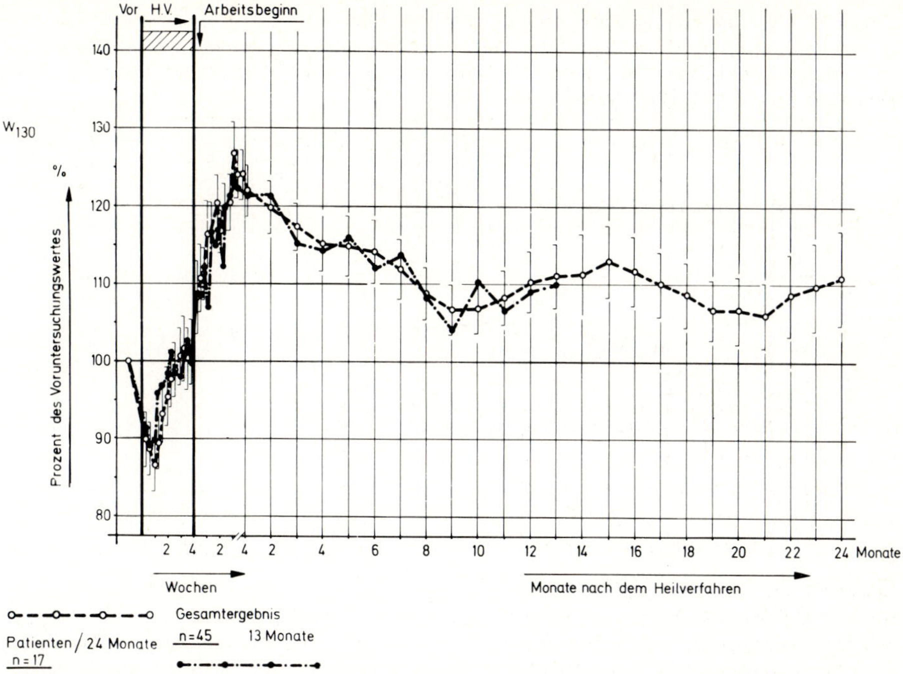

Abb. 79. Mittlerer Verlauf der körperlichen Leistungsfähigkeit (W 130 = Arbeitskapazität für 130 Pulse/min auf dem Fahrradergometer) von 45 Patienten vor, während und über 13 Monate nach einem kurörtlichen Heilverfahren (H. V.) sowie von einer Teilgruppe von 17 Patienten, die über insgesamt 24 Monate nach dem Heilverfahren kontrolliert werden konnten. Die Klammern bezeichnen den mittleren Fehler der Mittelwerte. (Nach Baier u. Rompel-Pürckhauer 1980)

Von besonderem Interesse ist es, daß im Nachkurverlauf der Leistungswerte Anhalte dafür gewonnen wurden, daß der Langzeitkurerfolg selbst einen periodisch gegliederten Prozeß mit einer Periodendauer von etwa 9 Monaten darstellt (vgl. Abb. 79). Bei Nachkontrollen über den Zeitraum eines Jahres war bereits früher festgestellt worden, daß die nach der Kur gesteigerten Werte der körperlichen Leistungsfähigkeit häufig nach 8–10 Monaten das Niveau der unbehandelten Vergleichspersonen wieder erreichten und danach nochmals ansteigende Tendenz zeigten (vgl. Baier 1975). Möglicherweise handelt es sich dabei nur um eine vorübergehende Senke im grundsätzlich langwellig gegliederten Nachkurverlauf. Vergleichbare Untersuchungen bei anderen Kurformen stehen aber noch aus. Auch die durch Terrainkuren erzielbaren Kreislaufumstellungen und Regulationsverbesserungen lassen sich im Durchschnitt für mindestens 6–8 Monate objektivieren (Nesswetha u. v. Nathusius 1960). Dinculescu (1970) konnte dagegen an verschiedenen Indikatoren positive Wirkungen der Kurbehandlung bis zu 3 Jahren danach feststellen (vgl. auch Niemeyer 1935; Kowarschik 1958; Blumencron 1967).

Nach dem subjektiven Urteil des Patienten hält der Kurerfolg bei verschiedenen Krankheiten in 80–90% der Fälle mindestens 6 Monate an, etwa 40% verspüren die Besserung bis zu zwei Jahren (vgl. Schoger 1967). Bei Herz- und Kreislaufkranken

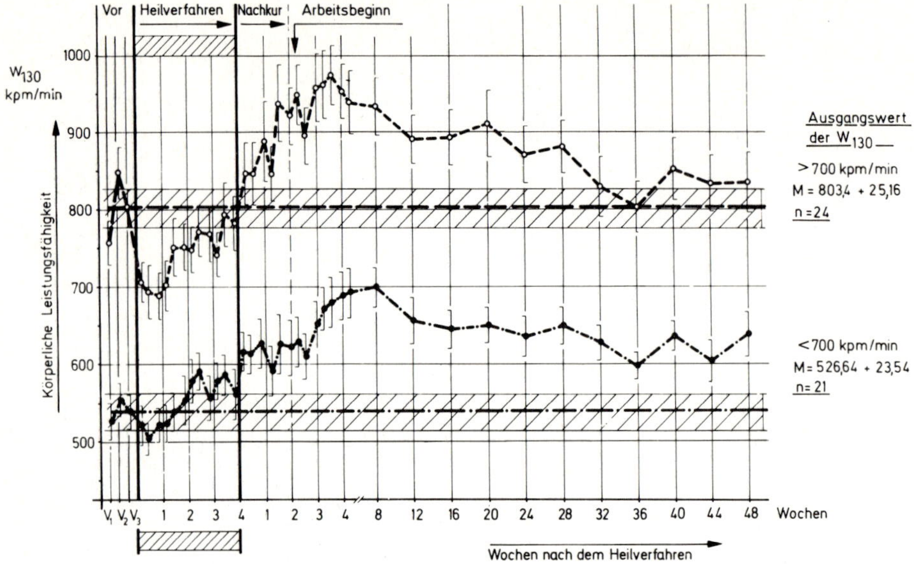

Abb. 80. Mittlerer Verlauf der körperlichen Leistungsfähigkeit (W 130) von zwei Teilgruppen von Kurpatienten vor, während und 48 Wochen nach einem kurörtlichen Heilverfahren. Die Teilgruppen unterschieden sich in der Ausgangslage der körperlichen Leistungsfähigkeit vor Kurbeginn, deren Streuungsbereich durch die schraffierten Bänder markiert ist. Die Klammern bezeichnen den Bereich des mittleren Fehlers der Mittelwerte. (Nach Baier u. Rompel-Pürckhauer 1980)

gaben solche mit schwereren Krankheitsformen die längsten Zeiten subjektiver Besserung an (Martin u. Eisenblätter 1961), was auch objektiv belegt werden konnte (Nesswetha u. v. Nathusius 1960). In guter Übereinstimmung mit diesen Erfahrungen stehen die Ergebnisse zahlreicher statistischer Untersuchungen, vor allem der Versicherungsträger, die als Beurteilungsgrundlage für den Kurerfolg die Fehlzeiten am Arbeitsplatz für bestimmte Zeiträume vor und nach dem Heilverfahren verwendeten (Gercke 1965; Wannenwetsch 1965, 1966, 1970, 1971, 1980; Kulpe 1967; Rest 1981; u.a.). Wie das Beispiel der *Abb. 81* zeigt, lassen sich bei Vergleichszeiträumen von zwei Jahren Reduktionen der Fehlzeiten von 40–50% nachweisen. Damit bestätigt sich die Vermutung, daß die Frage, ob und wann ein Patient seine Arbeit wiederaufnimmt, in erster Linie von seinem subjektiven Befinden abhängt (Zipp u. Mitarb. 1980). Es ist demnach unberechtigt, den zahlreichen positiv ausgefallenen Nachbefragungen über den Kurerfolg beim Patienten selbst oder seinem Hausarzt keine Bedeutung beizumessen, weil man generell unterstellt, daß sich der Patient durch Beschönigung weitere Kuren sichern möchte.

Die Befunde in Abb. 81 lassen auch erkennen, daß die Kurerfolgsquote in den höheren Altersklassen abnimmt (Kowarschik 1958). Zugleich wurde eine Tendenz zu späterem Auftreten des Kurerfolges beobachtet (Lachmann u. Mitarb. 1960), was darauf hinweist, daß das individuelle Reaktionsvermögen auch die Dynamik des Nachkurverlaufs mitgestaltet (vgl. Nesswetha u. v. Nathusius 1960). Die Wirkungsmechanismen der Kurbehandlung setzen eine gewisse Reaktions- und Kompensationsfähigkeit voraus, wie sie mit höherem Alter zurückgehen (vgl. Hildebrandt u. Mitarb. 1980). Zugleich wird verständlich, daß auch das Reaktionsmu-

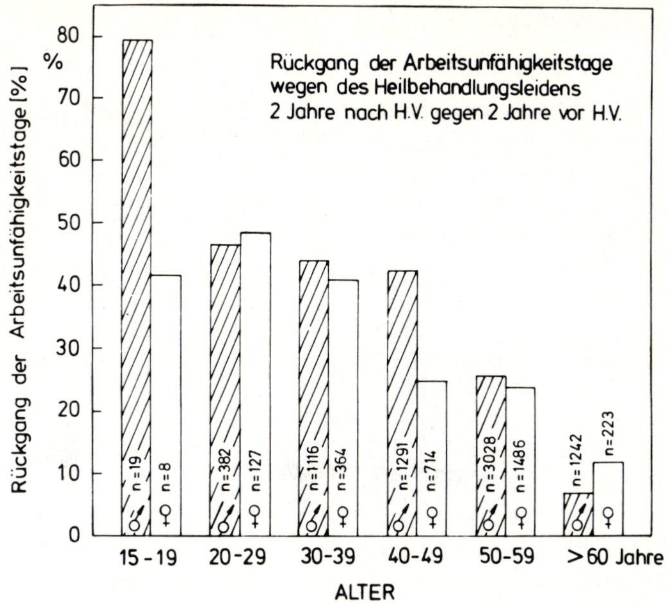

Abb. 81. Rückgang der Arbeitsunfähigkeitstage wegen des Heilbehandlungsleidens im Vergleich von 2 Jahren nach dem Heilverfahren gegen 2 Jahre vor dem Heilverfahren, für Männer und Frauen getrennt. (Nach KULPE 1971; aus REST 1981)

ster des Kurverlaufs selbst Beziehungen zum Langzeit-Kurerfolg zeigt, wie z. B. die Häufigkeit, zeitliche Lage und Stärke der Kurreaktionen (INAMA 1956; KOWARSCHIK 1958; BLUMENCRON 1967; GÜNTHER 1976; vgl. auch S. 123). Da das Reaktionsmuster des Kurverlaufs selbst von der individuellen vegetativen Ausgangslage mitbestimmt wird, ist es nicht verwunderlich, daß die katamnestisch kontrollierten Kurerfolge z. B. von der Ausgangslage des Puls-Atem-Quotienten abhängig sind (SCHAEFER u. HILDEBRANDT 1954; HILDEBRANDT 1963b; u. a.) (vgl. Tabelle 15, S. 178). Bei Terrainkuren fand sich auch ein Einfluß der Ausgangssituation des Kreislaufs vor Kurbeginn auf die Dauer des Langzeit-Kurerfolges (NESSWETHA u. v. NATHUSIUS 1960).

Insgesamt kann aber die Frage, inwieweit das Reaktionsmuster des Kurverlaufs nur als ein erster Teil eines umfassenderen Reaktionsprozesses betrachtet werden kann, der die Dynamik des Kurerfolgs mitumfaßt, heute noch nicht endgültig entschieden werden. Vorbedingung wäre u. a. eine genauere Kenntnis darüber, inwieweit der Spontanablauf des Kurerfolges tatsächlich vom Verhalten mitbeeinflußt werden kann. Es muß daher ein wichtiges Ziel zukünftiger Forschung sein, von der Reaktionsprognostik des Kurverlaufs (vgl. S. 184) zu einer Prognostik des Kurerfolgs fortzuschreiten.

In engem Zusammenhang mit dieser Problematik steht auch die Frage der zeitlichen Anordnung von wiederholten Kurbehandlungen. Schon die bisher vorliegenden Befunde über interindividuelle Unterschiede der Kurerfolgsdynamik lassen erkennen, daß generelle Regelungen über die Bemessung der Kurintervalle, wie sie in jüngster Zeit auf gesetzlichem Wege versucht werden, medizinisch unsinnig sind.

5. Kurdauer

In den mitteleuropäischen Ländern beträgt die Dauer einer Kurbehandlung beim Erwachsenen in der Regel vier Wochen, im Kindesalter sechs Wochen. Die Sozialversicherungsträger der Bundesrepublik Deutschland setzen diese Zeiträume als Regeldauer an, bieten aber die Möglichkeit einer Kurverlängerung auf Antrag des Kurarztes. In der Privatpraxis scheitern erforderliche Kurverlängerungen häufig aus finanziellen Gründen (Evers 1971). Erhebungen über die Dauer von Badekuren bei Rheumakranken ergaben bei fast 80% der Fälle 4 Wochen, bei 11,5% der Fälle 5 Wochen und weiteren 8,6% 6 Wochen (Schoger 1967); bei aktivierender Kneippkurbehandlung betrugen die entsprechenden Häufigkeiten 83,4%, 4,2% und 12,4% (de la Camp 1980).

In den südeuropäischen Bädern beträgt die Kurdauer gewöhnlich nur zwei bis drei Wochen, und in Japan ist sie häufig noch kürzer. Dabei besteht ein auffälliges umgekehrtes Verhältnis zwischen Kurdauer und Bäderdosierung (Schmidt-Kessen 1962). Letztere wird z.B. in Japan bis zu 7 Bädern pro Tag gesteigert, während in den mitteleuropäischen Bädern nur 3–6 Bäder pro Woche verabfolgt werden. Die Vorstellung, es handele sich bei diesen Unterschieden um ein austauschbares Verhältnis von Behandlungsdauer und -intensität, das jeweils zu ähnlichen Ergebnissen führt, dürfte allerdings den neueren Erkenntnissen über die Zeitstruktur der reaktiven Prozesse nicht angemessen sein (vgl. S. 47).

In jüngerer Zeit ist aus der Differenzierung bestimmter Reaktionsmuster im Kurverlauf mehrfach die Forderung abgeleitet worden, den Schematismus der 4-Wochenkuren durch biologisch begründete Zeiteinheiten zu ersetzen, damit die sinnvollen adaptiven Vorgänge im Organismus nicht zu früh, d.h. vor einem genügenden Abklingen der Reaktionsamplituden abgebrochen werden (Hittmair 1960; Hildebrandt u. Gehlken 1961; Hildebrandt 1962a, 1968, 1972a; Jungmann 1962; vgl. auch Benczúr 1939). Für Hochgebirgsklimakuren, wo besonders häufig das spätreaktive Verlaufsmuster mit Betonung der Kurreaktion im Bereich des 20. Kurtages beobachtet wird und daher die Normalisierungsfortschritte erst nach diesem Zeitpunkt ihr Maximum erreichen, ist bereits seit langem eine Aufenthaltsdauer von mehr als drei Wochen gefordert worden (Jungmann 1962), während als Optimum eine Zeit von mindestens 4–6 Wochen gewertet wird (Jungmann 1961, 1962; Menger 1966).

Bei Bäder- und Kneippkuren, wo früh- und spätreaktive Verlaufsmuster beobachtet werden (vgl. S. 115), ist die Regelkurdauer von vier Wochen nur dem frühreaktiven Verlaufstyp angemessen. Hier erreicht die Reaktionsamplitude bereits in der ersten Kurhälfte ihr Maximum, so daß die Amplitudendämpfung nach drei Wochen schon hinreichend fortgeschritten ist (vgl. Abb. 48, S. 122). Patienten mit spätreaktivem Verlaufstyp brechen dagegen bei vier Wochen Kurdauer die Kur zu einem Zeitpunkt ab, an welchem das Maximum der Reaktionsamplituden gerade erst überschritten ist, so daß hier der weitere Reaktionsverlauf durch die zu frühe Wiederbelastung gefährdet werden kann (Lit.-Übersicht s. Hildebrandt 1972a). Patienten mit trophotroper Ausgangslage, für die der spätreaktive Verlaufstyp charakteristisch ist (vgl. S. 119), haben im Durchschnitt einen schlechteren Kurerfolg (Schaefer u. Hildebrandt 1954; Hildebrandt 1963b; u.a.). Es ist allerdings

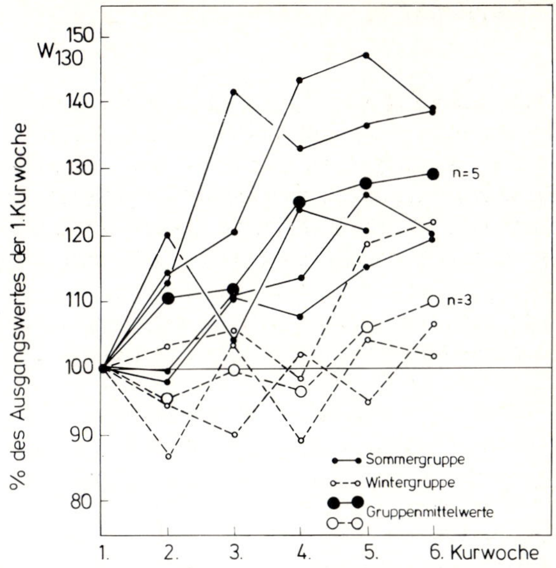

Abb. 82. Verlauf der körperlichen Leistungsfähigkeit (Wochenmittelwerte der W 130) bei Kurverlängerung auf 6 Wochen in einer Patientengruppe, die im Winter behandelt wurde, im Vergleich zu einer im Sommer behandelten Gruppe. (Nach BAIER 1972)

noch nicht erwiesen, inwieweit dies auf den – in Bezug auf das Reaktionsmuster – zu frühen Kurabbruch zurückzuführen ist und bis zu welchem Grade eine nachfolgende Schonzeit geeignet ist, einen solchen zu kompensieren. Auch die Bedeutung der Rückkehrreaktion ist in diesem Zusammenhang noch nicht erforscht (vgl. S. 136).

Die Bedeutung einer Kurverlängerung auf 6 Wochen für spätreaktive Verlaufstypen ist neuerdings bei aktivierenden Kneippkuren mit Längsschnittkontrollen der körperlichen Leistungsfähigkeit belegt worden (BAIER 1972, 1977). Wie *Abb. 82* zeigt, nimmt die Leistungsfähigkeit bei der spätreaktiven (Winter-)Gruppe nach mehrwöchigem Stagnieren während der 5. und 6. Kurwoche noch steil zu, während die frühreaktive (Sommer-)Gruppe nach starker Zunahme während der ersten Kurwochen in den Verlängerungswochen keine wesentliche Steigerung mehr bietet. Da die Häufigkeit spätreaktiver Kurverläufe während des biologischen Winters zunimmt (HILDEBRANDT u. FRANK 1974), kommt der Möglichkeit einer Kurverlängerung in dieser Jahreszeit eine besondere Bedeutung zu.

Vor allem im Hinblick auf die Präventivwirkung von Kurbehandlungen sind in letzter Zeit auch in mitteleuropäischen Bädern und Kurorten sog. Kurzkuren von 14 und weniger Tagen Dauer und sogar „Wochenendkuren" propagiert worden. Obwohl hierzu noch keine speziellen Untersuchungen vorliegen, muß nochmals betont werden, daß der Faktor Zeit bei der Reaktions- bzw. Adaptationstherapie nicht beliebig durch Behandlungsintensität ersetzt werden kann (vgl. HILDEBRANDT 1966, 1972b). Dagegen spricht einmal die Problematik des optimalen Reizintervalls (vgl. S. 82). Zum anderen wirft das Schema der Reizanordnung während der Kurbehandlung (Abb. 41, S. 110) die Frage auf, inwieweit kontinuierliche Reizfaktoren durch intermittierende Reizbelastungen ersetzt werden können, zumal dies für Schonfaktoren ohnehin nicht möglich ist.

Nach den bisherigen Erfahrungen darf erwartet werden, daß die kontinuierlich einwirkenden Faktoren vorzugsweise zur Auslösung chronisch-adaptiver Reaktionen vom spätreaktiven Typ geeignet sind, während intermittierende Reizbelastungen eher die akuten unspezifischen Reaktionen vom frühen Typ auslösen können. Unter diesem Gesichtspunkt könnte man die in Japan üblichen Kurzkuren, die durch frühe Kurkrisen ausgezeichnet sind (vgl. Abb. 49, S. 124), als „Kurmittelreizkuren" ohne wesentliche klimatische Adaptation charakterisieren, während die in Mitteleuropa üblichen längeren Kuren weit mehr als „Akklimatisationskuren" zu kennzeichnen wären, bei denen die Kurmittelreize am „umgetopften Patienten" (Jordan 1972) angewendet werden. Ob sich aus solchen Erwägungen schließen läßt, daß Kurzkuren bei Ausschluß von Klimawechsel (z. B. Stadtrandkuren) unbedenklich oder gar nutzbringend sind, bedarf noch der Prüfung.

6. Reaktionsprognostik des Kurverlaufs

a) Individuelle Reaktionsweise (Reaktionstypologie)

Die Beziehungen zwischen Reiz und Reaktion, d. h. die von den Heilmaßnahmen ausgelösten Sofort- und Langzeitwirkungen werden stets auch durch Individualfaktoren mitbestimmt. Diese faßt man unter dem Begriff der „individuellen Reaktionsweise" oder der „reaktiven Persönlichkeit" zusammen. Um bereits vor Beginn einer Behandlung Anhaltspunkte für das zu erwartende reaktive Verhalten zu gewinnen (Reaktionsprognostik), sind zahlreiche Versuche unternommen worden, charakteristische Reaktionsweisen abzugrenzen und zu sogenannten Reaktionstypen mit bestimmten Merkmalsgruppierungen zusammenzufassen (z. B. Lampert 1943, 1962; Curry 1946, 1951; Straube 1951; Rückheim 1953; Heidelmann 1956; Kunze 1956, 1959; Saller 1960). Schon die aus dem Altertum stammende Temperamentenlehre ist dazu zu zählen. Obwohl die einzelnen Reaktionstypensysteme durchweg von sehr verschiedenen Ausgangspunkten her entwickelt wurden (Kretschmer 1972), bestehen größtenteils auffällige Ähnlichkeiten und Entsprechungen, vor allem hinsichtlich einer polaren Gegenüberstellung von zwei sich gegensätzlich verhaltenden Extremtypen (Rückheim 1953).

Die primär morphologisch orientierten Konstitutionslehren (z. B. Sheldon 1940; Kretschmer 1955) betrachten die anthropometrisch faßbaren Körperbaumerkmale als Funktionsniederschläge von Faktoren, die über lange Zeit eingewirkt haben und somit als Persönlichkeitskonstanten weitgehend unabhängig von kurzfristigeren Spontanschwankungen und wechselnden äußeren Einflüssen sind. Obwohl mehrfach Korrelationen zwischen Körperbautyp und individueller vegetativer Reaktionsweise festgestellt wurden (Hoff u. Losse 1955; Kretschmer 1955; u. a.), sind schon theoretisch, vor allem im Falle der Krankheit, keine so engen Beziehungen zu erwarten, daß darauf eine praktische Reaktionsprognose gegründet werden könnte. Dementsprechend konnte auch z. B. kein sicherer Einfluß des anthropometrisch ermittelten Habitus auf den Reaktionsverlauf bei Bäderkuren nachgewiesen werden (Hentschel 1960).

Die primär funktionell ausgerichteten Reaktionstypenlehren gehen dagegen von den Reaktionsqualitäten der aktuellen Persönlichkeit, ihrer Reaktionsbereitschaft, Leistungs- und Anpassungsfähigkeit aus und beziehen morphologisch stärker fixierte Merkmale erst sekundär mit ein (SIEBECK 1932; CURTIUS 1954; WOLFF 1955; SALLER 1960). Die Reaktionstypendiagnose stützt sich dabei einerseits auf anamnestische Angaben über das reaktive Verhalten gegenüber verschiedenen bekannten Noxen und Situationen (z.B. Infektionen, physikalische Reize, psychische Belastungen). Für die Anwendung in der Praxis sind daher von verschiedenen Autoren standardisierte Fragetestverfahren ausgearbeitet worden (SCHEIDT 1941; CURRY 1946, 1951; RÜCKHEIM 1953; PIRLET 1955; LAMPERT 1959; u.a.). Andererseits wird der Reaktionsverlauf nach definierten Testreizbelastungen zur Bestimmung des Reaktionstyps herangezogen. Art und Zusammenstellung solcher Testreize sind bei den verschiedenen Reaktionstypologien unterschiedlich, doch spielen thermoregulatorische Reaktionen dabei eine auffällig dominierende Rolle (GRUNER 1953; KUNZE 1954; HEIDELMANN 1958; LAMPERT 1962; u.a.), obwohl diese nachweislich in besonderem Maße wiederum von körperbaulich fixierten Merkmalen (z.B. subkutanes Fettpolster) abhängig sind (PIRLET 1962; vgl. auch HILDEBRANDT 1962c).

Von den Reaktionstypenlehren hat im Bereich der Physikalischen Medizin und speziell der Kurortbehandlung diejenige von LAMPERT (1943, 1962) das größte Interesse gefunden. Sie stellt einem mikrokinetischen A-Typ einen makrokinetischen B-Typ gegenüber, wobei als dominierendes Kriterium die Reaktionsgeschwindigkeit gewählt wurde und physiologische wie pathologische, somatische wie psychische Reaktionsmerkmale berücksichtigt wurden. Dabei ergaben sich sowohl Zuordnungen zu den Körperbautypen von KRETSCHMER (1955) und anderen Konstitutions- bzw. Reaktionstypeneinteilungen als auch – besonders im Kreislaufverhalten (PIRLET u. JUNGMANN 1955) – zu den beiden polaren Grundrichtungen der vegetativen Regulation: Ergotropie (Sympathikotonie) und Trophotropie (Parasympathikotonie) (HESS 1948; HOFF u. LOSSE 1955; vgl. auch Tabelle 5, S.41).

Während die objektiven Testreaktionen neben pharmakologischen Reaktionen und vegetativen Reflexantworten wiederum in erster Linie thermisch ausgelöste Gefäßreaktionen berücksichtigen, hat LAMPERT (1959) für die praktische Reaktionstypenbestimmung gleichfalls einen anamnestischen Fragetest entwickelt, der mehrfach verbessert wurde. Eine Überprüfung der neuesten Fassung (PIRLET 1955) an Kurpatienten und Gesunden ergab allerdings, daß die 20 Testfragen sehr inhomogen sind und der aus ihnen berechnete Indexwert praktisch nur mit der Körperfülle korreliert (HILDEBRANDT 1962c; HILDEBRANDT u. ISHAG 1973; vgl. auch PIRLET 1956). Die engsten Beziehungen zur vegetativen Tonuslage ergaben sich für die Fragen, die das tagesrhythmische Verhalten betreffen (z.B. Morgen- oder Abendtyp, Mittagsschlafbedürfnis), während Fragen nach dem thermoregulatorischen Verhalten stärker vom Habitus abhängig waren *(Abb. 83)*. Dementsprechend haben praktische Versuche mit der Anwendung des Fragetests in der Reaktionsprognostik von Kurverläufen zu sehr widersprechenden Ergebnissen geführt (SCHOLTZ 1951; WESKOTT 1957, 1960; HENTSCHEL 1960; MEISSNER 1965).

Die moderne Kurverlaufsforschung hat deutlich gemacht, daß eine Reaktionsprognostik bei Kurbehandlungen nur dann sinnvoll sein kann, wenn sich die Vorhersage der individuellen Reaktionsweise nicht allein auf die Beantwortung einzel-

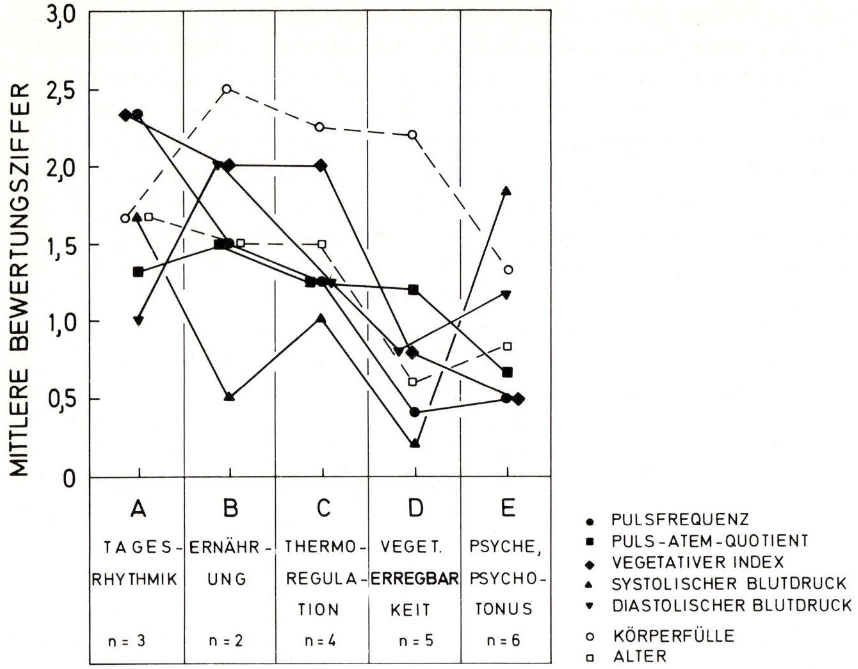

Abb. 83. Mittlere Bewertungsziffern der Korrelationen zwischen verschiedenen vegetativen Meßgrößen und fünf inhaltlich gruppierten Fragenkomplexen aus dem reaktionstypologischen Fragebogen von LAMPERT (in der Fassung von PIRLET 1955). Die gestrichelten Kurven verbinden die entsprechenden Werte für die Beziehung zu Alter und Körperfülle. (Nach HILDEBRANDT u. ISHAG GEORGE 1973)

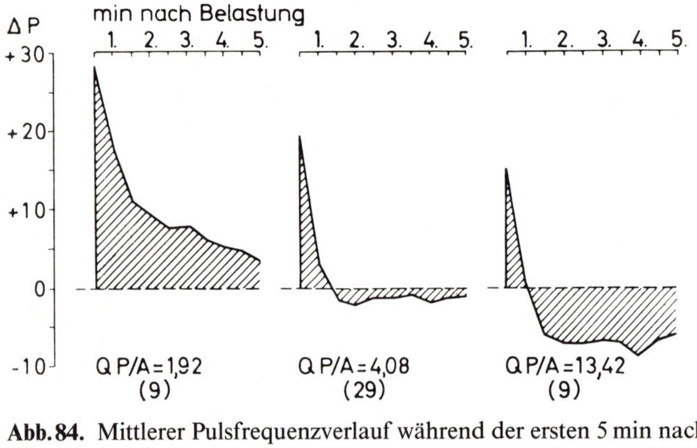

Abb. 84. Mittlerer Pulsfrequenzverlauf während der ersten 5 min nach gleichdosierter Arbeitsbelastung durch Stufensteigen. Drei Personengruppen mit unterschiedlichen Ruhewerten des Puls-Atem-Quotienten. Δp = Abweichung der Pulsfrequenz vom Ruhewert. Die eingeklammerten Zahlen geben die Gruppenhäufigkeit, die Q P/A-Werte das Gruppenmittel des Puls-Atem-Quotienten an. (Nach SCHAEFFER u. HILDEBRANDT 1954)

ner Reize erstreckt, sondern auch auf den Gesamtverlauf der Behandlungsserie und damit auch auf das Kompensations- und Adaptationsvermögen (HILDEBRANDT 1962c; PIRLET 1962). Zugleich konnte gezeigt werden, daß die individuellen Unterschiede im Kurverlauf fast ausschließlich von der vegetativen Ausgangslage bestimmt werden, nicht dagegen vom Habitustyp (HENTSCHEL 1960). Die Unterschiede betreffen nicht nur die Verlaufsrichtung verschiedener Parameter oder den Kureffekt und Kurerfolg, sondern auch die Dynamik der periodisch fortgesetzten vegetativen Gesamtumschaltungen, ihre Periodendauer, ihr Amplitudenverhalten und ihre Dämpfung (Reaktionsmuster des Kurverlaufs, vgl. S. 115). Dabei scheinen

Tabelle 16. Übersicht über nachgewiesene Beziehungen des Puls-Atem-Quotienten zu anderen vegetativen Kenngrößen und zur individuellen Reaktionsweise bei akuten und Langzeitreaktionen. (Lit.-Angaben s. Lit.-Verzeichnis)

a) Korrelationen mit vegetativen Kenngrößen:	
Grundumsatz	HILDEBRANDT (1962c)
Blutdruck	HILDEBRANDT (1962c)
Vegetativer Index n. KERDÖ	GOEBEL (1971); HILDEBRANDT u. ISHAG (1973)
Pulswellengeschwindigkeit	GOEBEL (1971)
Elastizitätskoeffizient E′	HILDEBRANDT (1962c)
Elektrischer Hautleitwert	HILDEBRANDT (1962c)
Retikulozytenzahl im Blut	HILDEBRANDT (1955b)
Psychomotorische Aktivität	HILDEBRANDT (1962c)
Körperliche Leistungsfähigkeit	BAIER u. Mitarb. (1974)
Periodendauer der frei laufenden circadianen Aktivität	HILDEBRANDT (1967)
Phasenlage der Circadianrhythmik (Abend- und Morgentyp) (vgl. Abb. 85)	HILDEBRANDT u. ISHAG (1973); HILDEBRANDT (1976c); HILDEBRANDT u. Mitarb. (1977a, b); BREITHAUPT u. Mitarb. (1981); KANT (1981)
b) Einfluß auf akute vegetative Reaktionen:	
Pulsfrequenzregulation nach körperlicher Belastung (vgl. Abb. 84)	HILDEBRANDT (1960a)
Orthostatische Kreislaufregulation	WECKENMANN (1975, 1982)
Ischaemische EKG-Reaktion bei psychovegetativer Belastung	BLUTTNER (1975)
Cold-Pressure-Reaktion	STREMPEL u. HILDEBRANDT (1977); KANT (1981)
Vegetative Reaktionen nach Bergbahnauffahrt	HILDEBRANDT u. Mitarb. (1964)
c) Einfluß auf Langzeit-Reaktionen:	
Phasenlage und Verlaufsdynamik der funktionellen Adaptation	STREMPEL u. HILDEBRANDT (1977)
Latenzzeit, Verstärkungsgrad und Phasenlage der erythropoetischen Reaktion nach Aderlaß	HILDEBRANDT u. NUNHÖFER (1977)
Früh- und spätreaktive Kurverlaufsmuster (vgl. Abb. 86)	ZIDEK (1958); HENTSCHEL (1960); HILDEBRANDT (1960b, 1962c, 1968); STALLING (1960); ENGEL u. Mitarb. (1963); SCHERF (1968); GOEBEL (1971); KLINGELHÖFER (1973); HILDEBRANDT (1975, 1977, 1978); WEBERT (1981)
Grad der Höhenakklimatisation	HILDEBRANDT u. Mitarb. (1964)
Langzeit-Kurerfolg bei CO_2-Bäderkuren	SCHAEFER u. HILDEBRANDT (1954); HILDEBRANDT (1963b)
Entzündliche und degenerative Verlaufsformen verschiedener Krankheiten	GÜNTHER (1967b); KIHN (1962)

sich Meßgrößen, die der Normalisierung unterliegen, am besten als Indikatoren der vegetativen Reaktionslage und damit für die Reaktionsprognostik zu eignen (HILDEBRANDT 1962c).

Die umfangreichsten Erfahrungen liegen heute mit der Bestimmung des Quotienten aus Puls- und Atemfrequenz vor (*Puls-Atem-Quotient,* HILDEBRANDT 1953, 1960a; 1962c), und zwar nicht nur hinsichtlich seines Einflusses auf Langzeitreaktionen, sondern auch seiner Beziehungen zur Dynamik akuter Reaktionen (Beispiel s. *Abb. 84*) und zu anderen vegetativen Kenngrößen (Lit.-Übersicht s. *Tabelle 16*). Auch in experimentellen Untersuchungen hat sich der Puls-Atem-Quotient als besonders treffsicher in der Vorhersage der periodisch gegliederten funktionellen Adaptation und trophisch-plastischen Regeneration erwiesen (HILDEBRANDT u. NUNHÖFER 1977; STREMPEL u. HILDEBRANDT 1977; HOHMANN 1982). Von besonderem Interesse ist auch die mehrfach nachgewiesene Beziehung des Quotienten zur individuellen Phasenlage der Circadianrhythmik (Morgen- und Abendtyp: HILDEBRANDT 1976c; HILDEBRANDT u. Mitarb. 1977a, b; BREITHAUPT u. Mitarb. 1981; KANT 1981) *(Abb. 85),* deren reaktionsprognostische Bedeutung in mehrfacher Hinsicht als erwiesen gelten kann (vgl. S. 191). Selbst die jahresrhythmischen Schwankungen der vegetativen Reaktionslage werden durch gemeinsame Verschiebungen von Puls-Atem-Quotient und circadianer Phasenlage angezeigt (HILDEBRANDT 1965; KLÖPPEL 1980).

Aber auch die Pulsfrequenz allein und andere Kreislaufparameter, z. B. der Elastizitätskoeffizient E' der Aorta (JUNGMANN 1962), haben sich zur Abgrenzung der vegetativen Reaktionslage bewährt. Erwartungsgemäß bestehen jeweils mehr oder

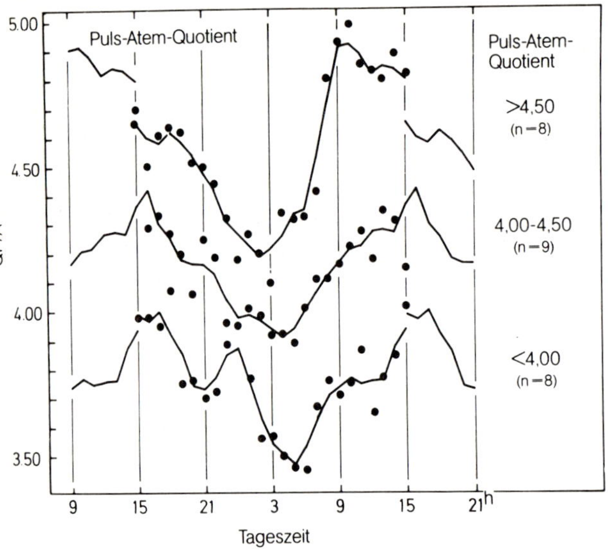

Abb. 85. Mittlerer Tagesgang des 1-stündlich kontrollierten Puls-Atem-Quotienten in drei Gruppen gesunder Versuchspersonen, die nach dem 24-Stunden-Mittel des Puls-Atem-Quotienten eingeteilt wurden. Die Untersuchungen wurden bei Bettruhe unter konstanten klimatischen Bedingungen sowie unter gleichmäßig verteilter Nahrungszufuhr vorgenommen. (Nach HILDEBRANDT u. Mitarb. 1977b)

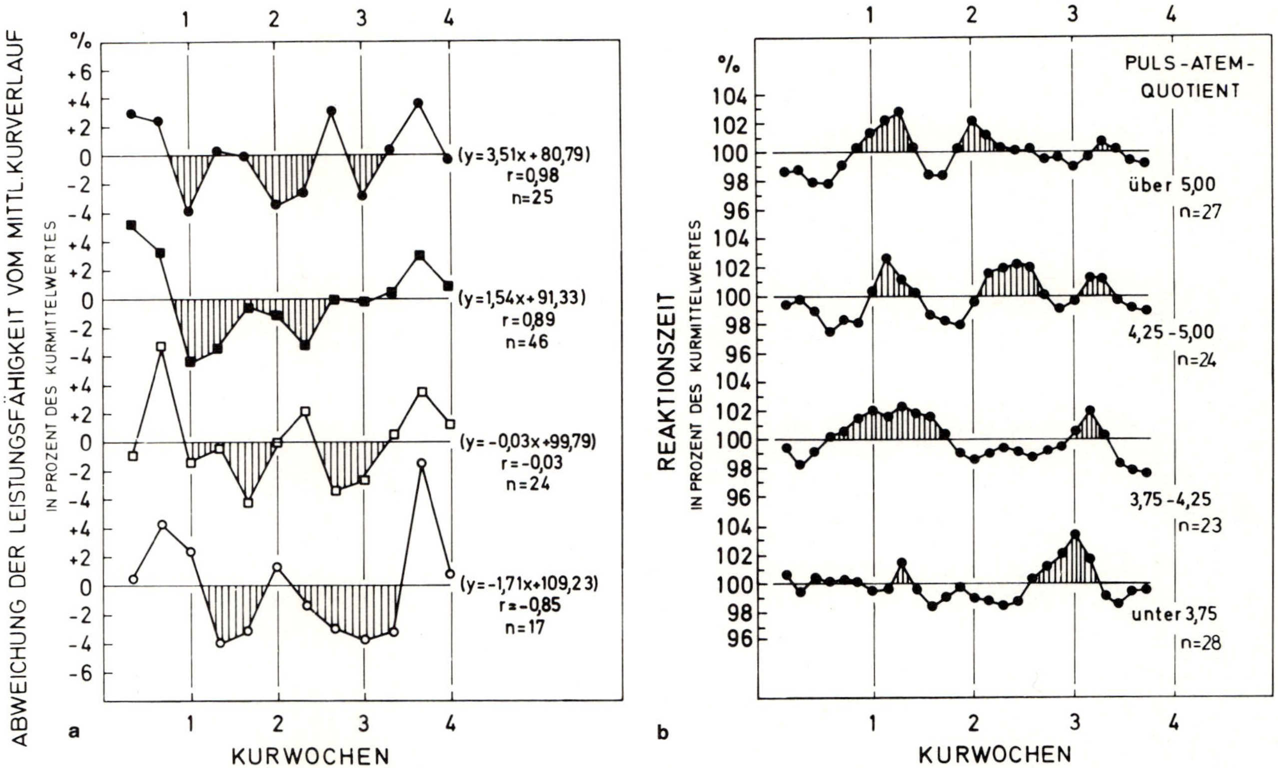

Abb. 86. **a** Mittlere Abweichungen der körperlichen Leistungsfähigkeit (W 130) von der mittleren Kurverlaufsrichtung in vier Patientengruppen, die sich sowohl durch Steilheit und Richtung des Kurverlaufs als auch durch die Ausgangslage von körperlicher Leistungsfähigkeit und vegetativer Reaktionslage entsprechend unterschieden. Untersuchungsergebnisse bei sog. aktivierender Kurbehandlung. (Nach Daten von BAIER u. Mitarb. 1974). **b** Mittlerer Verlauf der optischen Reaktionszeit in vier Gruppen mit unterschiedlicher Ausgangslage des Puls-Atem-Quotienten während 4-wöchiger CO_2-Bäderkuren. n = Gruppenhäufigkeit. (Nach ENGEL u. Mitarb. 1963). (Vgl. dazu auch die Abb. 44 und 47, S. 117 und 120)

weniger straffe Korrelationen dieser Parameter zum Puls-Atem-Quotienten (vgl. Tabelle 16, S. 187). Umstritten ist dagegen die Bedeutung des sog. Vegetativen Index (KERDÖ 1957, 1966; vgl. JORDAN u. MÜNCH 1967).

Ergotrope Ausgangslagen (Puls-Atem-Quotient über 4) neigen zu früher Kurreaktion (ergotropes Reaktionsmaximum) und gedämpftem Ausklingen der reaktiven Perioden während der 4-wöchigen Kurbehandlung (frühreaktives Verlaufsmuster, vgl. S. 116); trophotrope Ausgangslagen (Puls-Atem-Quotient unter 4) bilden dagegen erst in der zweiten Kurhälfte eine größere Reaktionsamplitude aus (spätreaktives Verlaufsmuster). Die übliche Kurdauer von 4 Wochen ist daher für sie in der Regel zu kurz, und die Kurergebnisse sind im Durchschnitt schlechter (vgl. S. 178). *Abb. 86* zeigt zum Beispiel Gruppenverläufe der Reaktionszeit während CO_2-Bäderkuren in Abhängigkeit vom Ausgangswert des Puls-Atem-Quotienten und mittlere Verlaufsschwankungen der körperlichen Leistungsfähigkeit (Arbeitskapazität bei 130 Pulsen/min; W130) in Gruppen mit unterschiedlichen Ausgangswerten, wobei die beiden zur Gruppentrennung benutzten Parameter in positiver Korrelation stehen (vgl. Tabelle 16). In beiden Fällen weisen die oberen (ergotropen) Ausgangslagen ein typisches frühreaktives Verlaufsmuster mit einer Circaseptanperiodik auf, deren größte Amplitude bereits im Bereich des 7. Kurtages mit entsprechender Kurkrisensymptomatik durchlaufen wird und danach gedämpft abklingt. Bei trophotroper Ausgangslage (untere Gruppen) läuft dagegen ein spätreaktives Muster mit etwa 10-tägiger Periodik und zunehmender Amplitude ab, so daß das Reaktionsmaximum im Bereich des 20. Kurtages auftritt und zu später Kurreaktion führt. Eine entsprechende Differenzierung der Kurverlaufsdynamik in „Frühzünder" und „Spätzünder" hat übrigens auch LAMPERT (1959) seinen beiden Reaktionstypen B und A zuordnen können. Der dominierende Einfluß der vegetativen Ausgangslage hat sich schließlich auch an den jahresrhythmischen Veränderungen der Kurverlaufscharakteristik nachweisen lassen (BAIER 1971, 1972; GOEBEL 1971; HILDEBRANDT u. FRANK 1974; vgl. Abb. 96, S. 205).

Angesichts dieser Erfahrungen ist die Annahme berechtigt, daß der brauchbare gemeinsame Kern aller Reaktionstypensysteme in ihrer mehr oder weniger strengen Zuordnung zur Polarität der vegetativen Reaktionslage zu suchen ist (vgl. dazu WEZLER 1939). Je mehr bei der Reaktionstypenbestimmung die vegetative Reaktionslage mitberücksichtigt wird, umso treffsicherer kann die Reaktionsprognose im Hinblick auf den Kurverlauf werden. Es ist allerdings noch nicht entschieden, inwieweit bestimmte Indikatoren besonders enge Beziehungen zu bestimmten Integrationsebenen des autonomen Systems und darum eine spezifische Empfindlichkeit für bestimmte Größenordnungen der Reaktionsperiodik besitzen (vgl. dazu Tabelle 3, S. 17) (vgl. dazu auch PERGER 1956).

Die Bedeutung körperbaulicher Merkmale für die Reaktionsprognostik ergibt sich weniger aus der bei Gesunden nachweisbaren Korrelation zwischen Habitustyp und vegetativer Reaktionsweise, als vielmehr auch dadurch, daß speziell die thermische Reizempfindlichkeit durch den Isolationswert des subkutanen Fettpolsters modifiziert wird (PIRLET 1962).

Bis zu welchem Grade es unter diesen Voraussetzungen möglich ist, aufgrund rein anamnestischer Angaben eine Reaktionsprognose zu stellen, muß noch geprüft werden. Infolge der engen Beziehungen zwischen vegetativer Reaktionslage und Phasenlage sowie Amplitudenverhalten der Circadianrhythmik (Lit.-Übers. s. HIL-

DEBRANDT u. ISHAG 1973; HILDEBRANDT u. Mitarb. 1977a) dürften insbesondere Fragen nach tagesrhythmisch bedingten funktionellen Eigenschaften und Verhaltensweisen (z.B. Morgen- und Abendtyp) von diagnostischer Bedeutung sein. Die Ergebnisse subjektiver Einschätzung und objektiver Bestimmung der circadianen Phasenlage sind hoch korreliert (HILDEBRANDT 1980a; BREITHAUPT u. Mitarb. 1981). Entsprechende Erfahrungen bei der Voraussage der individuellen Anpassungsfähigkeit bzw. Toleranz gegenüber Nacht- und Schichtarbeit liegen bereits vor (Lit.-Übers. s. HILDEBRANDT 1976c, 1980a). Während die momentane vegetative Ausgangslage stark von spontanrhythmischen Schwankungen modifiziert wird, die dadurch auch den Ausfall von akuten Testreaktionen beeinflussen müssen, kommt einer gewissermaßen mittelfristigen Reaktionstypenbestimmung mit anamnestischen Fragetests, die sich mehr auf mittlere Reaktionsgewohnheiten beziehen, sicher eine eigene Bedeutung für die Reaktionsprognostik zu.

Die im Laufe des Lebens altersbedingt eintretenden Änderungen der vegetativen Reaktionsweise verändern nachweislich die immediaten Antworten auf Kurmittelreize (JUNGMANN 1965, 1969a), ihr Einfluß auf die Dynamik des Kurverlaufs ist jedoch noch nicht systematisch genug untersucht. Das Maximum der Adaptationsfähigkeit liegt beim Menschen im dritten und vierten Lebensjahrzehnt. Die mit zunehmend trophotroper Einstellung im höheren Lebensalter theoretisch zu erwartende stärkere Neigung zu spätreaktiven Kurverlaufsmustern ist kürzlich nachgewiesen worden (HILDEBRANDT u. Mitarb. 1980; WIEMANN 1981). Ihr entspricht eine Häufigkeitszunahme erniedrigter Puls-Atem-Quotienten im höheren Lebensalter (SIEGMAR 1982; WECKENMANN u. SCHREIBER 1982). Auch von anderen Autoren wurden Zeichen besonderer regulativer Starre im Kurverlauf sowie verstärkte Kureintrittsreaktionen bei älteren Patienten beobachtet (JORDAN 1972; LÜHR 1974). Schließlich liegen Erfahrungen über ein verspätetes Eintreten des Langzeit-Kurerfolges vor (vgl. S.176). Im Kindes- und Jugendalter ist ein höherer Zeitbedarf zur Stabilisierung der Kureffekte zwar allgemein anerkannt, entsprechende Vergleichsuntersuchungen der Kurverlaufsdynamik in verschiedenen Altersstufen fehlen aber noch (vgl. dazu SCHULTZE 1955; NITSCH u. GRÜNINGER 1962; MENGER 1964).

Geschlechtsunterschiede der Reaktionsweise auf therapeutische Reizbelastungen sind zwar beschrieben worden (JORDAN 1972; JUNGMANN 1975; WIEMANN 1981; u.a.), es ist aber nicht sicher, ob diese über die Einflüsse der vegetativen Ausgangslage hinausgehen. Besondere Beachtung verdienen allerdings beim weiblichen Geschlecht die durch den Menstruationsrhythmus bedingten Schwankungen der vegetativen Reaktionslage (vgl. S.206). Hormonale Kontrazeption scheint jedoch auch die zyklischen vegetativen Umstellungen weitgehend aufzuheben (BÖCKLER 1970).

Nicht unerheblich sind wahrscheinlich die rassisch bedingten Unterschiede der Reaktionsweise, obwohl solche zum Teil durch klimatische Differenzen vorgetäuscht werden können. Immerhin verdient die Tatsache, daß z.B. in Japan die Dauer der balneologischen Kurbehandlungen häufig nur etwa halb so lang ist wie in Mitteleuropa (SUGIYAMA 1961; vgl. S.182), oder daß in Italien 3-Wochen-Kuren auch im Kindesalter für ausreichend erachtet werden, auch unter diesem Gesichtspunkt besonderes Interesse. Aber auch hierzu fehlen systematische Vergleichsstudien.

b) Rhythmische Schwankungen der Reagibilität

1) Allgemeines

Therapieformen, die in erster Linie auf eine Beteiligung körpereigener Leistungen am Heilungsprozeß zielen (vgl. S.4), müssen in besonderem Maße die rhythmischen Spontanschwankungen berücksichtigen, denen alle Körperfunktionen als Teilglieder der biologischen Zeitstruktur in sehr differenzierter Weise unterliegen. Spektrum und Ordnungsmerkmale der rhythmischen Funktionsordnung des Menschen sind bereits im Abschnitt II,5 (S.30) dargestellt worden.

Therapeutisch bedeutsam ist insbesondere die Tatsache, daß Komplexität und Frequenzstabilität der Rhythmen mit der Periodendauer zunehmen. Im Langwellenbereich des Spektrums (vgl. Abb. 6, S. 31) sind schließlich sämtliche Körperfunktionen gemeinsam an den rhythmischen Umstellungen beteiligt. Diese gehen daher auch mit beträchtlichen Schwankungen von Funktionsleistung und Reaktionsfähigkeit einher und verändern damit die inneren Voraussetzungen jeder Therapie. Den langwelligen Spontanschwankungen muß darum durch eine sinnvolle Anpassung der therapeutischen Maßnahmen im Sinne einer *therapeutischen Zeitordnung* Rechnung getragen werden (sog. Chronotherapie; Lit.-Übersichten s. MENZEL 1955; LAMPERT 1961; HILDEBRANDT 1962a, 1972b, 1974b, 1980b; REINBERG u. HALBERG 1971; ASCHOFF 1973; HALBERG u. Mitarb. 1977; REINBERG u. SMOLENSKY 1983).

Beim Tages- und Jahresrhythmus wird die Frequenz bzw. Phasenlage durch Zeitgeberwirkungen der korrespondierenden rhythmischen Umweltänderungen reguliert (ortszeitabhängige Synchronisation). Die dabei eingestellte Phasenzuordnung zielt auf eine optimale Einpassung der Zeitstruktur des Organismus in seine Umweltzeitordnung (adaptive, ökologische Rhythmen). Auch im Hinblick auf diesen Zusammenhang können sich therapeutische Konsequenzen im Sinne der Adaptationstherapie ergeben, mit dem Ziel, Störungen der Umwelteinordnung auszugleichen (*zeitordnende Therapie;* vgl. HILDEBRANDT 1974b, 1980b).

Die Voraussetzungen der Kurortbehandlung sind dadurch besonders kompliziert, daß auch die der Umwelt angehörenden oder ihr entnommenen Heilfaktoren rhythmischen Schwankungen unterliegen, vor allem in der Klimatherapie, wo z. B. Tages- und Jahreszeit für Wahl und Dosierung der Maßnahmen entscheidend sein können. In der Balneotherapie ist zwar auch mit jahreszeitlichen Schwankungen der Kurmittelqualität und -ergiebigkeit zu rechnen (z. B. Schwankungen von Konzentration und Schüttung der Heilquellen: MÜLLER 1955; SCHWILLE 1958), doch ist deren Ausmaß zumeist ohne wesentliche praktische Bedeutung.

Schließlich muß besonders berücksichtigt werden, daß die durch eine systematische Reizbehandlung ausgelösten therapeutischen Reaktionen selbst periodisch gegliedert sind und die biologische Zeitstruktur des Organismus vorübergehend modifizieren können. Auch hier gilt, daß die Komplexität der periodischen Umstellungen mit der Periodendauer zunimmt, so daß diese Funktionsleistung und Reaktionsfähigkeit ebenso stark modifizieren können wie die langwelligen Spontanrhythmen gleicher Größenordnung. Dies bedeutet, daß u. U. auch die Phasen des Reaktionsmusters im Kurverlauf das praktisch-therapeutische Vorgehen erheblich beeinflussen müssen.

2) Tagesrhythmus (Circadianrhythmus)

Auch beim Gesunden besitzen nicht alle Körperfunktionen in ihrem tagesrhythmischen Verlauf die gleiche Phasenlage. Sie unterhalten vielmehr, ihrer funktionellen Zuordnung entsprechend, kompliziertere Phasenbeziehungen, die sich in Form von sog. Phasenkarten darstellen lassen (Lit.-Übersichten s. HILDEBRANDT 1962a; MENZEL 1962; ASCHOFF 1973; RENSING 1973; SCHEVING u. Mitarb. 1974; SCHEVING 1980; HAUS u. HALBERG 1980; u.a.). Trotzdem sind alle Teilfunktionen gemeinsamen Phasenzielen zugeordnet, die sich als ergotrop-sympathikotone Leistungseinstellung am Tage (Ergophase) und trophotrop-parasympathikotone Erholungseinstellung während der Nacht (Trophophase) charakterisieren lassen. Obwohl auch hier individuelle Variationen bestehen (z.B. sog. Morgen- und Abendtypen; vgl. S.191), läßt sich für praktische Zwecke die normale Zeitordnung des Biologischen Tages durch die Zeitpunkte 3 und 15 Uhr Ortszeit bestimmen, an denen sich die Funktionsrichtungen der 24-Stunden-Rhythmik umkehren (vgl. HILDEBRANDT 1962a; HILDEBRANDT u. Mitarb. 1977a). Der aktuelle Tagesgang der Funktionen wird allerdings in wechselndem Ausmaß durch die Überlagerung mit kürzerwelligen Perioden (vgl. S.37) mitgestaltet. Diese stellen bevorzugt Submultiple der 24-stündigen Periode dar und werden vor allem durch die Reaktion auf die morgendliche Aktivierung und Belichtung angestoßen. Am häufigsten verursachen sie einen zweigipfeligen Tagesgang mit einer sog. Mittagssenke (Lit.-Übersicht s. HILDEBRANDT 1962a; HILDEBRANDT u. Mitarb. 1974). Nach Auslösung einer circaseptanen Reaktionsperiodik, z.B. unter therapeutischer Reizbelastung wie im Kurverlauf, treten Frequenzmultiplikationen der Tagesrhythmik verstärkt während der ergotropen Phasen des Reaktionsmusters (Kurkrisen) hervor (HECKMANN 1981; PÖLLMANN u. HILDEBRANDT 1982).

Der tagesrhythmische Funktionswandel ist für Diagnostik und Therapie gleichermaßen bedeutsam. Für die Diagnostik müssen nicht allein alle Ruhemeßwerte in Bezug auf die Tageszeit interpretiert werden, sondern auch alle Ergebnisse von Funktionsprüfungen, da sich auch reaktive Eigenschaften, Leistungsfähigkeit und regulatorische Qualität tagesrhythmisch ändern. In *Abb. 87* sind verschiedene praktisch relevante Beispiele zusammengestellt. Dabei ist zu beachten, daß gerade die Schwankungen der reaktiven Eigenschaften in ihrer Phasenlage meist nicht mit den Ruhewerten übereinstimmen. Die häufig zu findende Phasenverschiebung um etwa 90° weist darauf hin, daß sich die Änderungen der Reagibilität nicht nur aus Schwankungen der Ausgangslage ergeben, sondern in dynamischer Weise von deren Phasenrichtung und -steilheit abhängig sind. Dadurch können insbesondere die Morgen- und Abendstunden extrem unterschiedliche Bedingungen für diagnostische wie therapeutische Reizbelastungen bieten. So findet sich z.B. das Maximum der Kaltreizempfindlichkeit vormittags im Bereich von 9 Uhr, das Maximum der Warmreizempfindlichkeit abends gegen 21 Uhr (vgl. Abb.87a), jeweils während der steilsten Änderungen im Tagesgang der Körperkerntemperatur (Lit.-Übersichten s. HILDEBRANDT 1962a, 1974a, 1980b; AGISHI u. Mitarb. 1976; CABANAC u. Mitarb. 1976).

Durch Berücksichtigung aller dieser Kenntnisse ist es allerdings nur möglich, das Ausmaß der Immediatreaktionen auf therapeutische Reize mit der Auswahl entsprechender tagesrhythmischer Voraussetzungen zu steuern. Viel wichtiger im

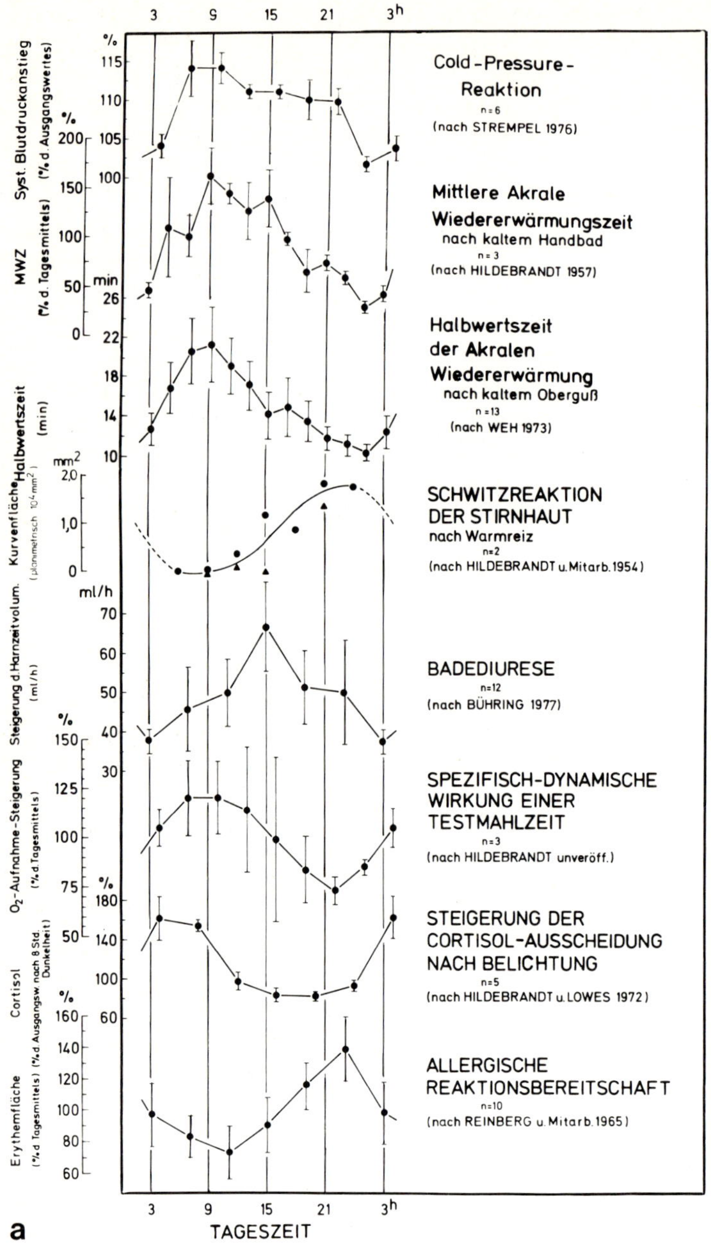

Abb. 87 a u. b. Tagesrhythmische Schwankungen reaktiver Eigenschaften des Menschen. Zusammengestellt nach Ergebnissen der Literatur

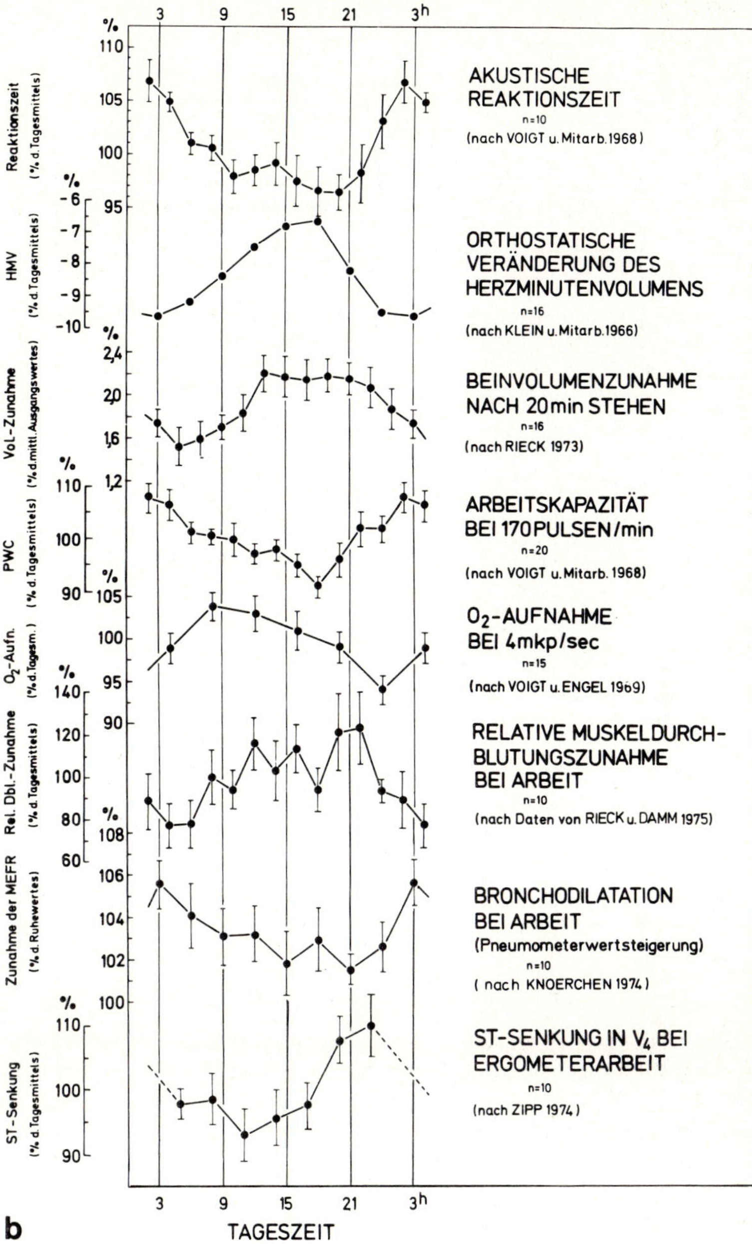
AKUSTISCHE REAKTIONSZEIT
n=10
(nach VOIGT u. Mitarb. 1968)
ORTHOSTATISCHE VERÄNDERUNG DES HERZMINUTENVOLUMENS
n=16
(nach KLEIN u. Mitarb. 1966)
BEINVOLUMENZUNAHME NACH 20 min STEHEN
n=16
(nach RIECK 1973)
ARBEITSKAPAZITÄT BEI 170 PULSEN/min
n=20
(nach VOIGT u. Mitarb. 1968)
O2-AUFNAHME BEI 4 mkp/sec
n=15
(nach VOIGT u. ENGEL 1969)
RELATIVE MUSKELDURCHBLUTUNGSZUNAHME BEI ARBEIT
n=10
(nach Daten von RIECK u. DAMM 1975)
BRONCHODILATATION BEI ARBEIT
(Pneumometerwertsteigerung)
n=10
(nach KNOERCHEN 1974)
ST-SENKUNG IN V4 BEI ERGOMETERARBEIT
n=10
(nach ZIPP 1974)
Reaktionszeit (% d. Tagesmittels)
HMV (% d. Tagesmittels)
Vol.-Zunahme (% d. mittl. Ausgangswertes)
PWC (% d. Tagesmittels)
O2-Aufn. (% d. Tagesm.)
Rel. Dbl.-Zunahme (% d. Tagesmittels)
Zunahme der MEFR (% d. Ruhewertes)
ST-Senkung (% d. Tagesmittels)
3 9 15 21 3h
TAGESZEIT

b

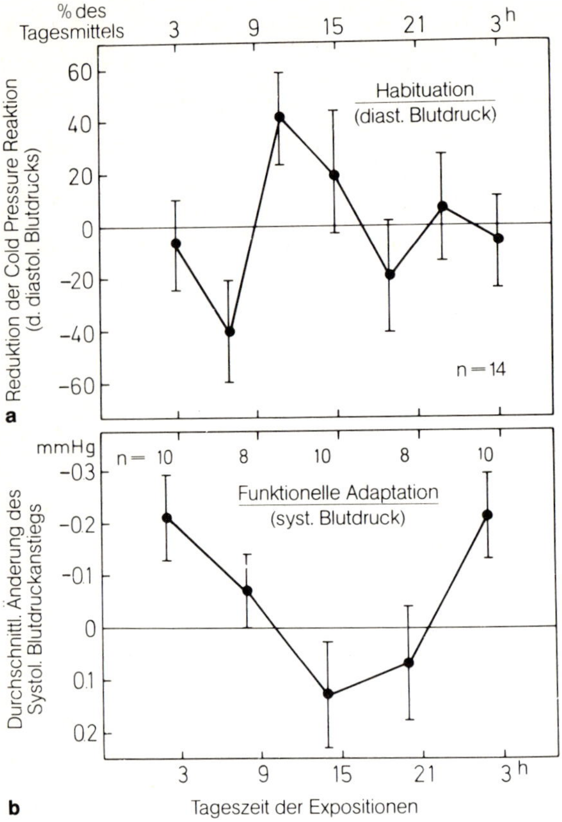

Abb. 88. a Mittlerer Tagesgang der Habituation der Cold-Pressure-Reaktion im Laufe von 7 1-minütigen Expositionen mit 1-minütigen Pausen, gemessen an der mittleren Reduktion der diastolischen Blutdruckreaktion. **b** Mittlerer Tagesgang der Steilheit der sogenannten funktionellen Adaptation der systolischen Blutdruckreaktion beim Cold-Pressure-Test im Laufe von 21 aufeinanderfolgenden Tagen (Nach Daten von STREMPEL). (Aus HILDEBRANDT 1980b)

Hinblick auf die Kurbehandlungen ist aber die Frage, ob auch die therapeutisch relevanten Sekundärreaktionen als adaptive Langzeitprozesse davon abhängig sind, in welcher Phase der Tagesrhythmik sie ausgelöst und unterhalten werden. Bisher können solche Einflüsse nur an wenigen Beispielen belegt werden. Diese lassen aber bereits erkennen, daß eine Ausweitung unserer Kenntnisse auf diesem Gebiet von großer praktischer Bedeutung für die Entwicklung therapeutischer Zeitordnungen im Bereich der Kurbehandlungen sein wird. Im einzelnen konnte nachgewiesen werden, daß sowohl die Stärke der Habituation bei kurzfristig wiederholter Belastung mit Kaltreizen (Cold-Pressure-Reaktion) als auch die funktionelle Langzeitadaptation bei täglicher Wiederholung der Kaltreize in starkem Maße von der Tageszeit der Expositionen abhängig sind. Dabei liegen die Maxima für die beiden verschiedenen adaptiven Reaktionen auch zu unterschiedlichen Tageszeiten *(Abb. 88)* (Lit.-Übersicht s. HILDEBRANDT 1980b). Vergleichende Untersuchungen über den Erfolg eines 4-wöchigen dosierten Dauerleistungstrainings zu verschiede-

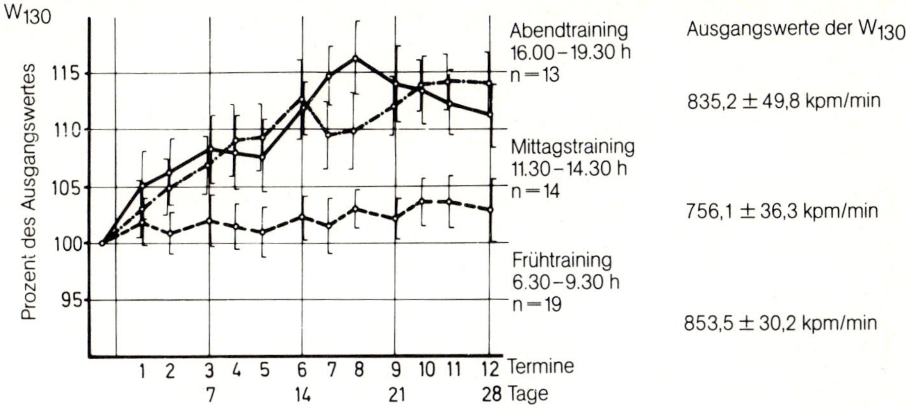

Abb. 89. Mittlerer Verlauf der körperlichen Leistungsfähigkeit (W 130) von drei Personengruppen, die bei gleichen raumklimatischen Bedingungen zu drei verschiedenen Tageszeiten über vier Wochen auf dem Laufbandergometer trainiert wurden. Am rechten Bildrand sind die mittleren Ausgangswerte der körperlichen Leistungsfähigkeit angegeben. Die Klammern bezeichnen den Bereich des mittleren Fehlers der Mittelwerte. (Nach Baier u. Rompel 1977)

nen Tageszeiten haben gleichfalls beträchtliche Unterschiede aufgedeckt (Baier u. Rompel 1977) *(Abb. 89)*. Die Anwendung des gleichen adaptogenen Reizes (Sauerstoffmangel) in Form von intermittierenden Unterdruckexpositionen, die Bergbahnauffahrten auf 2000 m entsprachen, zu verschiedenen Tageszeiten ergaben in prinzipieller Übereinstimmung starke Unterschiede in den erythropoetischen Langzeitreaktionen, wobei die Maxima gleichfalls am Mittag und Nachmittag lagen *(Abb. 90)* (Heckmann u. Mitarb. 1979; Hohmann 1982). Inwieweit die mehrfach nachgewiesene unterschiedliche Entwicklung des Körpergewichts bei Beschränkung der Nahrungsaufnahme auf bestimmte Tageszeiten (Hirsch u. Mitarb. 1975; Jacobs u. Mitarb. 1975) auf den Tagesrhythmus der spezifisch-dynamischen Stoffwechselreaktion (vgl. Abb. 87 a) zurückgeführt werden kann, oder ob auch hier tagesrhythmische Einflüsse auf adaptive Langzeitreaktionen beteiligt sind, muß noch geklärt werden (vgl. Hildebrandt 1980 b). Auch für psychotherapeutische Langzeiteffekte sind Unterschiede in Abhängigkeit von der Tagesrhythmik aufgezeigt worden (Pöllmann u. Hildebrandt 1979; Pöllmann 1981).

Die physiologischen Grundlagen für die zeitliche Einordnung des tagesrhythmischen Funktionswandels in die geophysikalische Umweltrhythmik sind zwar weitgehend aufgeklärt (Lit.-Übersichten s. Aschoff 1966, 1973; Wever 1979), zur Frage einer therapeutischen Einflußnahme auf die tagesrhythmische Phasenlage und deren krankhafte Störungen liegen bisher aber nur wenige Untersuchungen vor. Speziell in der kurmedizinischen Literatur finden sich von jeher Vorstellungen darüber, daß ein tagesrhythmisch streng geordnetes Behandlungsregime zur Harmonisierung der biologischen Rhythmik beitragen könne.

Der biologische Tagesrhythmus ist ein endogener Spontanrhythmus, der durch äußere periodische Umweltreize (Zeitgeber) synchronisiert wird. Beim Fortfall aller äußeren Zeitgeberreize besteht der endogene Rhythmus mit einer von 24 Stunden etwas abweichenden Periodendauer fort (Circadianrhythmus). Dabei kann es aber

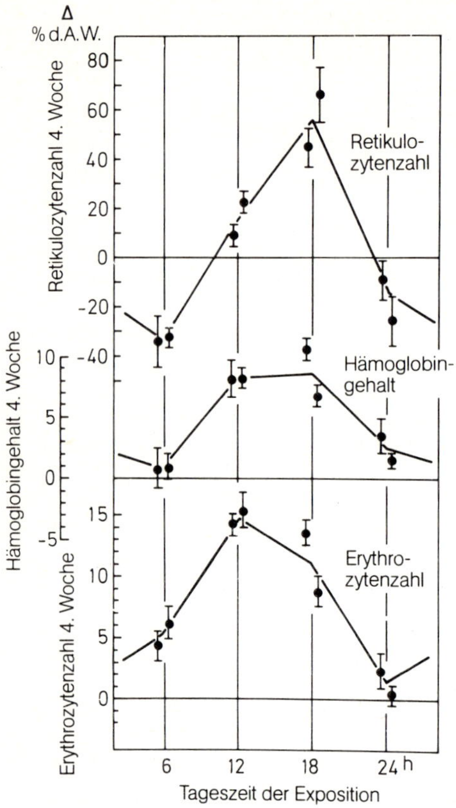

Abb. 90. Mittlere Veränderungen von Retikulozytenzahl, Hämoglobingehalt und Erythrozytenzahl in der vierten Woche nach intermittierenden Unterdruckexpositionen (Nennhöhe 2000 m) von je zwei Probanden, die an sechs aufeinanderfolgenden Tagen um 6, 12, 18 oder 24 Uhr für jeweils 2 Std durchgeführt wurden. Die Klammern bezeichnen den Bereich des mittleren Fehlers der Mittelwerte. (Nach HECKMANN u. Mitarb. 1979)

zu Änderungen der Phasenbeziehungen zwischen verschiedenen Funktionssystemen oder gar zu Frequenz-Dissoziationen kommen (interne Desynchronisation), was darauf hinweist, daß das Circadian-System aus zahlreichen spontan-rhythmischen Teilsystemen besteht, für deren innere Synchronisation die äußeren Zeitgeber mitverantwortlich sind. Während im Tier- und Pflanzenreich der Licht-Dunkel-Wechsel durchweg dominierender Zeitgeber der Tagesrhythmik ist, scheinen beim Menschen sozio-ökologische Umweltperioden, die vorzugsweise durch akustische Signale das Zeitbewußtsein prägen, zumindest für bestimmte Bereiche des circadianen Systems die wirksamsten Regulatoren zu sein. Im Prinzip kann aber wohl jeder Reiz eine Zeitgeberwirkung entfalten, wenn er nur zu einer hinreichend umfassenden vegetativen Reaktion führt. In jüngerer Zeit sind sogar Zeitgebereffekte durch elektromagnetische Wechselfelder beim Menschen nachgewiesen worden (WEVER 1976, 1979).

Der Versuch einer therapeutischen Regulierung der Tagesrhythmik, z. B. bei Schlafstörungen oder im Sinne der sog. Ordnungstherapie (vgl. HILDEBRANDT 1974b, 1980b), muß daher grundsätzlich von einem umfassenden Tagesregime ausgehen und psycho-soziale Ordnungsfaktoren besonders beachten. Auch ein geordneter Licht-Dunkelwechsel ist wichtig, dies geht schon aus den erheblichen tagesrhythmischen Empfindlichkeitsschwankungen des Organismus für vegetative

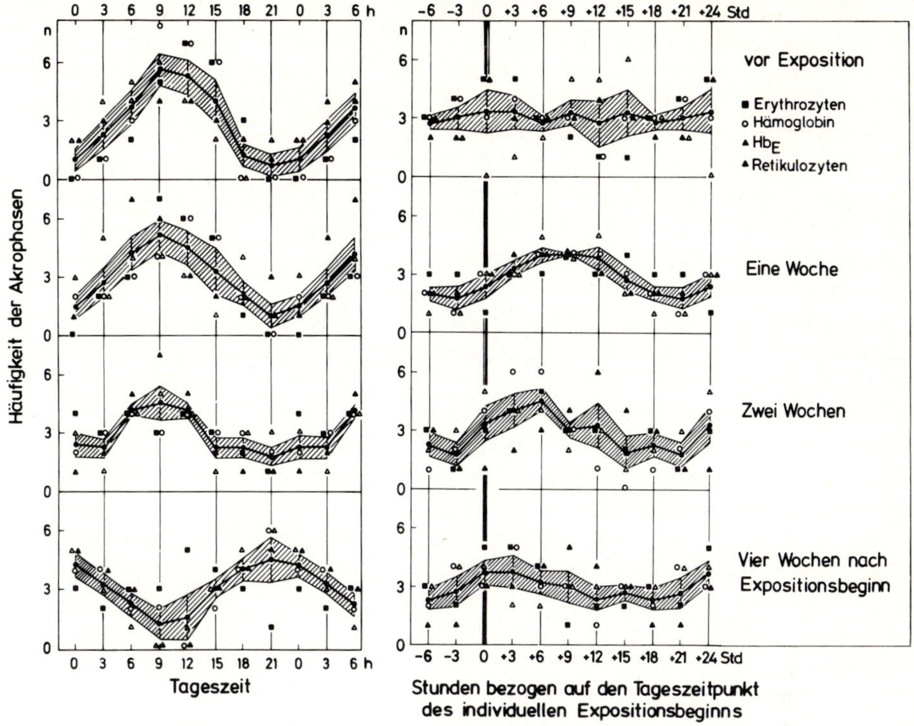

Abb. 91. Mittlere Akrophasenhäufigkeit hämatologischer Parameter in Abhängigkeit von der Tageszeit (links) bzw. bezogen auf den Tageszeitpunkt des individuellen Beginns intermittierender Unterdruckexpositionen (rechts), vor Exposition (oben) und eine, zwei sowie vier Wochen nach Expositionsbeginn. Die Symbole kennzeichnen die geglätteten (Dreiermitteilung) zeitlichen Häufigkeitsverteilungen der verschiedenen Parameter, die durchgezogenen Linien repräsentieren die Mittelwerte aus diesen geglätteten Verteilungen, die schraffierten Flächen entsprechen dem Bereich des mittleren Fehlers der Mittelwerte. (Nach Heckmann 1981)

Lichtreaktionen hervor (vgl. Abb. 87a, S. 194). Überhaupt ist zu berücksichtigen, daß die Zeitgeberwirkung eines Reizes nicht nur von seiner Qualität und Intensität abhängt, sondern auch von der Reaktionsbereitschaft des Organismus, die gleichfalls tagesrhythmischen Veränderungen unterworfen ist. Im synchronisierten Zustand liegt das Empfindlichkeitsmaximum in der Regel im Zeitbereich des Zeitgeberreizes, sodaß solche Reize die stärkste Zeitgeberwirkung haben, die regelmäßig zur gleichen Tageszeit wiederkehren (vgl. Hildebrandt u. Lowes 1972).

Die bei Kurbehandlungen übliche strenge Tageseinteilung ist daher im Sinne der zeitordnenden Therapie gut begründet. Dem entsprechen auch die praktischen Erfahrungen bei der Umsynchronisation der biologischen Tagesrhythmik nach schnellen transmeridianen Ortsveränderungen durch Flugreisen. Dabei kommt es infolge der unterschiedlichen Ansprechbarkeit bzw. Beharrungstendenz der Funktionssysteme stets zu einer mehr oder weniger ausgeprägten Übergangsphase mit Störung der inneren Phasenabstimmung, die zu subjektiven Beschwerden und Leistungsminderung führt. Intensive Teilnahme am neuen Zeitregime fördert die Umsynchronisation (Klein u. Mitarb. 1970).

Die Frage, inwieweit zeitlich gezielte therapeutische Reize der Bäder- und Klimabehandlung die normale tagesrhythmische Einordnung bzw. eine Umsynchronisation fördern können, ist noch nicht genügend untersucht. Neuerdings konnte bereits eine Zeitgeberwirksamkeit für Unterdruckexpositionen (entsprechend Bergbahnauffahrten auf 2000 m) nachgewiesen werden, die allerdings auf das erythropoetische System beschränkt blieb *(Abb. 91)*. (HECKMANN 1981). Auch der Trinkkur wird eine synchronisierende Zeitgeberwirkung auf die Tagesrhythmik zugeschrieben (SCHÄFER u. MIELKE 1968; vgl. Band 2). Da das System der unspezifischen Mitaktivierung gegenüber verschiedensten Reizen vormittags im Bereich von 9 Uhr maximal empfindlich ist (BESTEHORN u. Mitarb. 1977; HILDEBRANDT u. Mitarb. 1977 a), dürfte der Reizapplikation am frühen Vormittag in regelmäßiger Wiederholung eine besondere Bedeutung für die Regulierung der Tagesrhythmik zukommen.

Von Einzelbeobachtungen abgesehen (HANKE 1954), liegen gezielte Untersuchungen über das Verhalten tagesrhythmischer Funktionen während der Kurbehandlung bisher nur von KNAPP u. Mitarb. (1969) sowie GÜNTHER u. Mitarb. (1971, 1974) vor. Bei gesunden Probanden, die zum Vergleich auch vor und nach der Kur kontrolliert werden konnten, waren während des Aufenthaltes am Kurort in allen Funktionen signifikante Tagesrhythmen nachweisbar, während diese in der Vor- und Nachperiode in zahlreichen Funktionen fehlten. Bäder hatten keinen zusätzli-

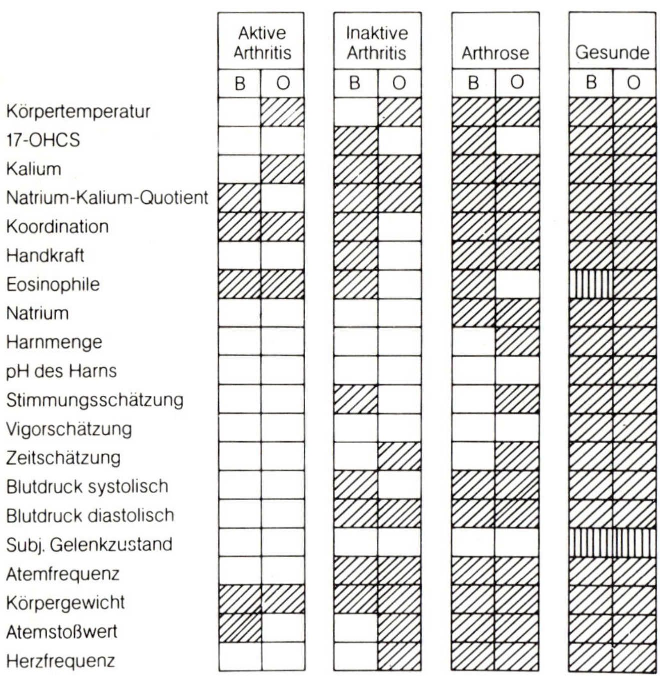

Abb. 92. Ausprägungsgrad der Cirkadianrhythmik von 20 Körperfunktionen während der Kurbehandlung mit (B) und ohne (O) Thermalbäder bei Patienten mit aktiver und inaktiver rheumatoider Arthritis, Patienten mit Arthrose sowie gesunden Normalpersonen. Weiße Felder: kein signifikanter Cirkadianrhythmus; schräg schraffierte Felder: signifikanter Cirkadianrhythmus; senkrecht schraffierte Felder: nicht untersucht. (Nach GÜNTHER u. Mitarb. 1971; aus HILDEBRANDT 1980b)

chen Einfluß. Die Autoren werteten diesen Befund in erster Linie als Folge der mehr geordneten Lebensweise am Kurort. Bei Patienten mit chronisch-entzündlichen und degenerativen Erkrankungen des Bewegungsapparates, die nur während der Kurbehandlung untersucht wurden, war der Ausprägungsgrad der Tagesrhythmen deutlich geringer *(Abb. 92)*.

Es ist durchaus berechtigt, anzunehmen, daß auch ohne wesentliche Ortszeitverschiebung allein der Übergang zu einer ungewohnten Tagesordnung mit Orts-, Klima- und Milieuwechsel zu Vorgängen einer Umsynchronisation der Tagesrhythmik führen kann. Sie dürften Bestandteil jeder Umgewöhnung und Akklimatisation sein (vgl. Hildebrandt 1962a). Auch bei der Umsynchronisation der Tagesrhythmik lassen sich phasenhafte Verläufe mit wechselnder Umstellungsgeschwindigkeit beobachten, wie sie der reaktiv-periodischen Gliederung adaptiver Prozesse entsprechen (vgl. Haus u. Halberg 1969; Hildebrandt 1974a). Die Erfahrungen mit aufgezwungenen Zeitverschiebungen (Einführung von Sommer- und Winterzeit) haben gezeigt, daß der Organismus geringfügige Umsynchronisationen innerhalb weniger Tage bewältigt, wobei allerdings auch mit interindividuellen Unterschieden zu rechnen ist. Stärkere Zeitverschiebungen nach Flugreisen und bei Nacht- und Schichtarbeitern haben längere Umstellungszeiten (bis zu 14 Tagen) zur Folge, in denen auch die Belastbarkeit mit therapeutischen Reizen vermindert sein dürfte. Die Störwirkungen der Nacht- und Schichtarbeit (vgl. Menzel 1962; Rutenfranz 1978; Hildebrandt 1980b) machen sich jedenfalls in Besonderheiten des Kurverlaufs bemerkbar (Baier 1974).

3) Jahresrhythmus (Saisonrhythmus)

Während der moderne Ausbau der Kurorte die Bedeutung jahreszeitlicher Schwankungen der äußeren Faktoren (Jahreszeitenklima etc.) vermindert hat, werden bei der ganzjährigen Nutzung der Kurmittel die inneren jahresrhythmischen Umstellungen des Organismus immer wichtiger. Der biologische Jahresrhythmus umfaßt gleichfalls sämtliche Körperfunktionen, hat den Rang eines rhythmischen Konstitutionswechsels (vgl. dazu Wendt 1974) und verändert daher die inneren Voraussetzungen zur Therapie im Jahreslauf (Lit.-Übersicht s. Hildebrandt 1962a, 1965, 1972a). Jahreszeitliche Schwankungen der Anfälligkeit bzw. Abwehrbereitschaft gegenüber den sog. Saisonkrankheiten sind seit langem bekannt (Lit.-Übersicht s. de Rudder 1952, 1960; Hildebrandt 1965, 1976b).

Die normale Phasenlage des biologischen Jahresrhythmus ist für die nördliche Erdhalbkugel aus der zeitlichen Lage von Maxima und Minima zahlreicher Körperfunktionen bestimmt worden *(Abb. 93)*. Danach ist die aufsteigende Hälfte des Biologischen Jahres von Februar bis August durch eine zunehmend ergotrope, die absteigende Jahreshälfte von August bis Februar durch eine zunehmend trophotrope Einstellung der vegetativen Funktionen gekennzeichnet. Der biologische Jahresrhythmus erzeugt somit Änderungen der vegetativen Ausgangslage, wodurch er die Reaktionsbereitschaft und Reizverarbeitung im Kurverlauf maßgeblich beeinflußt (vgl. S. 203).

Abb. 94 gibt eine Zusammenstellung von Jahresgängen verschiedener Funktionsgrößen. Nicht alle Kurven zeigen einen einfachen sinusförmigen Jahresrhythmus, es kommen häufig auch Überlagerungen mit kürzeren Perioden vor (Hilde-

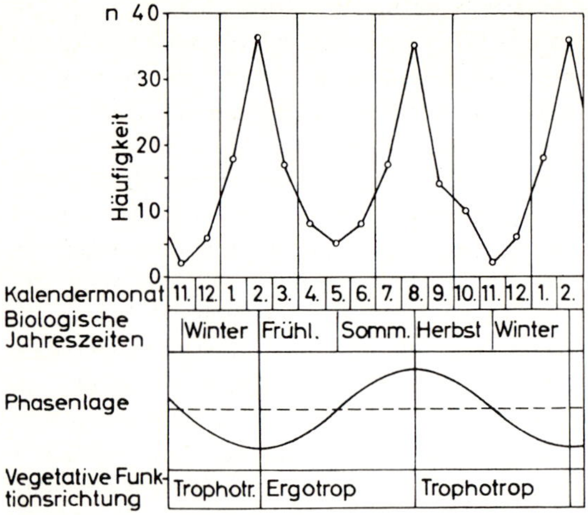

Abb. 93. *Oben:* Häufigkeit jahresrhythmischer Maxima und Minima von verschiedenen Funktionsgrößen in den Kalendermonaten zur Bestimmung der Wendezeiten des Biologischen Jahres. *Unten:* Resultierende Phasenlage und vegetative Funktionsrichtung des Jahresrhythmus in den biologischen Jahreszeiten. (Nach HILDEBRANDT 1962a)

BRANDT 1965; KLINKER 1968; WEISS u. KLINKER 1973). Überdies sind bestimmte Phasen mit erhöhter Reaktionsbereitschaft bekannt, die z. B. bei der im Frühjahr gesteigerten neuro-muskulären Erregbarkeit in Zusammenhang mit dem steil anwachsenden Strahlungsgenuß stehen (sog. Winter-Frühjahrs-Relation; DE RUDDER 1952; vgl. HOPMANN 1931).

Von besonderer praktischer Bedeutung für die kurörtliche Behandlung sind die jahresrhythmischen Schwankungen der Anpassungsleistungen des Organismus, von denen bisher speziell die Trainierbarkeit von Muskulatur und Kreislauf näher untersucht wurde (vgl. Abb. 94). Danach durchläuft die Trainierbarkeit im Winter ein Minimum, während sich meist zwei Maxima, im späten Frühjahr und Spätherbst, finden (HETTINGER u. MÜLLER 1955; BAIER 1971). Möglicherweise handelt es sich dabei um Schwankungen der Trainingsgeschwindigkeit, da sich die Unterschiede bei Verlängerung der Behandlungsdauer teilweise ausgleichen lassen (BAIER 1972; vgl. Abb. 82, S. 183).

Daß die Kureffekte saisonrhythmischen Schwankungen unterliegen, ist bereits vielfach beobachtet worden (HILDEBRANDT 1956; LÜHR 1959; NESSWETHA u. v. NATHUSIUS 1960; HITZENBERGER 1961; SCHULTZE 1962; SEROWY u. KLINKER 1967; NISSEN u. KLINKER 1968; KLINKER u. LANDMANN 1970; GOEBEL 1971; HILDEBRANDT u. FRANK 1974; WOITSCHACH 1977; RECHTSPRECHER 1980; WIEMANN 1981; u. a.). In *Abb. 95* sind einige Befunde zusammengestellt. Die an verschiedenen Orten und bei unterschiedlichen Krankheitsbildern gewonnenen Erfahrungen stimmen allerdings nicht überall befriedigend überein. Zudem bestehen offenbar kompliziertere Beziehungen zwischen dem jahresrhythmischen Gang von Morbidität, Kureffekt und Langzeit-Kurerfolg. Speziell beim Vergleich von Kureffekt und Kurerfolg sind sowohl gleichsinnige als auch gegensinnige Jahresschwankungen gefunden worden (BAIER 1971, 1972; KLINKER 1973; SEROWY u. KLINKER 1971, 1974; REST 1981; u. a.).

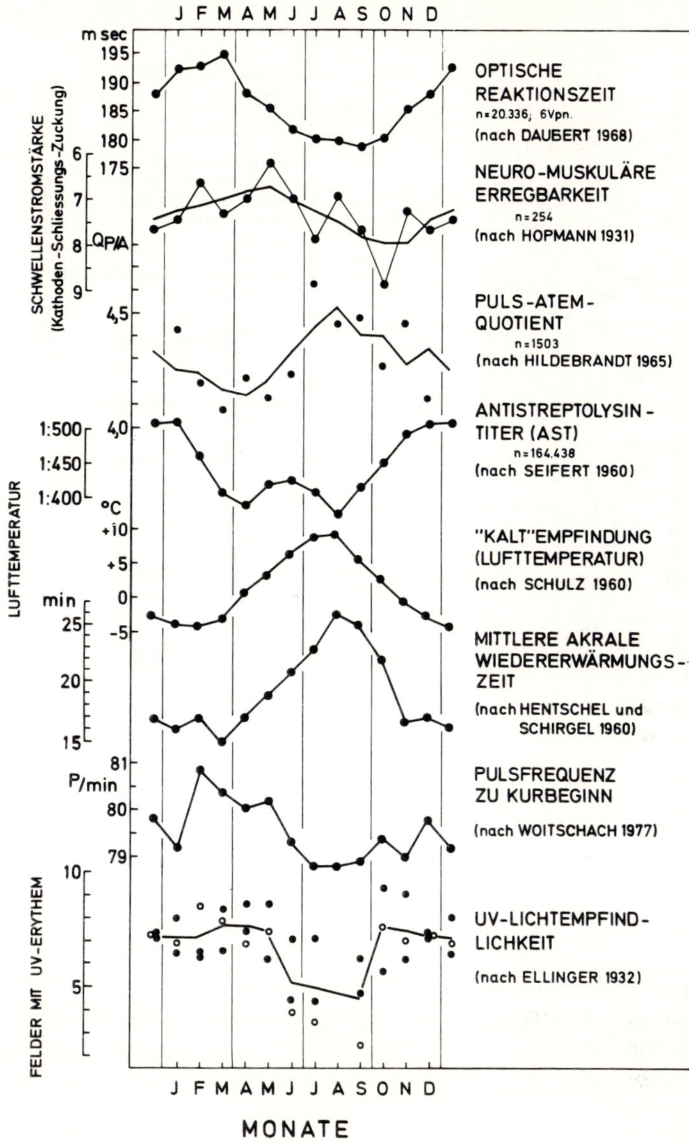

Abb. 94. Jahresrhythmische Veränderungen verschiedener Funktionsgrößen und reaktiver Eigenschaften des Menschen. (Zusammengestellt nach Ergebnissen verschiedener Autoren)

Einheitlicher sind bisher die Befunde über den jahresrhythmischen Einfluß auf die reaktive Dynamik des Kurverlaufs, der sich schon aus dem Jahresgang der vegetativen Ausgangslage ableiten ließ und am Verlauf verschiedener Funktionsgrößen sowie des subjektiven Befindens dargestellt wurde. Im Laufe der aufsteigenden Jahreshälfte des biologischen Jahres treten zunehmend Zeichen einer ergotropen Reaktionsweise mit früher Kurkrise und abklingenden Reaktionsamplituden im Kurverlauf hervor, während in der absteigenden Jahreshälfte (August bis Februar)

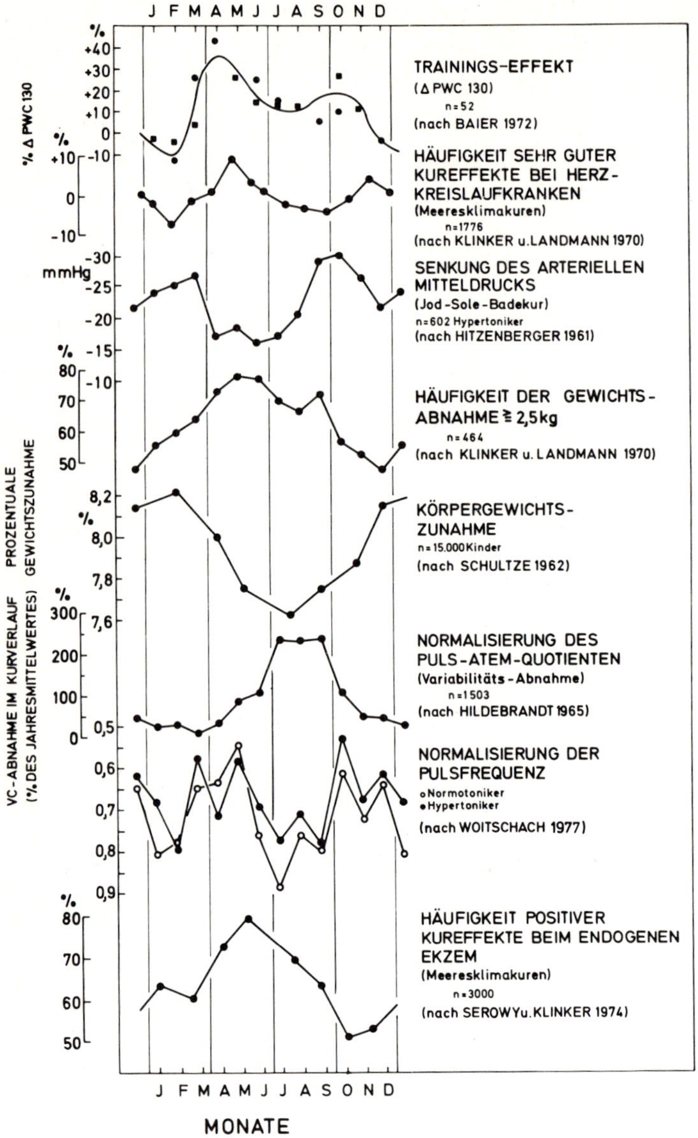

Abb. 95. Jahresgänge verschiedener Kureffekte nach Ergebnissen verschiedener Autoren bei unterschiedlichen Kurformen und Patientengruppen. (Lit.-Angaben s. Lit.-Verzeichnis). (Nach HILDEBRANDT 1980b)

spätreaktive Verläufe mit aufschwingenden Reaktionsamplituden dominieren, wie sie für trophotrope Ausgangslagen charakteristisch sind *(Abb. 96)* (GOEBEL 1971; HILDEBRANDT u. FRANK 1974).

Pathologische Auslenkungen der vegetativen Reaktionslage finden somit im Jahreslauf unterschiedliche Voraussetzungen zur Therapie (vgl. HILDEBRANDT 1956; WIEMANN 1981). Dem jahresrhythmisch schwankenden Zeitbedarf für den

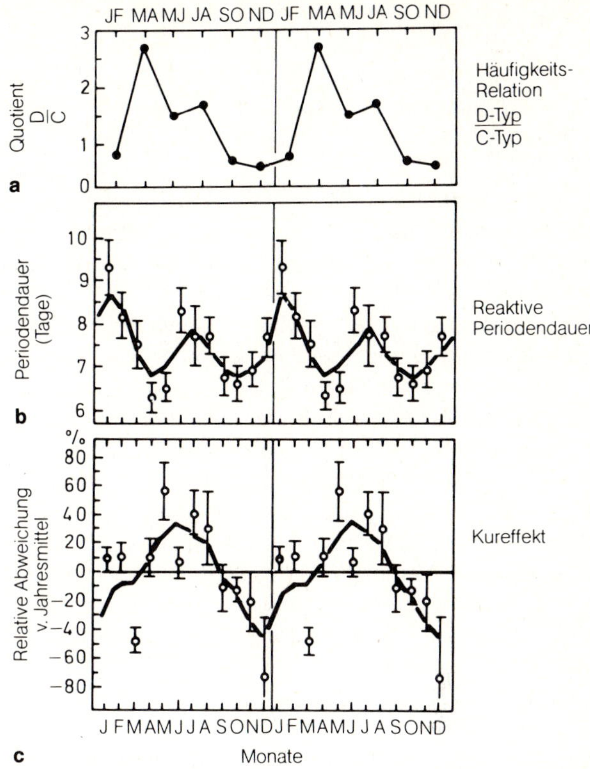

Abb. 96. **a** Jahresgang der Häufigkeitsrelation frühreaktiver (D-Typ) und spätreaktiver (C-Typ) Kurverläufe subjektiver Befindensstörungen bei Kurtagebuchuntersuchungen an großen Patientengruppen während aktivierender Kneipp-Kurbehandlung. **b** Jahresgang der mittleren reaktiven Periodendauer in monatlich zusammengefaßten Häufigkeitsverläufen subjektiver Befindessymptome. Die Klammern bezeichnen den Bereich des mittleren Fehlers der Mittelwerte. Die unterlegte Kurve ist das Ergebnis einer einmaligen Glättung durch übergreifende Dreiermittelung. **c** Jahresgang der mittleren monatlichen Abweichung des Kureffektes (subjektive Befindensbesserung) vom Jahresmittelwert. Die Klammern bezeichnen den Bereich des mittleren Fehlers der Mittelwerte. Die unterlegte Kurve ist das Ergebnis einer einmaligen Glättung durch übergreifende Dreiermittelung. Zur besseren Übersicht sind alle Kurven zweimal hintereinander aufgetragen. (Nach HILDEBRANDT u. FRANK 1974)

therapeutischen Reaktionsablauf muß u. U. durch Kurverlängerungen Rechnung getragen werden. Die in diesem Zusammenhang praktisch wichtige Frage, inwieweit die Stabilität des Kurerfolges – ähnlich wie beim Muskelkrafttraining (HETTINGER 1972) – von der Dynamik des Behandlungsverlaufs abhängig ist, muß noch näher untersucht werden. Ziel der jahresrhythmischen Ordnung der Therapie ist jedenfalls nicht eine Beschränkung der Kurortbehandlung auf allgemein „günstige" Jahreszeiten, sondern eine individuelle zeitliche Differenzierung der Indikationsstellung, die zu einer sinnvollen ganzjährigen Nutzung der vorhandenen Einrichtungen führen kann.

Im Gegensatz zu früheren Auffassungen, die im biologischen Jahresrhythmus lediglich das Ergebnis einer fortlaufenden Akklimatisation an die äußeren Jahreszeiten sahen (PFLEIDERER u. BÜTTNER 1940; DE RUDDER 1952), muß nach mehrjährigen Isolationsversuchen und anderen Beobachtungen an Tieren (GWINNER 1968; PENGELLY u. ASMUNDSON 1970; PENGELLY 1974) heute angenommen werden, daß auch der menschliche Organismus über einen endogenen (circannualen) Jahresrhythmus verfügt, der – analog dem Circadianrhythmus – durch äußere Zeitgeberwirkungen der geophysikalischen Jahreszeitenrhythmik lediglich synchronisiert wird (Lit.-Übersicht s. PENGELLY 1974). Eine solche zeitliche Einpassung des jahresrhythmischen Funktionswandels in die Jahresschwankung der Umweltbedingungen entlastet den Organismus von ständigen reaktiven Anpassungsleistungen (vgl. HILDEBRANDT 1962a, 1965). Als Zeitgeber des biologischen Jahresrhythmus dürften beim Menschen die Jahresschwankungen der Licht-Dunkel-Periodik sowie der Ultravioletteinstrahlung von überwiegender Bedeutung sein.

Die technisch-zivilisatorische Lebensform exponiert den Menschen allerdings nur noch in sehr eingeschränktem Umfang den wechselnden Jahreszeitenbedingungen und beseitigt u.a. die bei naturnaher Lebensweise bestehenden Voraussetzungen für eine physiologische Winterruhe. Es ist daher eine berechtigte Frage, inwieweit auch der biologische Jahresrhythmus eingeebnet werden darf oder ob er im Sinne einer jahresrhythmischen Ordnung der Therapie und durch ein jahreszeitlich abgestimmtes Verhalten intensiviert werden muß. Die kurörtliche Behandlung könnte auch in dieser Hinsicht im Sinne einer allgemeinen *Chronohygiene* genutzt werden (vgl. HILDEBRANDT 1962a, 1965, 1974b, 1980b).

4) Menstruationsrhythmus

Der Menstruationsrhythmus der geschlechtsreifen Frau geht gleichfalls mit umfassenden Umstellungen der vegetativen Regulation einher, die Leistungsfähigkeit und reaktive Eigenschaften beeinflussen (Beispiele s. *Abb. 97*). Dabei ist die Follikelphase durch eine trophotrop-parasympathische, die Corpus luteum-Phase durch eine ergotrop-sympathische Reaktionslage bestimmt (Lit.-Übersichten s. ARTNER 1954a, b; HAUSER 1960; HILDEBRANDT 1962a). Das komplizierte Zeitmuster der hormonalen Steuerungen des Zyklus weist dabei auf eine Beteiligung höchster Integrationsebenen des autonomen Systems hin (DYRENFURTH u. Mitarb. 1974; DYRENFURTH 1979). Obwohl im Tierreich zahlreiche lunarperiodische Vorgänge bekannt sind, konnte für den Menstruationsrhythmus des zivilisierten Menschen kein Zusammenhang mit der Lunarperiodik im Sinne einer Synchronisation nachgewiesen werden (HOSEMANN 1950; vgl. HECKERT 1961). Im Gegensatz zu Tages- und Jahresrhythmus handelt es sich hier demnach um einen rein endogenen Rhythmus, dessen Periodendauer überwiegend von gewebsspezifisch determinierten hormonellen Wirkungsphasen bestimmt wird. Die Dauer der Corpus luteum-Phase ist dabei strenger konstant.

In der Balneotherapie ist während der Menstruationsblutung eine Unterbrechung der Bäderfolge erforderlich (HOSEMANN 1960). Die Empfehlung, mit der Bäderkur direkt im Anschluß an eine erfolgte Menstruation zu beginnen, trägt aber vor allem auch der Forderung Rechnung, den Behandlungsbeginn nicht in die ergotrope Zyklushälfte zu legen, um den – insbesondere bei den neurovegetativen Störungen des kleinen Beckens – wünschenswerten Entspannungseffekt zu gewährleisten (SIEDENTOPF 1956; SCHNITZLER 1959; BAATZ 1967, 1976; GRUBER u. GRUBER

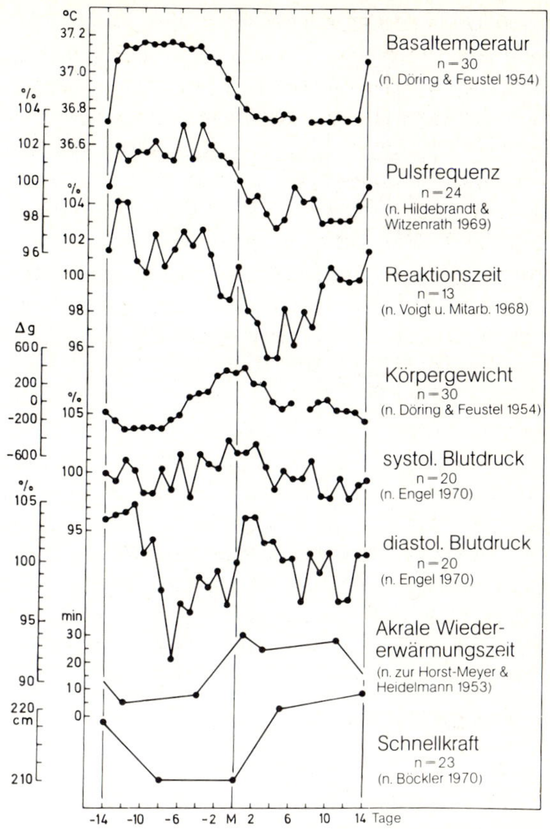

Abb. 97. Schwankungen verschiedener Funktionsgrößen im Verlaufe des Menstruationszyklus. Zusammenstellung nach Daten der Literatur (vgl. Lit.-Verzeichnis). (Nach HILDEBRANDT 1980b)

1968). Erste objektive Untersuchungen über den Kureffekt bei Kurbeginn in verschiedenen Zyklusabschnitten scheinen die entsprechenden klinischen Erfahrungen zu bestätigen *(Abb. 98)*.

Die zyklusbedingten Kreislaufumstellungen (BREHM 1956) können im Laufe der Corpus luteum-Phase zu orthostatischer Labilität führen (vgl. dazu Abb. 97). Die Schwankungen der thermoregulatorischen Einstellung bedingen eine größere Kaltreizempfindlichkeit in der Follikel-Phase und geringere Wärmetoleranz in der Corpus luteum-Phase (ZUR HORST-MEIER u. HEIDELMANN 1953; CUNNINGHAM u. CABANAC 1971). Die erhöhte Wasser- und Natrium-Retentionsneigung in der prämenstruellen Phase muß bei Trinkkuren beachtet werden. Psychische Leistungsbereitschaft und körperliche Leistungsfähigkeit durchlaufen im Durchschnitt während der Follikel-Phase ein Optimum, während sich das prämenstruelle Leistungstief im Zusammenhang mit gesteigerter nervöser Erregbarkeit und Stimmungslabilität zum prämenstruellen Syndrom steigern kann. Nach neueren Untersuchungen ist die Phasenlage dieser Umstellungen allerdings von der Periodendauer des Menstruationszyklus abhängig, die eine erhebliche normale Variabilität (22–38 Tage) be-

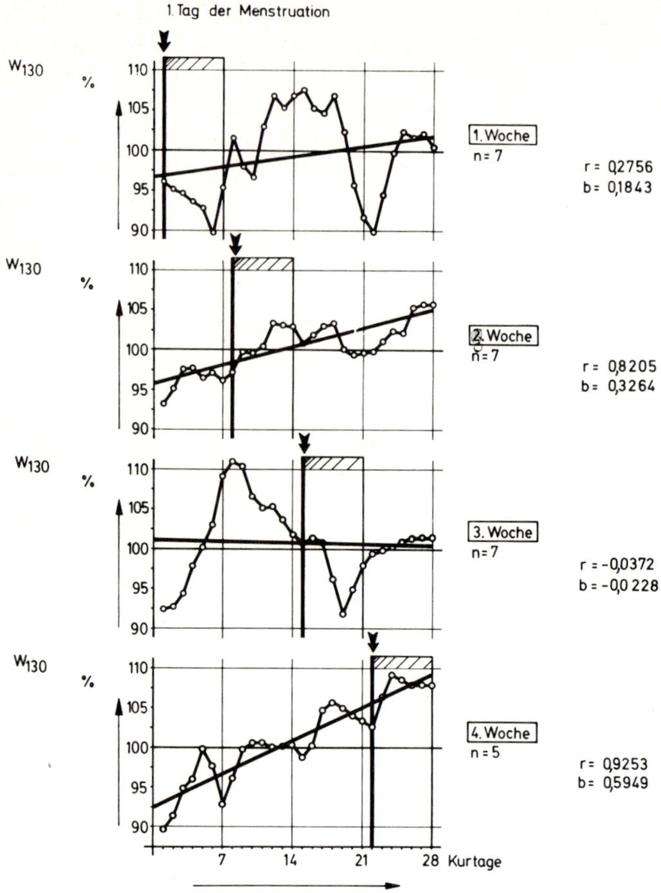

Abb. 98. Mittlerer Verlauf der körperlichen Leistungsfähigkeit (Arbeitskapazität für 130 Pulse/min; W 130) bei weiblichen Kurpatienten während einer 4-wöchigen aktivierenden Kneippkurbehandlung in vier Gruppen, die nach der Phase des Menstruationszyklus zu Kurbeginn eingeteilt wurden. (Nach Daten von BAIER u. HOFFMANN, unveröffentlicht)

sitzt und nur im Mittel etwa 28 Tage beträgt (Lit.-Übersicht s. HILDEBRANDT u. WITZENRATH 1969).

Durch die zunehmend häufige hormonelle Kontrazeption werden die zyklischen Schwankungen der Leistungsfähigkeit vollständig aufgehoben (BÖCKLER 1970), so daß hierbei die Notwendigkeit einer therapeutischen Zeitordnung zur Berücksichtigung des Menstruationsrhythmus in den Hintergrund tritt. Die Bedeutung solcher Eingriffe im Hinblick auf den inneren Zusammenhang der Zeitstruktur des Organismus ist kaum erforscht und kann hier nicht näher diskutiert werden. Künstliche Menstruationsverschiebungen zur Gewährleistung eines „störungsfreien“ Ablaufs von Bäderkuren sind jedenfalls bereits empfohlen worden (GRUBER u. GRUBER 1968).

Der enge Zusammenhang des Menstruationsrhythmus mit der vegetativen Gesamtsituation macht es verständlich, daß sein Ablauf von äußeren Bedingungen erheblich beeinflußt werden kann (Lit.-Übers. s. DYRENFURTH 1979). Dies gilt z.B. für die Wirkungen des Lichts, das im Rahmen ausgedehnter vegetativ-hormonaler Effekte auch die Genitalfunktionen stimulieren kann (Lit.-Übersicht s. HOLLWICH 1955; HOLLWICH u. DIECKHUES 1971; HILDEBRANDT u. LOWES 1972), sowie für verschiedene Milieufaktoren, bei deren Wirksamkeit möglicherweise auch die tagesrhythmische Zeitordnung eine Rolle spielt. So ist es erklärlich, daß bei Orts-, Klima- und Milieuwechseln, wie sie mit der kurörtlichen Behandlung verbunden sind, die Regelblutung nur in etwa ⅓ aller Fälle in Rhythmus und Stärke unverändert bleibt (Ortswechselamenorrhoe u.a.; THIES 1936; CANEL u. Mitarb. 1958). Dem Hochgebirge wird dabei die größte Störwirkung zugeschrieben (HASSELMANN-KAHLER 1940; PRILL u. MAAR 1971). Aber auch bei Schwefelbadekuren wurden in 87% aller menstruierenden Frauen Verschiebungen (meist Verfrühungen um 2–6 Tage) und Verstärkungen oder Verlängerungen der Regelblutung beobachtet (GRUBER u. GRUBER 1968). Bei Frauen nach Beginn der Menopause können sogar erneut Blutungen (sog. Überraschungsblutungen) ausgelöst werden, was gleichfalls auf die Wechselwirkungen zwischen den vegetativen Gesamtumschaltungen des Genitalzyklus und des reaktiven Kurprozesses hinweist. Bei den sicher bestehenden Beziehungen zwischen Tagesrhythmus und Menstruationsrhythmus scheint es sinnvoll, das Kurregime bei allen Störungen der rhythmischen Genitalfunktionen besonders sorgfältig auf den physiologischen 24-Stunden-Rhythmus abzustimmen (SIEDENTOPF 1959; BAATZ 1967, 1976).

5) Einflüsse der reaktiven Perioden

Naturgemäß sind auch die langwelligen reaktiven Perioden, die das Reaktionsmuster des Kurverlaufs prägen, von solcher Komplexität, daß ihre Phasen die Reaktionsweise zu jedem Zeitpunkt der Kurbehandlung entscheidend mitbestimmen. Dieser Tatbestand ist besonders eindringlich an den Symptomen der Kurreaktion im Zusammenhang mit den Extremauslenkungen der Reaktionsperiodik abzulesen (vgl. S. 123).

Systematische Kurlängsschnittuntersuchungen der Reaktionsweise bzw. der Regulationsqualität liegen für verschiedene Funktionssysteme vor. Vor allem sind die Reaktionen des Kreislaufs auf körperliche Belastung, Orthostase, Sauerstoffmangel u.a. mit hinreichender Beobachtungsdichte bei zahlreichen Kurformen kontrolliert worden (STALLING 1960; JUNGMANN 1962; HILDEBRANDT u. Mitarb. 1967; BAIER 1971, 1972; u.a.). Dabei hat sich übereinstimmend ergeben, daß die reaktiven Perioden des Kurverlaufs die Reaktionsweise so maßgeblich bestimmen, daß auch die verschiedenen Reaktionsmuster anhand der reaktiven Kriterien differenziert werden können (STALLING 1960; HÖWER 1980) (Beispiel s. *Abb. 99;* vgl. auch Abb. 101).

Letzten Endes kann sich der durch die Phasen der vegetativen Gesamtumschaltungen bedingte Wechsel von Ausgangslage und Reagibilität zu einem Gefährdungszyklus zuspitzen, dessen praktische Bedeutung im Hinblick auf die therapeutischen Belastungen im allgemeinen noch unterschätzt wird. Die Tatsache, daß nicht nur die Kurreaktionen und -krisen, sondern auch die Sterblichkeit der Kurpatienten das Reaktionsmuster des Kurverlaufs abbilden (vgl. Abb. 50, S. 126; BRÜNING u. HILDEBRANDT 1980), dürfte eine hinreichend ernste Sprache sprechen. Daß sich die Reagibilität der Patienten im Kurverlauf ändert und dabei auch die Todes-

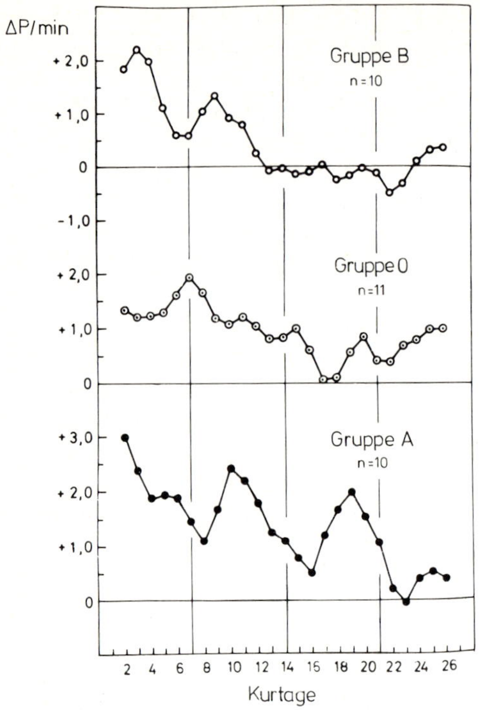

Abb. 99. Mittlerer Kurverlauf der Pulsfrequenzänderung während einer regelmäßig durchgeführten Grundumsatzbestimmung (offenes System) bei drei Patientengruppen mit unterschiedlicher vegetativer Reaktionslage. Gruppe B: ergotrope Teilgruppe; Gruppe O: indifferente Teilgruppe; Gruppe A: trophotrope Teilgruppe. (Nach HILDEBRANDT u. Mitarb. 1967)

fälle im Zusammenhang mit den früh- und spätreaktiven Vorgängen stehen, kann auch dadurch belegt werden, daß sich die tageszeitliche Verteilung der Sterbefälle im Kurverlauf verändert *(Abb. 100)*.

Trotz der genannten Erfahrungen liegen über die Modifikation therapeutischer Immediat- wie Langzeiteffekte durch die Phasen der Reaktionsperiodik noch keine hinreichend systematischen Untersuchungen vor. Dies ist um so mehr bemerkenswert, als sich solche Veränderungen bereits im subjektiven Erleben der therapeutischen Reizverarbeitung durch den Patienten klar abzeichnen (HILDEBRANDT u. GEHLKEN 1961) *(Abb. 101)*. Bei Meeresklimakuren im Kindesalter wurden Veränderungen der Insulinwirkung bei Diabetikern beobachtet (MENGER u. PAHL 1960). Die Interaktion zwischen Kurwirkung und Medikamentwirkung im Kurverlauf wurde mit varianzanalytischer Methodik für verschiedene Herz- und Kreislaufmittel näher untersucht (JORDAN 1960; JORDAN u. MÜNCH 1962, 1964, 1966; JORDAN u. REINHOLD 1962; MÜNCH u. JORDAN 1964a und b). Dabei konnte z.B. herausgestellt werden, daß tropho-histiotrope Medikamentwirkungen während entsprechender Phasen des Kurverlaufs verstärkt werden. Die Interaktionen waren teilweise so stark, daß sie bei medikamentöser Zusatztherapie während Kurbehandlung praktische Berücksichtigung verlangen.

Aus solchen Erfahrungen kann nur die Forderung abgeleitet werden, daß der Kurarzt nicht nur den spontan-rhythmischen Umstellungen der Reaktionsweise (Tages-, Monats- und Jahresrhythmus) durch eine entsprechende therapeutische Zeitordnung Rechnung tragen muß, sondern auch zu jedem Zeitpunkt der Kurbehandlung über die Phasensituation der Reaktionsdynamik und ihren Einfluß auf

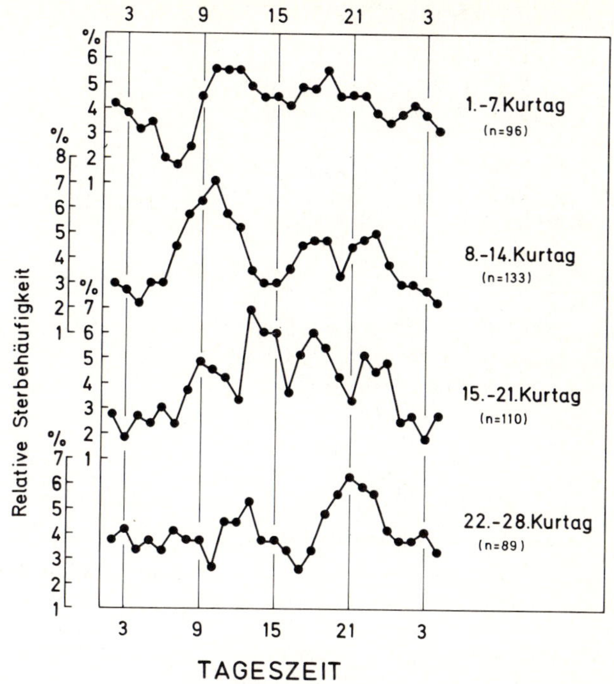

Abb. 100. Tageszeitliche Häufigkeitsverteilung der Sterbefälle von Kurpatienten eines Heilbades, die in vier verschiedenen Zeitabschnitten (1.–4. Kurwoche) der Kur verstorben sind. Man beachte die Verlagerung des Tagesmaximums vom Vormittag bei den in den ersten Kurabschnitten Verstorbenen zum Nachmittag bei den Sterbefällen der späteren Kurabschnitte. (Nach BRÜNING u. HILDEBRANDT 1980)

das individuelle Reaktionsvermögen orientiert sein muß. Hierzu benötigt er einfache Kriterien, die als Phasenleitsymptome die Verfolgung des Reaktionsmusters ermöglichen. Kontrollen von Blutbild, Blutkörperchensenkungsgeschwindigkeit u. ä. sind entweder wegen des Aufwandes oder auch mit Rücksicht auf den Patienten nicht mit genügender Dichte durchführbar. Tägliche Messungen des Puls-Atem-Quotienten (vgl. S. 188) wären praktisch vertretbar, unter klinischen Voraussetzungen wäre aber auch die Entwicklung von Indikatoren denkbar, die auf einer Untersuchung des Nachtharns basieren (vgl. TEICHMANN 1965, 1968a, b; BERINGER 1974).

Bis zu einem gewissen Grade ist es aber auch möglich, sich an den subjektiven Angaben der Patienten über Befinden und „Bekömmlichkeit“ der Kurmittelanwendungen zu orientieren, insbesondere wenn Kurtagebücher mit lückenlosen täglichen Aufzeichnungen vom Patienten geführt werden (vgl. HILDEBRANDT u. FRANK 1974; HILDEBRANDT 1978; RIEDEL u. Mitarb. 1979; WEBERT 1981).

Angesichts der nachgewiesenen starken Einflüsse, die von den periodischen vegetativen Umstellungen im Kurverlauf auf die Reaktionsweise ausgehen, erscheint die Entwicklung weiterer objektiver Kriterien, die auch in der Praxis regelmäßig kontrolliert werden können, mit als wichtigste Voraussetzung für die rationale Handhabung einer therapeutischen Zeitordnung im Kurverlauf.

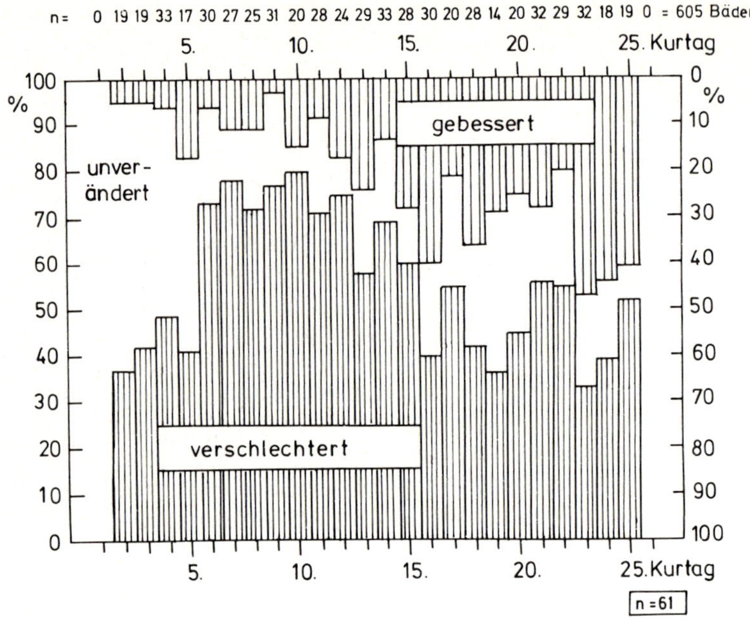

Abb. 101. Änderungen des Gesamtbefindens im Gefolge von thermoindifferenten CO_2-Bädern an den einzelnen Kurtagen der vierwöchigen Bäderkur. Nach Angaben von 61 Patienten bei insgesamt 605 Bädern. % = Prozentuale Häufigkeit der Urteile pro Kurtag. (Nach Hildebrandt u. Gehlken 1961)

7. Spezifische und unspezifische Wirkungen der Kurortbehandlung

Die Tatsache, daß ein großer Teil der im Kurverlauf zu beobachtenden objektiven und subjektiven Veränderungen unabhängig von der Wahl der Kurmittel in ähnlicher Form auftritt, läßt die Vermutung zu, daß die Bäder- und Klimakurbehandlung generell eine völlig unspezifische Allgemeinbehandlung darstellt, bei welcher die Art der eingesetzten Kurmittel ohne näheren Bezug zu Art und Lokalisation der krankhaften Veränderungen ist und letztlich auch keine wesentliche Bedeutung für Verlauf und Erfolg der Behandlung hat. Der dominierende Charakter einer unspezifischen Allgemeinbehandlung ist auch von vielen Autoren hervorgehoben worden (v. Neergaard 1935; Ott 1960; Hillebrand 1967; Mates 1973; u.a.). Ihm entspricht zudem die meist auffällige Breite der Indikationsstellung an den einzelnen Kurorten (vgl. S. 2).

Andererseits werden zweifellos bei manchen Formen der Bäder- und Trinkkurbehandlung hochwirksame Stoffe (z.B. CO_2, Jod, Schwefel, Eisen) in hinreichenden Mengen aufgenommen, um spezifische pharmakodynamische Wirkungen auszulösen. Es ist aber umstritten, ob die gewählte Applikationsform in Verbindung mit der Notwendigkeit eines Kuraufenthaltes nicht eine weniger exakt dosierbare und vor allem kostspieligere Form von „verwässerter Pharmakotherapie“ darstellt.

Dementsprechend wird auch z.B. die substitutive Wirkungsmöglichkeit der Balneotherapie als vernachlässigbar gering eingeschätzt (LENDLE 1960; OTT 1960; u.a.).

Um beiden Gesichtspunkten gerecht zu werden, ist vorgeschlagen worden, zwischen spezifischen Heilkuren, die sich pharmakotherapeutischer Wirkstoffe bedienen, und unspezifischen Heilkuren zu unterscheiden, die auf physikalisch-therapeutischen Reizanwendungen und verhaltenstherapeutischen Maßnahmen basieren (HITTMAIR 1971b). Eine solche Trennung kann aber angesichts der Tatsache, daß Heilkuren stets komplexe Reaktionsprozesse auslösen und Reaktionen stets spezifische und unspezifische Anteile enthalten (vgl. S.94), nicht befriedigen. Ebenso wie anzunehmen ist, daß spezifisch-pharmakologische Wirkungen die mehr unspezifischen Allgemeinreaktionen beeinflussen können, ist auch damit zu rechnen, daß die umfassenden Allgemeinreaktionen pharmakologische und andere spezifische Wirkungen modifizieren. Gerade für letzteres sind verschiedene Beispiele bekannt (Antibiotika, Insulin, Glykoside; vgl. MATES 1973). So wird es für das Verständnis und die Beurteilung der spezifischen und unspezifischen Wirkungskomponenten der Kurortbehandlung im wesentlichen auf eine Klärung der Wechselbeziehungen zwischen beiden ankommen. Die bloße Unterscheidung von Organwirkungen und Allgemeinwirkungen reicht dazu allerdings nicht aus (vgl. MATES 1973), weil die hierarchische Gliederung des autonomen Systems alle Übergänge zwischen spezifischen und unspezifischen Reaktionen ermöglicht.

Wenn man von möglichen pharmakologischen Direktwirkungen absieht, umfaßt die komplexe Reizkonstellation der Kurbehandlung einerseits permanent einwirkende und recht komplexe Reizbelastungen, andererseits mehr gezielte und intermittierend wiederholte Reizanwendungen (vgl. S.109). Darüber hinaus stellen die verschiedenen Anteile dieses „Reizakkordes" – je nach Ausgangslage und Adaptationsniveau des Organismus – kompensierbare oder erst sekundär kompensierbare Störungen dar. Dies führt dazu, daß im Organismus Reaktionen von unterschiedlicher Qualität und Größenordnung gleichzeitig ablaufen („Reaktionsakkord"). Diese können sich wechselseitig beeinflussen. Infolge der hierarchischen Struktur des autonomen Systems können dabei Reaktionen niederer Integrationsstufen bei ungenügender Kompensationsleistung mit ihrem unspezifischen Anteil zur Auslösung umfassenderer längerwelliger Reaktionen höherer Organisationsstufen beitragen. Umgekehrt können aber auch die Reaktionsabläufe der höheren Integrationsstufen mit ihrer Phasenfolge die reaktiven Eigenschaften und Leistungen der niederen Stufen verändern.

Gerade der Vorgang einer „absteigend" gerichteten Modifikation reaktiver Eigenschaften durch generalisierte „Hintergrundsreaktionen" (HILDEBRANDT u. Mitarb. 1980) im Sinne vegetativer Gesamtumschaltungen stellt den wichtigsten Wirkungsmechanismus der Kurbehandlung dar. Er wird häufig als „Umstimmung" (GOLDSCHEIDER 1922; KÖNIGER 1929) bezeichnet (Lit.-Übersicht s. SCHMIDT-KESSEN 1960). Der Vorgang besteht darin, daß die umfassenderen vegetativen Umschaltungen, die zu adaptiven Veränderungen im Organismus führen (vgl. S.74), die lokal bzw. funktionell begrenzteren Antworten modifizieren, indem sie die reaktiven Eigenschaften der niederen Integrationsstufen phasisch verändern („umstimmen"). Sie verschieben dabei die Ausgangslagen für weitere Reaktionen, wenn diese bei serieller Anwendung der Kurmittel wiederholt ausgelöst werden. Da die Hintergrundsreaktionen mit größeren Amplituden und längeren Perioden verlaufen, können die kürzerwelligen Immediatreaktionen sowohl ergophasisch als auch trophophasisch übersteigert werden, so daß abwechselnd überhöhte ergotrope und trophotrope Tendenzen im betroffenen System bzw. Gewebe wirksam werden.

Von den möglichen Folgen dieses Zusammenwirkens sind vor allem die übersteigert ergotropen Effekte klinisch geläufig. So können im Rahmen der Kurreaktionen (vgl. S. 123) „Herd-Reaktionen" auftreten, die deutlich machen, daß der modifizierende Einfluß der vegetativen Gesamtumschaltungen schwerpunktmäßig dort akzentuiert wird, wo bereits Störungen des lokalen Gleichgewichtes bestehen bzw. labile Gleichgewichte, die durch ständige adaptive Kompensation unterhalten werden, am ehesten gestört werden können. Solche „loci minoris resistentiae" sind nicht nur pathogenetisch besonders gefährdet, sondern auch für die heilungsfördernden Einflüsse der Hintergrundsreaktionen besonders empfänglich (vgl. Benczúr 1939).

Die gesteigert trophotropen Prozesse während der längerwelligen Trophophasen der Hintergrundsreaktion bedingen demgegenüber die hygiogenetischen Schübe des Kurprozesses, indem sie adaptive Überkompensation ermöglichen (vgl. Kowarschik 1955; Hoff 1957; Ott 1960; u.a.). Die Verschiebung der vegetativen Reaktionslage in trophotroper Richtung gilt in der Literatur vielfach als entscheidendes Kriterium der heilsamen Wirkung. Wichtiger ist dabei aber, daß diese generelle Steigerung trophotroper Tendenzen überall dort besonders wirksam wird, wo krankhafte Prozesse mit Adaptationsverlust oder Fehladaptation bestehen oder wo durch Auslösung zusätzlicher lokal-spezifischer Reaktionen die Ansprechbarkeit für die überhöhenden Einwirkungen der generalisierten vegetativen Umschaltungen gesteigert wird.

Die prinzipielle Bedeutung eines solchen Zusammenwirkens begrenzt lokaler oder funktionsspezifischer Reaktionsanteile mit generalisiert-unspezifischen vegetativen Umschaltungen für den Wirkungsmechanismus der Kurbehandlung ist vielfach anerkannt und unterschiedlich formuliert worden (vgl. z.B. Benczúr 1939; Vogt 1940; Pfannenstiel 1953; Evers 1959; Ott 1960; Schmidt-Kessen 1960, 1962a; Jungmann 1962; Jordan 1964; Hillebrand 1967; Danilow u. Zarfis 1972; Mates 1973), von den „Regulationsverschiebungen im vegetativen Funktionssystem" (Ott 1960) bis zur Charakterisierung der Kurortbehandlung als einer „Therapie am umgetopften Kranken" (Jordan 1972). Im Einklang damit stehen auch die Auffassungen, daß es in der Therapie darauf ankommt, „die Krankheit möglichst zu generalisieren, den Kranken möglichst zu individualisieren" (Chr. W. Hufeland, 1762–1836), oder daß Besserung und Ausheilung chronischer Krankheiten nur auf der Grundlage von Allgemeinreaktionen zustandekommen können (Mates 1973). (Vgl. dazu auch den alten Begriff des „Morbus auxiliaris"; Lit.-Übersicht s. Hoff 1957).

Infolge mangelhafter Kenntnis der Verhältnisse wird die Unspezifität der Hintergrundsreaktionen häufig als Mangel der Kurortbehandlung angesehen, obwohl in der möglichen Beteiligung des Gesamtorganismus durch die Generalisation der Reaktionen gerade die besondere Stärke des Wirkprinzips liegt. Normalisierung und Regularisierung können nur aus dem Gesamtzusammenhang hervorgehen; Gesundheit als Ziel der Therapie ist schließlich umfassend und daher auch unspezifisch (vgl. dazu Hildebrandt 1961).

Freilich ist der Begriff der „Umstimmung“, der ursprünglich Änderungen der unspezifischen immunologischen Resistenz beschrieb und dann allgemein auf Änderungen der Reagibilität unter dem Einfluß vegetativer Umschaltungen angewandt wurde, in neuerer Zeit mit Recht kritisiert worden (vgl. SCHMIDT-KESSEN 1960). Er wurde auch jahrzehntelang weder inhaltlich noch experimentell weiterentwickelt. Er kann aber heute unter Einbeziehung moderner Ergebnisse von Adaptationsforschung und Chronobiologie durchaus mit neuen Inhalten gefüllt werden. So muß berücksichtigt werden, daß der umstimmende Einfluß der vegetativen Gesamtumschaltungen periodisch alternierend verläuft und zunächst phasische Umstimmungen verursacht, bis der Entwicklungsprozeß adaptiver Kompensationen ausklingt und zu einem stabileren Umstimmungsergebnis führt, das einem veränderten Adaptationsniveau entspricht (vgl. Abb. 40, S. 96).

Die Frage, ob die Kurbehandlung spezifisch oder unspezifisch wirkt, stellt heute mit Recht keine Streitfrage mehr dar (vgl. EVERS 1959). Der Erfolg der Behandlung hängt aber in jedem Falle davon ab, wie weit beide Momente in ihrer Wechselwirkung berücksichtigt werden. Es ist allerdings zuzugeben, daß die Wechselwirkung von Reaktionen verschiedener Organisationsstufen des autonomen Systems als Antwort auf Kurmittelreize noch keineswegs hinreichend erforscht ist, um in jedem Falle eine rationale Handhabung spezifischer und unspezifischer Komponenten des Kurprozesses zu gewährleisten. Zweifellos ermöglicht es aber die Vielfalt der verschiedenen Kurmittelreize in der Bäder- und Klimaheilkunde, durch Auswahl, Dosierung und Lokalisation der einzelnen Anwendungen Wirkungsschwerpunkte zu setzen, an denen sich die umstimmenden Selbstordnungsleistungen des Organismus besonders manifestieren. Dies stellt nach wie vor die entscheidende Grundlage für die Berechtigung einer spezifischen Indikationsstellung der verschiedenen Kurmittel dar.

Eine Kurortbehandlung, die auf solche spezifizierenden Möglichkeiten verzichtet und lediglich unspezifische Allgemeinbehandlung sein will, schließt therapeutische Möglichkeiten aus, die über allgemeine Effekte der Langzeiterholung hinausgehen. Die Einführung spezifischer Komponenten in die Kurortbehandlung ist daher in erster Linie eine kurärztliche Aufgabe.

8. Literatur zum Kapitel III

ACCART RA, MAUVERNAY RY (1961) Über die biologischen Wirkungen der Kur in Chatel-Guyon. Die 17-Ketosteroide im Harn. Presse Therm Climat, Paris 98: 102–105 (ref: Arch phys Ther [Leipzig] 14: 86 (1962)

AGISHI Y, SAITO K, ITOH S (1976) Some endocrine responses to hot and cold water immersion in man, with special reference to the circadian differences. J Interdiscipl Cycle Res 7: 261–267

AMELUNG W, BEST G (1959) Änderungen vegetativer Regulationen im Verlauf der Kurortbehandlung. Arch phys Ther (Leipzig) 11: 35–39

ARTNER J (1954a) Die vegetative Steuerung des Cyclus. Arch Gynaekol 185: 85–110

ARTNER J (1954b) Die rhythmischen Schwankungen im vegetativen System im Verlaufe des Zyklus. Geburtshilfe Frauenheilk 14: 677–687

ASCHOFF J (1966) Physiologie biologischer Rhythmen. Ärztl Praxis 18: 1569, 1593–1597

ASCHOFF J (1973) Das circadiane System. Grundlagen der Tagesperiodik und ihre Bedeutung für angewandte Physiologie und Klinik. Verh Dtsch Ges Inn Med 79: 19–31

BAATZ H (1967) Die gynäkologischen Indikationen für die Moortherapie. Arch Phys Ther (Leipzig) 19: 227–234

BAATZ H (1976) Das vegetative Nervensystem in seiner Bedeutung für die Balneotherapie der Frauenkrankheiten. Z angew Bäder- u Klimaheilk 23: 164–172

BAIER H (1971) Über den Einfluß der aktivierenden Kurbehandlung auf funktionelle Herz- und Kreislaufstörungen. Med Inaug-Diss Marburg/Lahn

BAIER H (1972) Über die Objektivierbarkeit des Kureffektes und der reaktiven Kurperiodik bei der aktivierenden Kurbehandlung (Kneipp-Kur). Zentralarch Physiother 2: 23–43

BAIER H (1974) persönliche Mitteilung

BAIER H (1975) Langzeituntersuchungen zur objektiven Beurteilung des Therapieerfolges der aktivierenden Kurbehandlung. Z Phys Med 4: 229–236

BAIER H (1976) Körperliche Leistungsfähigkeit als Meßwert von Kureffekt und Kurerfolg. Zentralarch Physiotherapie 5: 60–69

BAIER H (1977) Physiologische Grundlagen der Kurverlaufsdynamik. Z Phys Med 6: 223–238

BAIER H (1978) Die physiologischen Grundlagen der Kurortbehandlung. Münch Med Wschr 120: 351–356

BAIER H, FRIEDRICH D u. HILDEBRANDT G (1974) Zur Frage der reaktiven Periodik im Kurverlauf. Z angew Bäder- u Klimaheilk 21: 97–103

BAIER H, ROMPEL Chr (1977) Der Einfluß thermischer Umgebungsbedingungen auf den Trainingserfolg beim Ausdauertraining. Arbeitsberichte d Sonderforschungsbereiches Adaptation und Rehabilitation (SFB 122), Band 4: 547–582. Marburg/Lahn

BAIER H, ROMPEL-PÜRCKHAUER Chr (1980) Die langzeitige physiologische Adaptation durch aktivierende Kurbehandlung. Z angew Bäder- u Klimaheilk 27: 43–50

BAJUSZ E (1955) Über Balneo- und Klimatoreaktionen der Muskeln. Arch phys Ther (Leipzig) 7: 333–356

BAJUSZ E (1969) Physiology and Pathology of Adaptation. Pergamon Press, Oxford – London – Edinbourgh

BALÁZ V, BALÁZOVÁ E (1964) Einfluß des Kohlensäurebades auf die Funktion der Nebennierenrinde. Arch phys Ther (Leipzig) 16: 439–447

BALÁZ V, BALÁZOVÁ E, LISKOVÁ R (1965) Das hyperthermale Mineralbad und die Funktion der Nebennierenrinde. Arch phys Ther (Leipzig) 17: 323–328

BALÁZ V, BALÁZOVA E, SLAVKOVKÝ M (1965) Jodtrinkkur und die Funktion der Nebennierenrinde. Arch phys Ther (Leipzig) 17: 329–333

BALLENTIN B (1974) Über die Beeinflussung der körperlichen Leistungsfähigkeit durch aktivierende Kurbehandlung in Abhängigkeit von Trainingsbelastung, Trainingszustand und Jahreszeit. Med Inaug-Diss Marburg/Lahn

BALZAR E, GABL F, HALHUBER M-J, HILDEBRANDT G, JUNGMANN H (1957) Untersuchungen zur Klimaheilkunde in Igls/Tirol und auf dem Patscherkofel. Z angew Bäder- u Klimaheilk 4: 91–125

BARBASHOVA ZI (1964) Cellular level of adaptation. In: Adaptation to the Environment. Section 4: pp 37–54. Handbook of Physiology. Amer Physiological Society, Washington DC

BENCZÚR G (1939) Etwas über das Wesen und die Dauer der Thermalkuren und über Thermalmüdigkeit. Balneologe 6: 511–514

BERINGER W (1974) Untersuchungen zur Akklimatisation des Wintersportlers in mittleren Höhen. Med Inaug-Diss Marburg/Lahn

BESTEHORN H-P, HILDEBRANDT G, STREMPEL H (1977) Tagesrhythmische Schwankungen der unspezifischen Reagibilität und adaptiven Kapazität beim Menschen. Z Phys Med 6: 32–33

BIELING R (1956) Resistenz und Immunität. In: BÜCHNER F, LETTERER E, ROULET F (Hrsg) Handbuch der allgemeinen Pathologie. Band VII: Reaktionen. Teil 1: Entzündung und Immunität. Hrsg: BIELING R, EHRLICH W, LETTERER E, ROULET F. Springer Verlag, Berlin – Göttingen – Heidelberg, S 601–673

BLUMENCRON W (1967) Die Indikation zur Bäderkur und der Kurerfolg. Arch phys Ther (Leipzig) 19: 95–101

BLUTTNER B (1975) Herz-, Kreislauf- und Atmungsreaktion während psychovegetativer Belastung am Wiener Determinationsgerät in Abhängigkeit von der vegetativen Ausgangslage. Med Inaug-Diss Marburg/Lahn

BÖCKLER H (1970) Sportliche Leistungsfähigkeit während des menstruellen Zyklus und unter Östrogen-Gestagen-Kombination. Dtsch Med Wschr 95: 2482–2487

Böhlau V (1966) Objektivierung von Kurerfolgen mit einer kardio-pulmonalen Leistungsprüfung. Arch phys Ther (Leipzig) 18: 345–351

Borelli S, Chlebarov (1966) Änderungen der Histamin-Reagibilität der Haut nach Hochgebirgs-Klimabehandlung. Münch Med Wochenschr 108: 592–596

Bracken H von, Reichel H, Titz B (1952) Der Einfluß von Badekuren auf die Flimmer-Verschmelzungsfrequenz als Ausdruck ihrer psychischen Wirkung. Medizinische, 1163–1166

Brehm H (1956) Der Kreislauf während Zyklus, Schwangerschaft und Wochenbett. Die Medizinische 20: 760–762

Breithaupt H (1983) Zur Frage der Periodenanalyse von Kurverläufen. Z Phys Med 13: 43–44

Breithaupt H, Baier H, Demuth F, Sauer H (1982) Vergleichende Untersuchungen über den Kureffekt der aktivierenden physikalischen Therapie bei sogenannten offenen Heilverfahren im Vergleich zu kurklinischen Heilverfahren. Heilbad und Kurort 34: 333–339

Breithaupt H, Hildebrandt G, Werner M (1981) Circadian type questionnaire and objective circadian characteristics. In: Reinberg A, Vieux N, Andlauer P (Eds) Biological and social aspects. Pergamon-Press, Oxford – New York – Toronto, pp 435–440

Bridger WH, Reiser MO (1959) Psychophysiologic studies of the neonate: an approach toward the methodological and theoretical problems involved. Psychosom Med 21: 265–276 (cit. b. Hord DJ, Johnson LC, Lubin A: Differential effect of the law of initial value on autonomic variables. Psychophysiology 1: 79–87

Brilmayer H, Frowein RA, Euler KH (1962) Wie verhalten sich Nebennieren- und Sympathikus-Hormone im Schock nach schweren Hirnschädigungen? Langenbecks Arch u Dtsch Z Chirurg 301: 744–754

Brück K (1969) Physiologische Aspekte der Anpassung. Arch phys Ther (Leipzig) 21: 217–224

Brüning W, Hildebrandt G (1980) Chronobiologische Untersuchungen über die Sterbehäufigkeit von Kurpatienten im Verlauf von Bäderkuren. Z angew Bäder- u Klimaheilk 27: 300–310 und 401–435

Bühring M (1977) Zur diuretischen Wirkung eines thermoindifferenten Bades. Z angew Bäder- u Klimaheilk 24: 44–55

Bühring M, Jouck Fr, Jungmann E, Pirlet K (1983) Erhöhte mineralokortikoidale Empfindlichkeit nach thermischer Adaptation. Z phys Med 12: 397–407

Cachovan M (1964) The effect of a single stay in the high Tatra mountain climate on the vegetative equilibrium of chronic bronchitics (tschechisch). Bratislavské Lekarske Listy 44: 273–280. (ref Z angew Bäder- u Klimaheilk 17: 90 (1970)

Cabanac M, Hildebrandt G, Massonet B, Strempel H (1976) Behavioural study of the nycthemeral cycle of temperature regulation in man. J Physiol (London) 257: 275–291

De la Camp R (1980) Katamnestische Untersuchungen über den Therapieerfolg von Heilverfahren. Med Inaug-Diss, Marburg/Lahn

Canel J, Engelhard A, Schremm B (1958) Kgr Int Soc Med Hydrol (ISMH) Ischia (Privatdruck) cit. nach Schmidt-Kessen (1962)

Chlebarov S (1967) Neurovegetative Reaktivität der Haut während Hochgebirgsklimabehandlung von Hautkranken. Acta neurovegetativa 30: 557–563

Cordes JC (1968) Regulationsförderung des Wärmehaushaltes als Maßnahme zum Kreislauftraining und zur Infektprophylaxe. Arch phys Ther (Leipzig) 20: 95–100

Cunningham DJ, Cabanac M (1971) Evidence from behavioral thermoregulatory response of a shift in set point temperature related to the menstrual cycle. J Physiol (Paris) 63: 236–238

Curry M (1946) Die Steuerung des gesunden und kranken Organismus durch die Atmosphäre. Bioklimatik, Riederau/Ammersee

Curry M (1951) Curry-Test. Bioklimatik. Riederau/Ammersee

Curtius F (1954) Klinische Konstitutionslehre. Handb d Inn Med 6/I. Springer, Berlin – Göttingen – Heidelberg, S 1–337

Daniels HH (1963) Über Erfolge und Mißerfolge von Kuren und Heilverfahren. Eine Auswertung 8jähriger Erfahrungen. Z angew Bäder- u Klimaheilk 10: 246–253

Danilow JE, Zarfis PG (1972) Die balneologische Reaktion und die Reaktion der Exazerbation im Prozeß der Kurbehandlung; ihr klinisches Wesen und ihre Bedeutung für die Prognose. Z Physiother (Leipzig) 24: 1–10 u 85–99

Daubert K (1968) Das kausale Problem der Wetterfühligkeit. Heilkunst 81: 2–10

Dinculescu T (1970) Einige Aspekte über die wissenschaftlichen Grundlagen der Behandlung in den Bade- und Klimakurorten Rumäniens. Z angew Bäder- u Klimaheilk 17: 270–280

DIRNAGL K (1965) Funktionsumstellungen bei Bäder- und Klimakuren. Heilkunst 78: 156–160
DIRNAGL K, DREXEL H (1968) Die objektive Beurteilung von Behandlungsergebnissen in der Bäder- und Klimatherapie (Methodische Möglichkeiten und methodische Schwierigkeiten bei statistischem Vorgehen). Arch phys Ther (Leipzig) 20: 253–262
DIRNAGL K, DREXEL H, KLEINSCHMIDT J (1974) Analyse des Kurverlaufs. Ergebnisse von Längsschnittuntersuchungen in verschiedenen Kurorten. Münch Med Wochenschr 116: 529–536
DIRNAGL K, KLEINSCHMIDT J, SCHNIZER W, PRATZEL H, DREXEL H (1981) Streßwirkungen von therapeutischen Reizen während einer Kur. Z phys Med 10: 267–275
DÖLP R (1968) Ausscheidung der C 17-Ketosteroide im Gebirge und an der See. Z angew Bäder- u Klimaheilk 15: 105–133
DÖRING GK, FEUSTEL E (1954) Menstruationszyklus und Wasserhaushalt. Die Medizinische: 1713–1714
DYRENFURTH I (1979) Special Aspects of Human Reproduction. In: SCHAEFER KE, HILDEBRANDT G, MACBETH N (Eds) Basis of an individual Physiology. A new Image of man in medicine, Vol II. Futura Publ Comp, Mount Kisco, New York, S 151–188
DYRENFURTH I, JEWELEWICZ R, WARREN M, FERIN M, VAN DE WIELE RL (1974) Temporal Relationships of Hormonal Variables in the Menstrual Cycle. In: FERIN M et al (Eds) Biorhythms and Human Reproduction. John Wiley & Sons, New York, pp 171–201
ECKERMANN P (1969) Untersuchungen an einem Kreislaufmodell mittels Analogrechner. Inaug-Diss, Rostock
EIGELSREITER H, SCHMID H, SPIELBERGER M, TEICHMANN W (1968) Die Uropepsin-Ausscheidung bei hydrotherapeutischen Kuren (ohne und mit gleichzeitiger Bewegungstherapie). Z angew Bäder- u Klimaheilk 15: 58–71
ELLINGER F (1932) Die Lichtempfindlichkeit der menschlichen Haut, ihre Bestimmung und Bedeutung für die lichtbiologische Konstitutionsforschung. Strahlentherapie 44: 1–82
ENGEL P (1970) Über Schwankungen der morgendlichen Aufwachwerte des Blutdrucks im Menstruationszyklus. Ein Beitrag zur Selbstkontrolle des Blutdrucks. Med Welt 21: 496–501
ENGEL P, HILDEBRANDT G, BERGÉR H (1963) Zur Objektivierung psycho-physischer Umstellungen im Kurverlauf. Arch phys Ther (Leipzig) 15: 335–342
ENGEL P, HILDEBRANDT G, VOIGT E-D (1969) Der Tagesgang der Phasenkoppelung zwischen Herzschlag und Atmung und seine Beeinflussung durch dosierte Arbeitsbelastung. Int Z angew Physiol 27: 339–355
ENGELHARDT G (1957) Die Bedeutung des vegetativen Nervensystems für die Antikörperbildung und den anaphylaktischen Schock. Dtsch Med Wschr 82: 658–660
EVERS A (1954) Die Balneotherapie des Rheumatismus. Deutscher Bäderverband eV, Bonn
EVERS A (1959) Spezifische und unspezifische Wirkungen in der Balneotherapie. Münch med Wschr 101: 461–464
EVERS A (1967) Dosierungsprobleme in der Balneotherapie. Münch med Wschr 109: 564–569
EVERS A (1971) Gefahren der Balneotherapie. Der Internist 12: 286–290
EVERS A, KRUPPA K-H, MIEHLKE K, THÜRIGEN G (1960) Unspezifische Wirkungen der Balneotherapie bei rheumatischen Erkrankungen. Zschr f Rheumaforschg 19: 408–424
FÄHNDRICH WH (1952) Zur Methodik der Beurteilung und Auswertung des Behandlungserfolges bei rheumatischen Erkrankungen. Zschr f Rheumaforschg 11: 1–40
FECHNER M (1980) Untersuchungen über die Beeinflussung der psychovegetativen Reagibilität durch passiv-balneologische und aktiv-trainierende Kurbehandlung. Med Inaug-Diss Marburg/Lahn
FELLINGER K (1954) Streß und Bäderwirkung. Wien Med Wochenschr 104: 227–228
FELLINGER K, ENZINGER J, SCHMID J, WARUM F (1953) Über den Einfluß von Schwefelbädern auf die Steroidausscheidung im Harn. Klin Medizin (Wien) 8: 289–292
FICKER J (1973) Längsschnittuntersuchungen bei Kneipp-Kuren in Bad Berleburg unter besonderer Berücksichtigung der Tageszeit. Med Inaug-Diss Marburg/Lahn
FISCHER P, BÖHME A (1958) Der Einfluß von Bädern auf die C-17-Ketosteroidausscheidung im Harn. Arch phys Ther (Leipzig) 10: 457–462
FRANKE K (1960) Untersuchungen über die Abhärtung durch kleine hydrotherapeutische Reize und ihren Nachweis. Arch phys Ther (Leipzig) 12: 241–244
FRANKE K (1962) Kurreaktion und Witterungseinflüsse. Arch phys Ther (Leipzig) 14: 205–208
FRANZ I-W (1982) Ergometrie bei Hochdruckkranken. Springer-Verlag, Berlin – Heidelberg – New York

FREYSCHMIDT P (1970) Endokrinologische Aspekte bei Meereskuren. Z angew Bäder- u Klimaheilk 17: 135–144

FRIEDRICH D (1974) Über den Einfluß des körperlichen Trainings als zusätzliche Maßnahme im Rahmen der aktivierenden Kurbehandlung. Med Inaug-Diss Marburg/Lahn

FROEHLICH D (1959) Veränderungen der dermographischen Latenzzeit im Nordseeklima. Arch phys Ther (Leipzig) 11: 161–167

GADERMANN E, HILDEBRANDT G, JUNGMANN H (1961) Über harmonische Beziehungen zwischen Pulsrhythmus und arterieller Grundschwingung. Z f Kreislaufforsch 50: 805–814

GEERTZ UW, GÜNTHER R, SCHWARZ I (1967) Untersuchungen mit „Psycho-Physischen" Tests zur Beurteilung der Adaptation chronisch Rheumakranker. Arch phys Ther (Leipzig) 19: 393–400

GEHLKEN K, HILDEBRANDT G, FRANKE M (1961) Psycho-physische Korrelationen im Kurverlauf. Arch phys Ther (Leipzig) 13: 171–175

GERCKE W (1965) Methodische Gesichtspunkte für eine Erfolgsbeurteilung der Heilmaßnahmen der Rentenversicherungsträger. Dtsch Rentenversicherung, S 226–237

GEYER F (1980) Die circaseptane Reaktionsperiodik im Kurverlauf von Vigilanzparametern und ihre Beziehung zur Wochenrhythmik. Med Inaug-Diss Marburg/Lahn

GÖBEL P, FRANKE M, SCHILL W-B (1965) Die Kortisolsekretion der NNR nach Hydrotherapie. In: HOFFMANN G, SCHEER KE (Hrsg) Radionuklide in der klinischen und experimentellen Onkologie. Schattauer-Verlag, Stuttgart, S 319–321

GOEBEL A (1971) Untersuchungen über die Beeinflussung der Dynamik des arteriellen Windkessels durch CO_2-Bäderkuren in Abhängigkeit von vegetativer Ausgangslage und Jahreszeit. Med Inaug-Diss Marburg/Lahn

GOLDSCHEIDER (1922) Grundlagen und Bedeutung der physikalischen Therapie für die innere Medizin. Klin Wschr 1: 665–670

GRAF K (1969) Hyperkinetisches Herzsyndrom (Vasoregulatorische Asthenie) und Möglichkeiten therapeutischer Beeinflussung. Z angew Bäder- u Klimaheilk 16: 536–545

GRUBER F, GRUBER F (1968) Menstruationsverschiebungen bei Schwefelbadekuren. Z angew Bäder- u Klimaheilk 15: 356–360

GRUNER R (1953) Zur Typologie der Wiedererwärmung. Arch phys Ther (Leipzig) 5: 1–11 und 5: 12–18

GRÜNINGER U (1958) Die Behandlung der Kinderkrankheiten in Solbädern. Z angew Bäder- u Klimaheilk 5: 259–271

GRUNOW W (1941) Betrachtungen über Wildbader Thermalbäderwirkungen (hämatologisch und klinisch) und Bemerkungen über ihre stoffwechselchemische Stellung zu warmen Leitungs- und Schwitzbädern. Balneologe 8: 8–18

GÜNTHER R (1961) Beeinflussung des Blutbildes Rheumakranker durch die Gasteiner Radon-Thermal-Anwendungen. Z angew Bäder- u Klimaheilk 8: 282–291

GÜNTHER R (1967a) Trinkkuren mit radonhaltigen Wässern. Arch phys Ther (Leipzig) 19: 429–436

GÜNTHER R (1967b) Unterschiede in der Anpassung von Arthritis- und Arthrosekranken während Kurheilverfahren. Arch phys Ther (Leipzig) 17: 117–127

GÜNTHER R (1976) Die Stellung der Balneotherapie im Rahmen moderner Rehabilitationsverfahren. Z angew Bäder- und Klimaheilk 23: 4–16

GÜNTHER R, HALBERG F, KNAPP E (1971) Veränderungen des Tagesrhythmus (Circadianrhythmus) bei chronisch Rheumakranken und ihre Beeinflussung durch Balneotherapie. Z Phys Med 2: 180–197

GÜNTHER R, HALHUBER MJ, KIRCHMAIR H (1962) Praktische Fragen an die Kardiologie. Ein Lesebuch zur ärztlichen Fortbildung. Urban & Schwarzenberg, München – Berlin

GÜNTHER R, HÜBSCHMANN E, INAMA K (1955) Die Elektrodermatographie (EDG) in der Balneotherapie. Z Rheumaforsch 14: 314–322

GÜNTHER R, EGG D, HEROLD M, GEIR W (1979) Sexualhormone und Katecholamine im Nachtharn von Männern mit primär chronischer Polyarthritis rheumatica während Balneotherapie in radonhaltigen Thermalbädern. Z angew Bäder- u Klimaheilk 26: 14–18

GÜNTHER R, KNAPP E, HAUS E, HALBERG F (1974) Cosinor mapping of physiologic and psychologic variables in 10 healthy men before and during balneotherapy. In: SCHEVING LE, HALBERG F, PAULY JE (Eds) Chronobiology. Georg Thieme Publ, Stuttgart, Igaku Shoin Ltd, Tokyo, 228–233

GÜNTHER R, LOEWIT K, EGG D, BEWERSDORF E, ZAMBELIS N (1975) Hormonausscheidung im 24-Stunden-Harn von Arthritis- und Arthrose-Kranken. Z angew Bäder- u Klimaheilk 22: 478–483

GWINNER E (1968) Circannuale Periodik als Grundlage des jahreszeitlichen Funktionswandels bei Zugvögeln. Untersuchungen am Fitis (Phylloscopus Tricholus) und am Waldlaubsänger (P. Sibilatrix). J f Ornithologie 109: 70–95

HAEBERLIN C, GOETERS W (1954) Grundlagen der Meeresheilkunde. Thieme, Stuttgart

HALBERG F, CARANDENTE F, CORNELISSEN G, KATINAS GS (1977) Glossary of Chronobiology. Chronobiologia Vol IV, Suppl 1: 1–189

HALHUBER MJ (1960) Aus der medizinischen „Wissenschaft vom Urlaub". Homburg-Informationen f d Werksarzt 7: 26–34

HALHUBER MJ (1966) Längsschnittuntersuchungen an Hochdruckkranken während einer Klima- und Terrainkur in 2000 m Höhe. Deutsche Versicherungszeitschrift 8/9: 222–226

HALHUBER MJ, INAMA K, JUNGMANN H (1968) Der Einfluß mittlerer Höhen (2000 m) auf den Kreislauf des Hypertonikers. Z angew Bäder- u Klimaheilk 15: 266–278

HALHUBER MJ, JUNGMANN H, HIERHOLZER G, KRAUSS J (1958) Untersuchungen zur Anpassung des Wintersportlers an 2000 bis 3000 m Höhe. Med Klinik 53: 256–260

HANKE O (1954) Tagesschwankungen im EKG und ihre Beeinflussung durch den Kuraufenthalt. Arch phys Ther (Leipzig) 6: 265–268

HASSELMANN-KAHLERT M (1940) Über Menstruationsstörungen bei der gesunden weißen Frau in den Tropen. Arch Schiffs- u Tropenhygiene 44: 124–133

HATTA O (1960) Über die Badereaktion. Stellungnahme für die Histaminüberschußtheorie. Bull Inst Balneother 12: 152. (ref: Z angew Bäder- u Klimaheilk 8: 507 (1961)

HAUS E, HALBERG F (1969) Phase-shifting of circadian rhythms in rectal temperature, serum corticosterone, and liver glycogen of the male C-Mouse. Rassegna di neurologia vegetativa 23: 83–112

HAUS E, HALBERG F (1980) The circadian time structure. In: SCHEVING LE, HALBERG F (Eds) Chronobiology: Principles and Applications to Shifts in Schedules. Sijthoff & Noordhoff, Alphen aan den Rijn – Rockville, Md, USA, pp 47–94

HAUS E, INAMA K (1957) Die Wirkungen der Gasteiner Kurmittel auf das endokrine System. Wien. Med. Wochenschr 107: 660–664

HAUS E, INAMA K (1958) Endokrine Faktoren der Badereaktion bei „Rheumatikern". Zschr f Rheumaforschung 17: 13–20

HAUS E, INAMA K (1965) Wirkungen des Stollenklimas auf das endokrine System. In: SCHEMINSKY F (Hrsg) Der Thermalstollen von Badgastein-Böckstein, seine Geschichte, Erforschung und Heilkraft. Universität Innsbruck, S 265–317

HAUSER GA (1960) Die Rolle des Neurovegetativen Nervensystems in der Gynäkologie und Geburtshilfe. Fortschr Geburtsh Gynäkol 10: 17–258

HECKERT H (1961) Lunationsrhythmen des menschlichen Organismus. Geest und Portig, Leipzig

HECKMANN ChrW (1981) Tagesrhythmische Einflüsse auf die Zeitstruktur adaptiver Reaktionen. Untersuchungen über die erythropoetische Reaktion nach intermittierenden Unterdruckbelastungen zu verschiedenen Tageszeiten. Med Inaug-Diss Marburg/Lahn

HECKMANN Chr, RÜLLMANN P, SCHIPKOWSKI M (1980) Tagesrhythmische Unterschiede der Immediatwirkungen von Luftsprudel-Massagebädern. Z Phys Med 9: 98–100

HECKMANN Chr, HILDEBRANDT G, HOHMANN E, KLEMP G, RASCHKE F (1979) Über den Einfluß der Tagesrhythmik auf die erythropoetische Reaktion. – Untersuchungen nach intermittierender Unterdruckbelastung. Z Phys Med 8: 135–144

HEIDELMANN G (1956) Hautgefäßreaktionen im Dienste der funktionellen Konstitutionsdiagnostik. Abhandlg a d Geb d Phys Ther 3: 55–63

HEIDELMANN G (1958) Theoretische Grundlagen und praktische Erfahrungen mit der akralen Wiedererwärmung bei der Reaktionstypendifferenzierung. Arch phys Ther (Leipzig) 10: 354–364

HEILMEYER L (1956) Über die Regulation des Entzündungsgeschehens. Wien Med Wochenschr 106: 849–852

HENKIN RI (1975) Spurenmetalle greifen in das Endokrinium ein. 141. Jahrestagg AAAS, New York, 26.–31. Jan. 1975. (ref.: Praxis Kurier 8, S 1–2)

HENSEL H, HILDEBRANDT G (1964) Organ systems in adaptation: The muscular system. Handbook of Physiology, Section 4, pp 73–90. Amer Physiol Society, Washington DC

HENTSCHEL G, SCHIRGEL L (1960) Beobachtungen über Funktionsänderungen der akralen Durchblutung als klimatherapeutischer Effekt. Arch phys Ther (Leipzig) 12: 235–240

HENTSCHEL H (1977) Die Aktivierung entzündlicher Erkrankungen im Zahn-, Mund- und Kieferbereich während des Seeaufenthaltes. Med Inaug-Diss Hamburg

HENTSCHEL H-D (1960) Neurovegetative Bäderwirkung unter besonderer Berücksichtigung der Konstitution. Z angew Bäder- u Klimaheilk 7: 352–367
HERRMANN M (1973) Kreislaufumstellungen während der aktivierenden Kurbehandlung im Kneipp-Heilbad. Med Inaug-Diss Marburg/Lahn
HESS WR (1948) Die funktionelle Organisation des vegetativen Nervensystems. B Schwabe, Basel
HETTINGER TH (1972) Isometrisches Muskeltraining. Thieme, Stuttgart
HETTINGER TH, MÜLLER EA (1955) Die Trainierbarkeit der Muskulatur im jahreszeitlichen Verlauf. Int Z angew Physiol 16: 90–94
HETTINGER Th, SEIDL E (1956) Ultraviolettbestrahlung und Trainierbarkeit der Muskulatur. Internat Z angew Physiol einschl Arbeitsphysiol 16: 177–183
HILDEBRANDT G (1953) Über die balneotherapeutische Beeinflussung der rhythmischen Funktionsordnung von Puls und Atmung. Arch phys Ther (Leipzig) 5: 355–361
HILDEBRANDT G (1955 a) Prinzipien der Regulation und ihre balneotherapeutische Bedeutung. Arch phys Ther (Leipzig) 7: 415–423
HILDEBRANDT G (1955 b) Untersuchungen über die rhythmische Funktionsordnung von Puls und Atem. Acta med scand, Suppl 307: 175–184
HILDEBRANDT G (1956) Beitrag zur jahreszeitlichen Ordnung der Balneotherapie. Arch phys Ther (Leipzig) 8: 207–210
HILDEBRANDT G (1957) Über tagesrhythmische Steuerung der Reagibilität. Untersuchungen über den Tagesgang der akralen Wiedererwärmung. Arch phys Ther (Leipzig) 9: 292–303
HILDEBRANDT G (1959 a) Balneologie und vegetative Regulationen. Therapiewoche 9: 465–475
HILDEBRANDT G (1959 b) (unter Mitarb. von BERGÉR H, STALLING W, STEINKE L) Balneotherapie und vegetative Regulation. Ärztl Praxis 11: 1809–1813
HILDEBRANDT G (1960 a) Die rhythmische Funktionsordnung von Puls und Atmung. Z angew Bäder- u Klimaheilk 7: 533–615
HILDEBRANDT G (1960 b) Bäderwirkungen auf das vegetative System. Z angew Bäder- u Klimaheilk 7: 333–351
HILDEBRANDT G (1961) Rhythmus und Regulation. Med Welt, 73–81
HILDEBRANDT G (1962 a) Biologische Rhythmen und ihre Bedeutung für die Bäder- und Klimaheilkunde. In: AMELUNG W, EVERS A (Hrsg) Handbuch der Bäder- und Klimaheilkunde. Schattauer, Stuttgart, S 730–785
HILDEBRANDT G (1962 b) Reaktive Perioden und Spontanrhythmik. Reports VII. Conference of the Society for Biological Rhythm. Siena 1960. Panminerva Medica, Torino, pp 75–82
HILDEBRANDT G (1962 c) Reaktionsprognostik in der Balneotherapie. Arch phys Ther 14: 39–52
HILDEBRANDT G (1963 a) Probleme des Kurverlaufes. Balneologische Beiblätter d Ärztl Mitteil Nr 5/6
HILDEBRANDT G (1963 b) Störungen der rhythmischen Koordination und ihre balneotherapeutische Beeinflussung. Z angew Bäder- u Klimaheilk 10: 402–420
HILDEBRANDT G (1965) Saisonphysiologische Gesichtspunkte zur Bäder- und Klimabehandlung. Arch phys Ther (Leipzig) 17: 39–49
HILDEBRANDT G (1966) Leistung und Ordnung. Physiologische Gesichtspunkte zur Rehabilitationsforschung. Med Welt 17 (NF) 2732–2740
HILDEBRANDT G (1967) Die Koordination rhythmischer Funktionen beim Menschen. Verh Dtsch Ges Inn Med 73: 922–941
HILDEBRANDT G (1968) Reaktive Perioden im Kurverlauf. In: TEICHMANN W (Hrsg) Kurverlaufs- und Kurerfolgsbeurteilung. Sanitas-Verlag, Bad Wörishofen, S 135–148
HILDEBRANDT G (1969) Rhythmologische Aspekte der Selbstordnung. Arch phys Ther (Leipzig) 21: 237–249
HILDEBRANDT G (1972 a) Rhythmologische Gesichtspunkte zur Zeitwahl und Dauer der Kurortbehandlung. Heilbad u. Kurort 24: 298–313
HILDEBRANDT G (1972 b) Therapeutische Zeitordnung und Kurerfolg. Z angew Bäder- u Klimaheilk 19: 219–241
HILDEBRANDT G (1974 a) Circadian variations of thermoregulatory response in man. In: SCHEVING LE, HALBERG F, PAULY JE (Eds) Chronobiology. Thieme, Stuttgart, S 234–240
HILDEBRANDT G (1974 b) Chronobiologische Grundlagen der sogenannten Ordnungstherapie. Therapiewoche 24: 3883–3901
HILDEBRANDT G (1975) Wissenschaftliche Grundlagen der modernen Balneologie. Therapiewoche 25: 4122–4138

HILDEBRANDT G (1976a) Physiologische Grundlagen der Rehabilitation. Z phys Med 5: 215-228

HILDEBRANDT G (1976b) Chronobiologische Grundlagen der Leistungsfähigkeit und Chronohygiene. In: HILDEBRANDT G (Hrsg) Biologische Rhythmen und Arbeit. Springer-Verlag, Wien - New York, S 1-19

HILDEBRANDT G (Hrsg) (1976c) Biologische Rhythmen und Arbeit. Bausteine zur Chronobiologie und Chronohygiene der Arbeitsgestaltung. Springer-Verlag, Wien - New York

HILDEBRANDT G (1976d) Outline of Chronohygiene. Chronobiologia 3: 113-127

HILDEBRANDT G (1977) Hygiogenese. Grundlinien einer therapeutischen Physiologie. Therapiewoche 27: 5384-5397

HILDEBRANDT G (1978) Kurkrisen und reaktiver Kurprozess. Z Phys Med 7: 145-159

HILDEBRANDT G (1979) Zeitgemäße Aspekte der Kurortbehandlung. Therapiewoche 29: 5349-5359

HILDEBRANDT G (1980a) Survey of current concepts relative to rhythms and shift work. In: SCHEVING LE, HALBERG F (Eds) Chronobiology: Principles and Applications to Shifts in Schedules. Sijthoff & Noordhoff, Alphen aan den Rijn - Rockville, Md, USA, pp 261-292

HILDEBRANDT G (1980b) Chronobiologische Grundlagen der Ordnungstherapie. In: BRÜGGEMANN W (Hrsg) Kneipptherapie, ein Lehrbuch. Springer-Verlag, Berlin - Heidelberg - New York, S 177-228

HILDEBRANDT G (1982) The Time Structure of Adaptive Processes. In: HILDEBRANDT G, HENSEL H (Hrsg) Biological Adaptation. Thieme, Stuttgart - New York, pp 24-39

HILDEBRANDT G, FRANK D (1974) Der subjektive Verlauf der aktivierenden Kneipp-Kurbehandlung und seine Abhängigkeit vom biologischen Jahresrhythmus. Z Phys Med 3: 177-194

HILDEBRANDT G, GEHLKEN K (1961) Aktuelle Probleme der Balneologie. Ärztl Forsch 15, I/76-84

HILDEBRANDT G, GEYER F (1979) Adaptive Significance of Circaseptan Periods. Chronobiologia 6: 111

HILDEBRANDT G, ISHAG GEORGE B (1973) Untersuchungen über die Bedeutung anamnestischer Fragen für die Bestimmung vegetativer Reaktionstypen. Z angew Bäder- u Klimaheilk 20: 237-273

HILDEBRANDT G, JUNGMANN H (1962) Weitere Untersuchungen zur Höhenanpassung in Obergurgl (2000 m). Wien Z Inn Med 43: 298-308

HILDEBRANDT G, LOWES E-M (1972) Tagesrhythmische Schwankungen der vegetativen Lichtreaktion beim Menschen. J Interdiscipl Cycle Res 3: 289-301

HILDEBRANDT G, NUNHÖFER Chr (1977) Zur Frage der reaktiven Periodik des erythropoetischen Systems. Untersuchungen in 1200 m Höhe und nach Aderlaß. Z Phys Med, Ergänzungsband: 186-196

HILDEBRANDT G, STEINKE L (1962) Zur Frage der Kreislaufumstellungen während der CO_2-Bäderkur. Arch phys Ther (Leipzig) 14: 321-326

HILDEBRANDT G, WITZENRATH A (1969) Leistungsbereitschaft und vegetative Umstellung im Menstruationsrhythmus. Die cyclischen Schwankungen der Reaktionszeit. Int Z angew Physiol einschl Arbeitsphysiol 27: 266-282

HILDEBRANDT G, BESTEHORN H-P, STREMPEL H (1977a) Circadian variations of a non-specific activation system in man. In: TROMP SW (Hrsg) Progress in Human Biometeorology, Vol 1, Part II (Pathological Biometeorology). Swets & Zeitlinger, Amsterdam, pp 223-232

HILDEBRANDT G, ENGELBERTZ P, HILDEBRANDT-EVERS G (1954) Physiologische Grundlagen für eine tageszeitliche Ordnung der Schwitzprozeduren. Z klin Med 152: 446-468

HILDEBRANDT G, JAECK G, PONTOPPIDAN E (1967) Der Grundumsatz im Verlauf von CO_2-Bäderkuren. Arch phys Ther (Leipzig) 19: 455-461

HILDEBRANDT G, JUNGMANN H, STEINKE L (1959) Über die Beeinflussung koordinativer Leistungen durch Bäder- und Klimakuren. Herzrhythmus und arterielle Grundschwingung. Z angew Bäder- u Klimaheilk 6: 126-133

HILDEBRANDT G, ROHMERT W, RUTENFRANZ J (1974) 12 & 24 H Rhythms of Error Frequency of Locomotive Drivers and the Influence of Tiredness on it. Int J Chronobiol 2: 175-180

HILDEBRANDT G, ROHMERT W, RUTENFRANZ J (1975) The influence of tiredness and recovery periods on the circadian variation of error frequency in shift workers (engine drivers). In: COLQUHOUN P, FOLKARD S, KNAUTH P, RUTENFRANZ J (Eds) Experimental Studies of Night- and Shiftwork. Proc 1st Int Symp on Night- and Shiftwork, Dortmund 1974. Westdeutscher Verlag, Opladen, pp 174-187

HILDEBRANDT G, DAMM F, ENGEL P, SCHWARZ G (1973) (Techn. Mitarbeit GONNERMANN E,

SCHNEIDER R) Untersuchungen über das Verhalten von Arbeits- und Schlafpulsfrequenz bei der Akklimatisation von Wintersportlern in 1200 m Höhe. Z phys Med 3: 67–73

HILDEBRANDT G, EMDE L, GEYER F, WIEMANN H (1980) Zur Frage der periodischen Gliederung adaptiver Prozesse. Z Phys Med 9: 90–92

HILDEBRANDT G, GOLENHOFEN K, JUNGMANN H, MELCHIOR H (1964) Untersuchungen zur Wirkung des Höhenwechsels auf 2000 m bei Alpenbewohnern. Beitrag zum Problem der Höhenakklimatisation. Z angew Bäder- und Klimaheilk 11: 451–463

HILDEBRANDT G, BREITHAUPT H, DÖHRE S, STRATMANN I, WERNER M (1977b) Untersuchungen zur arbeitsphysiologischen Bedeutung und Bestimmung der circadianen Phasentypen. Z Arbeitswiss 31: 98–102

HILDEBRANDT G (u. Mitarb.) (1973) Adaptationsforschung im Sport- und Studienheim des Marburger Universitätsbundes. Alma mater philippina: 18–22

HILDEBRANDT G u. Mitarb. (1974a) Tagesrhythmische Einflüsse auf das Adaptationsvermögen des Menschen (Muskelkrafttraining, sensomotorisches Lernen, Kältehabituation). Arbeitsberichte des Sonderforschungsbereiches Adaptation und Rehabilitation (SFB 122) der Philipps-Universität Marburg/Lahn, Band 1, S 56–78, Marburg/Lahn

HILDEBRANDT G u. Mitarb. (1974b) Der Schlafverlauf vegetativer Funktionen und ihrer Koordination als Indikator des Adaptationsverlaufs. Arbeitsberichte des Sonderforschungsbereiches Adaptation und Rehabilitation (SFB 122) der Philipps-Universität Marburg/Lahn Band 1: S 80–88

HILLE H (1967a) Vergleichende Gruppenuntersuchungen über die physiologischen Wirkungen des Mittelgebirgsklimas. Arch Phys Ther (Leipzig) 19: 305–309

HILLE H (1967b) Verlaufsbeobachtungen während eines sechswöchigen Kuraufenthaltes in gewohntem Klima und bei geringer Höhenexposition. Arch phys Ther (Leipzig) 19: 425–428

HILLE H, STAMPEHL B, GERSTEIN B (1968) Über den Einfluß von Schwefelkuren auf das Blutbild des Menschen. Z angew Bäder- u Klimaheilk 15: 162–171

HILLEBRAND O (1967) Aufgaben und Möglichkeiten moderner Balneologie. Münch med Wschr 109: 559–564

HILLER E (1954) Untersuchungen zur Wirkungsweise balneologischer Maßnahmen. Münch med Wschr 96: 629–630

HIRSCH E, HALBERG E, HALBERG F, GOETZ FC, CRESSEY D, WENDT H, SOTHERN R, HAUS E, STONEY P, MINORS D, ROSEN G, HILL B, HILLEREN M, GARETT K (1975) Body weight change during 1 week on a single daily 2000-caloric meal consumed as breakfast (B) or dinner (D). Chronobiologia 2, Suppl 1: 31–32

HITTMAIR A (1959) Wissenschaft vom Urlaub. Münch med Wschr 31: 1329–1333

HITTMAIR A (1960) Freizeit und Urlaub als Therapie und Prophylaxe. Monatsk f Ärztl Fortbildung 10, Nr 6

HITTMAIR AM (1971a) Das Neurovegetativum vom Standpunkt des Internisten aus gesehen. Der Internist 12: 290–299

HITTMAIR A (1971b) Gedanken zum Problem der Heilkuren. Z angew Bäder- u Klimaheilk 18: 53–56

HITZENBERGER G (1961) Vergleichende Untersuchungen über die Wirkungen der Bad Haller Jodkur bei Hypertonikern. Arch phys Ther (Leipzig) 13: 91–94

HOFF F (1930) Unspezifische Therapie und natürliche Abwehrvorgänge. Springer, Berlin

HOFF F (1931) Über den Einfluß therapeutischer Hautreize auf den Organismus. In: Über Kreislauferkrankungen und ihre Behandlung. VIII. Fortbildungslehrgang in Bad Nauheim. Georg Thieme Verlag, Leipzig, S 165–174

HOFF F (1957) Fieber, unspezifische Abwehrvorgänge, unspezifische Therapie. Thieme, Stuttgart

HOFF F, LOSSE H (1955) Sympathikotonie und Parasympathikotonie. Dtsch med Wochenschr 80: 529–537

HOHMANN E (1982) Tagesrhythmische Einflüsse auf die erythropoetische Reaktion des Menschen nach intermittierender Unterdruckbelastung. Med Inaug-Diss Marburg/Lahn

HOKARI K (1959) Experimentelle Untersuchungen über die Wirkungen von Bädern in heißen Quellen auf die Hypophysen- und Nebennierenrindenfunktion. J Japan Baln – Climat Assoc 23: 1. (ref.: Z angew Bäder- u Klimaheilk 7: 402 (1960))

HOLLMANN W (1970) Sport und körperliches Training als Mittel der präventiven und kurativen Medizin. In: Präventive Medizin. Schriftenreihe der Medizinisch-Pharmazeutischen Studiengesellschaft, Bd 4/5, S 245–253. Umschau-Verlag, Frankfurt/M.

HOLLWICH F (1955) Auge und Zwischenhirn. Enke, Stuttgart

HOLLWICH F, DIECKHUES B (1971) Augenlicht und Hormonhaushalt. Z phys Med 2: 485-494

HOLST E v (1939) Die relative Koordination als Phänomen und als Methode zentralnervöser Funktionsanalyse. Erg Physiol 42: 228-306

HOLZRICHTER P (1977) Untersuchungen über den Verlauf der körperlichen Leistungsfähigkeit von Rekruten während der ersten sechs Wochen der allgemeinen Grundausbildung in der Bundeswehr. Med Inaug-Diss Marburg/Lahn

HOPMANN R (1931) Jahreszeitliche Krankheitsbereitschaft. I. Die Frühjahrskrise. Statistisch-klinische Untersuchungen an Erwachsenen. Z klin Med 115: 807-816

HORD DJ, JOHNSON LC, LUBIN A (1964) Differential effect of the law of initial value (LIV) on autonomic variables. Psychophysiology: 79-87

HORST-MEYER H zur, HEIDELMANN G (1953) Menstruationszyklus, Gravidität und akrale Hautdurchblutung. Schweiz Med Wochenschr 83: 450-452

HOSEMANN H (1950) Unterliegt der Menstruationszyklus der Frau und die tägliche Geburtenzahl solaren und lunaren Einflüssen? Dtsch Med Wochenschr 75: 815-819

HOSEMANN H (1960) Women in sports and the menstrual cycle. Dtsch med Wschr 85: 13-18

HÖWER F-J (1980) Der passive orthostatische Belastungsversuch am Kipptisch zur Objektivierung von reaktiven Umstellungen im Kurverlauf. Med Inaug-Diss Marburg/Lahn

HÜBNER K (1969) Die Periodik der DNS-Synthese nach unspezifischen Reizen. Arch phys Ther 21: 251-260

INAMA K (1956) Zur Klinik der Badereaktion mit besonderer Berücksichtigung radioaktiver Kurmittel

INAMA K (1959) Badereaktion und Hautwiderstandsänderungen, elektrodermatographisch gemessen. Z angew Bäder- u Klimaheilk 6: 592-611

ISKRSHIZKAJA AI, TATJEWOSOW SR, PJATKINA LI (1972) Der Zustand der unspezifischen immunologischen Abwehr bei Herz- und Kreislaufpatienten unter Klimabehandlung. (russ) Vopr kurortol 37: 108. (ref.: Z Physiother 26: 74 (1974))

JACOBS H, THOMPSON M, HALBERG E, GRAEBER C, LEVINE H, HAUS E (1975) Relative body weight loss on limited free-choice meal consumed as breakfast rather than as dinner. Chronobiologia 2, Suppl 1: 33

JAHNKE K-H (1953 a) Experimentelle und klinische Studien über Wärmeapplikationen (am Beispiel des Parafango di Battaglia). Ärztl Wschr 8: 1053-1057

JAHNKE K-H (1953 b) Wärmeapplikationen und ihr Wirkungsmechanismus. Ther Umsch 10: H 4/5, S 1-32

JESSEL U (1968) Die mathematische und graphische Verarbeitung statistischer Befunde in Bioklimatologie und Balneologie (Methodische Wege und methodische Irrtümer). Arch phys Ther (Leipzig) 20: 263-270

JORDAN H (1960) Experimentelle Untersuchungen zum Studium von Therapieeffekten bei sog. „kombinierter Balneotherapie". 1. Mitteilung: Methodische Untersuchungen mit Khellistrophan und Apophyllin-Strophantin. Fundamenta Balneo-Bioclimat, Vol I: 303-318

JORDAN H (1964) Grundriß der Balneologie und Balneobioklimatologie. Für Studierende und Ärzte. VEB Georg Thieme, Leipzig

JORDAN H (1966) Balneotherapie und Blutdruck - biometrisch betrachtet. Z angew Bäder- u Klimaheilk 13: 380-389

JORDAN H (1967) Kurorttherapie: Kureffekt und Kurerfolg. Arbeitsmed Sozialmed Arbeitshyg 2: 435-437

JORDAN H (1970) Normalisierungseffekte der Kurorttherapie - ein biometrisches Problem. Arch phys Ther (Leipzig) 22: 3-8

JORDAN H (1971) Grundlagen einer adaptiven Leistungstherapie. Z Physiother (Leipzig) 23: 323-331

JORDAN H (1972) Kurverlauf und Kureffekt - Ergebnisse eines biometrisch-klinischen Arbeitskreises. Z Physiother (Leipzig) 24: 267-302

JORDAN H (1983) Leitlinien künftiger kurorttherapeutischer Forschung. Z Physiother 35: 331-334

JORDAN H, MÜNCH H (1962/1964/1966) Experimentelle Untersuchungen zum Studium von Therapieeffekten bei sog. „kombinierter Balneotherapie". 3. Mitteilung: Fundamenta balneo-bioclimat. 2: 93-100 (1962) 6. Mitteilung: Fundamenta balneo-bioclimat. 3: 50-57 (1964) 7. Mitteilung: Fundamenta balneo-bioclimat. 3: 223-229 (1966)

JORDAN H, MÜNCH H (1967) Kritische Untersuchungen zum „Vegetativen Index" nach Kérdö. Wien Zschr Inn Med 48: 302–311

JORDAN H, REINHOLD D (1962) Experimentelle Untersuchungen zum Studium von Therapieeffekten bei sog. „kombinierter Balneotherapie". 2. Mitteilung: Untersuchungen mit Pholedrin. Fundamenta balneo-bioclimat. 2: 85–92

JORDAN H, WAGNER H (1964) Aussagemöglichkeiten über biologische Messwertänderungen durch Streuung und Regression. Abhandl d Dtsch Akademie d Wissenschaften zu Berlin. Klasse für Mathematik, Physik u Technik Jahrgang 1964, Nr 4, S 69–72

JORDAN H, WAGNER H (1967) Biometrische Analyse therapeutisch erreichter Blutdruckänderungen. In: EMMRICH R, TRENCKMANN H (Hrsg) 4. Tag Ber d Sektion Inn Med in d Dtsch Ges f Klin Med 1966. VEB Georg Thieme, Leipzig, S 329

JORDAN H, WAGNER H (1969) Reaktionen der Puls- und Atemfrequenz auf einen Klimareiz an Hand der Streuung der täglichen Änderungen. Z angew Bäder- u Klimaheilk 16: 404–409

JORDAN H, WAGNER H (1977) Zur Beeinflussung regulativer Prozesse im Zuge der Kurorttherapie. Z Physiother 29: 151–163

JORDAN H, REINHOLD D, WAGNER H (1964) Kritische Untersuchungen zur Anfangs-Endwertproblematik von kardiodynamischen Meßgrößen unter dem Einfluß einer Bäderkur. Z ges inn Med 19: 897–901

JORDAN H, REINHOLD D, WAGNER H (1967) Untersuchungen zum regulativen Normbereich des Körpergewichts. Z ges inn Med 22: 277–280

JUNGMANN H (1961) Kritische Phasen und verzögerte Wirkungen bei Klimakuren. Hippokrates 32: 120–123

JUNGMANN H (1962) Das Klima in der Therapie innerer Krankheiten. JA Barth, München

JUNGMANN H (1965) Lebensalter und Reaktionsweise in der Hydrotherapie. Arch phys Ther (Leipzig) 17: 1–8

JUNGMANN H (1969 a) Einfluß des Lebensalters auf die Wirkung balneologischer Maßnahmen. Vergleichende Untersuchungen in indifferenten und kalten Voll- und Teilbädern. Z angew Bäder- u Klimaheilk 16: 163–169

JUNGMANN H (1969 b) Schonung als therapeutisches Prinzip. Arch phys Ther (Leipzig) 21: 229–235

JUNGMANN H (1971) Prinzipien der kurörtlichen Therapie. Phys Med Rehab 12: 185–187

JUNGMANN H (1975) Hyperämie der Füße durch ansteigende Armbäder. Herz/Kreislauf 7: 638–641

KAATZSCH H, ZIPP H, BUCHTA J, BREITENBACH B (1962) Spiroergometrische Untersuchungen bei 30 Kranken mit Herzklappenfehlern im Verlauf einer kombinierten Kur. Arch phys Ther (Leipzig) 14: 89–97

KANT E (1981) Untersuchungen über den Tagesgang der Kältehabituation. Med Inaug-Diss Marburg/Lahn

KATELHÖN KA (1971) Untersuchungen des Histamin-Erythem-Tests während einer balneo-physiotherapeutischen Kur im Ostseeheilbad Graal-Müritz. Zschr f Physiother 23: 117–127

KÉRDÖ I (1957) Eine neue Untersuchungsmethode zur Erfassung der Veränderungen der vegetativen Reaktionslage unter dem Einfluß meteorologischer Faktoren. I. Kongreß d Internat Soc of Bioclimatology and Biometeorology. 23.–27. Sept. 1957, Wien

KÉRDÖ I (1966) Ein aus Daten der Blutzirkulation kalkulierter Index zur Beurteilung der vegetativen Tonuslage. Acta Neurovegetativa 29: 250–268

KIHN L (1961) Zum Ablauf unspezifischer Reaktionen nach physikalisch-therapeutischen Anwendungen. Med Welt: 1791–1794

KIHN L (1962) Der Puls-Atem-Quotient bei chronisch Kranken. Zschr klin Med 157: 277–290

KIHN L (1963) Zum rhythmischen Verhalten des Puls-Atem-Quotienten bei chronisch Kranken. Arch phys Ther 15, 217–224

KIHN L (1968) Rechnerische Auswertungen subjektiver Beschwerden bei chronisch Kranken. Arch phys Ther (Leipzig) 20: 461–464

KIRCHHOFF HW (1965) Praktische Funktionsdiagnostik des Herzens und Kreislaufs. Barth, München

KISON N (1983) Untersuchungen über die Kurvorbereitungszeit und den Übergang zur Kurbehandlung (Tagebuchauswertungen). Med Inaug – Diss Marburg/Lahn (In Vorbereitung)

KLEIN KE, BRÜNER H, FINGER R, SCHALKHÄUSER K, WEGMANN HM (1966) Tagesrhythmik und Funktionsdiagnostik der peripheren Kreislaufregulation. Int Z angew Physiol einschl Arbeitsphysiol 23: 125–139

KLEIN KE, BRÜNER H, HOLTMANN H, REHME H, STOLZE J, STEINHOFF WD, WEGMANN HM (1970) Circadian rhythm of pilot's efficiency and effects of multiple time zone travel. Aerospace Med 41: 125–132

KLEMP G (1976) Untersuchungen über den Einfluß der Tagesrhythmik auf die erythropoetische Reaktion nach intermittierender Unterdruckexposition. Med Inaug-Diss Marburg/Lahn

KLINGELHÖFER R (1973) Längsschnittuntersuchungen der akustischen und optischen Reaktionszeiten zur Beurteilung der aktivierenden Kurbehandlung. Med Inaug-Diss Marburg/Lahn

KLINKER L (1968) Modellvorstellung über Regulationsprinzipien des menschlichen Organismus. Versuch einer einheitlichen Deutung von biologischer Tages- und Jahresrhythmik. Abhandlungen des meteorologischen Dienstes der DDR, Nr 87 (Band XI) S 5–20, Akademie-Verlag, Berlin

KLINKER L (1973) Jahresrhythmische Einflüsse auf Kurergebnisse im Ostseeküstenbereich der DDR. J interdiscipl Cycle Res 4: 261–265

KLINKER L, LANDMANN W (1970) Saisonale Einflüsse auf den Kureffekt bei funktionellen und organischen Herzpatienten. Arch phys Ther (Leipzig) 22: 135–142

KLÖPPEL H-B (1980) Circannuale Änderungen der circadianen Phasenlage des Menschen. Med Inaug-Diss (Humabiologie) Marburg/Lahn

KNAPP E, GÜNTHER R, HALBERG F (1969) Referenznormen der zirkadianen Akrophasen von 20 Körperfunktionen vor, während und nach einer Gasteiner Thermalbadekur bei gesunden männlichen Versuchspersonen. Arch phys Ther (Leipzig) 21: 481–486

KNOERCHEN HP (1974) Tagesrhythmische Untersuchungen zum Mechanismus der Bronchodilatation bei Arbeit (bronchomotorische Arbeitsreaktion). Med Inaug-Diss Marburg/Lahn

KOLESAR J (1960) Untersuchungen des Einflusses der Badekur auf die höhere Nervenfunktion und den Funktionszustand der Nebennieren. Fys vêstn 38: 139. (ref.: Z angew Bäder- u Klimaheilk 9: 113 (1962))

KOLESÁR J, ANTAL M, DURANOVÁ Z, SMÄDOVA V (1967) Veränderungen im Komplementniveau bei Patienten mit Bronchitis chronica nach einer Hochgebirgsklimakur. Z angew Bäder- u Klimaheilk 14: 230–239

KOLESÁR J, ANTAL M, MACUCHOVA E, MASTICZOVA G, SMÄDOVA V (1964) Beeinflussung des immunbiologischen Zustandes der Patienten mit chronischer Bronchitis mittels klimatischer Therapie. Z angew Bäder- u Klimaheilk 11: 350–354

KÖNIGER H (1929) Krankenbehandlung durch Umstimmung. Thieme, Leipzig

KOWARSCHIK J (1955) Das Prinzip der Überkompensation in der Balneotherapie. Wien med Wschr 105: 209–210

KOWARSCHIK J (1958) Balneologische Erfahrungen an 10000 Patienten. Arch phys Ther (Leipzig) 10: 402–412

KRETSCHMER E (1955) Körperbau und Charakter. Springer-Verlag, Berlin – Heidelberg – New York

KRETSCHMER W (1972) Konstitution und Rasse. In: GADAMER H-G, VOGLER P (Hrsg) Biologische Anthropologie, 2. Teil, Thieme, Stuttgart, S 258–291

KRIEBEL R, EMDE L, HILDEBRANDT G (1979) cit. b. HILDEBRANDT (1982)

KÜHNAU J (1962) Chemische Wirkung der Badekur. In: AMELUNG W, EVERS A (Hrsg) Handbuch der Bäder- und Klimaheilkunde. Schattauer, Stuttgart, S 218–240

KUKOWKA A (1956) Zum Problem der Badereaktion. Z angew Bäder- u Klimaheilk 3: 509–527

KUKOWKA A (1972) Über Abhandlungen balneologischen Inhalts in der Staatlichen Bücher- und Kupferstichsammlung zu Greiz. Z angew Bäder- u Klimaheilk 19: 299–310

KULPE W (1967) Zur Beurteilung des Kurerfolges bei den Heilmaßnahmen der sozialen Rentenversicherung. Mitteilungen der LVA Württemberg, S 201–209

KULPE W (1971) Der Kurerfolg bei Heilmaßnahmen in der gesetzlichen Rentenversicherung. Mitteilungen der LVA Württemberg 63: 45–49

KUNZE HM (1954) Reaktionstypen oder Regulationsformen? Hippokrates 25: 224–231

KUNZE HM (1956) Kreislauf-Dystonie als Therapieproblem vom Standpunkt der Hydrotherapie. Hippokrates 27: 33–37, 69–74 und 104–108

KUNZE HM (1959) Die einfache hämodynamische Regulationsdiagnostik. W de Gruyter, Berlin

KUWAHARA T (1959) Histochemische Untersuchung der Haut während einer Badekur in heißen Quellen. Bull Inst Balneother 11: 248. (ref.: Z angew Bäder- u Klimaheilk 8: 384 (1961))

LACHMANN H (1957) Analyse und Synthese in der Balneologie. Arch phys Ther (Leipzig) 9: 401–411

LACHMANN H, WAGNER H (1960) Umwelt und Kurerfolg. Untersuchungen über subjektives Befinden und objektive Kurerfolge in Bad Elster. Das Deutsche Gesundheitswesen 15: 1478-1484

LACHMANN H, SCHUBARDT I, WAGNER H (1960) Vergleiche der Sofort- und Späterfolge von Heilkuren. Zschr f ärztl Fortbildung 54: 53-62

LAMPERT H (1943) Konstitution und Blähsucht. Hippokrates-Verlag, Stuttgart

LAMPERT H (1959) Reaktionstypen und Hydrotherapie. Fortschr d Med 77: 225-228

LAMPERT H (1961) Die Dosierungsfrage in der Balneotherapie. Z angew Bäder- u Klimaheilk 8: 26-37

LAMPERT H (1962) Die Reaktionstypenlehre und ihre Bedeutung für Balneologie und Klimatologie. Arch phys Ther (Leipzig) 14: 3-10

LENDLE L (1960) Resorptiv-pharmakologische Wirkungen von Mineralquellen. Z angew Bäder- u Klimaheilk 7: 38-54

LESKOVAR R (1970) Die Trinkkur. Z angew Bäder- u Klimaheilk 17: 370-390

LESKOVAR R (1976) Trinkkuren bei Erkrankungen der Harnwege. Z angew Bäder- u Klimaheilk 23: 201-211

LISKA S, VRABLOVA E, FORGONOVA A, DURIANOVA J, KOTZIG I, SEBIK M (1965) Attempt of Spa-reaction Evaluation According to Analgetics and Sedatives Administration (tschechisch). Fysiatrický vestnik 43: 275-282

LOTZ RGA (1959) Dynamische Regulationsprüfung zur Objektivierung von Kurerfolgen. Arch phys Ther (Leipzig) 11: 29-35

LÜHR K (1959) Objektivierung und Objektivierbarkeit des Kurerfolges. Arch phys Ther (Leipzig) 11: 3-18

LÜHR K (1974) Die Kurorttherapie des Herzens im Alter. Z angew Bäder- u Klimaheilk 21: 33-44

LÜHR K (1977) Kurortbehandlung der Herz-Kreislauf-Krankheiten. Urban & Schwarzenberg, München - Wien - Baltimore

LUNGU A, CRISTOVEANU A, BUNEA M, TACHE A (1966) Die ökologischen Faktoren und die Nebennierenrindenfunktion. Arch phys Ther (Leipzig) 18: 29-53

MARTIN RW, EISENBLÄTTER J (1961) Katamnestische Überprüfungen des Kurerfolges bei Herzkranken. Balneologische Beiblätter d Ärztl Mitteilungen Nr 6: 2401-2404

MARTZOG N (1982) Untersuchungen über das Schlafpulsverhalten beim Höhenaufenthalt in 1200 m, Med Inaug-Diss Marburg/Lahn

MATES J (1973) Zum Problem der Wirksamkeit der Komplextherapie in Heilbädern und Klimakurorten. Z Physiother 25: 179-184

MEISSNER HM (1965) Verlauf und Rhythmus einer vierwöchigen Kneippkur in Bad Wörishofen. Med Inaug-Diss München. (Kurzbericht: Allgem Therapeutik 7: 214-216 (1967))

MENGER W (1964) Abhärtungsprobleme im Kindesalter. Arch phys Ther (Leipzig) 16: 39-44

MENGER W (1966) Richtlinien für die Erfolgsbeurteilung bei Kinderkuren. Z angew Bäder- u Klimaheilk 13: 24-29

MENGER W (1969) Untersuchung der Reaktionen auf das Reizklima des Gebirges und der Nordsee bei denselben Personen. Arch phys Ther 21: 509-513

MENGER W, DÖLP R (1968a) Die Ausscheidung der 17-Ketosteroide während der Adaptationsphase im Reizklima und unter dem Einfluß kalter Seebäder. Arch phys Ther (Leipzig) 20: 415-419

MENGER W, DÖLP R (1968b) Über Beziehungen zwischen Euphorie an der Nordsee und erhöhter 17-Ketosteroidausscheidung. Z angew Bäder- u Klimaheilk 15: 318-327

MENGER W, PAHL O (1960) Der Einfluß des Nordseeklimas auf den Diabetes mellitus. Arch phys Ther (Leipzig) 12: 283-299

MENGER W, KÜHN O, BEHRENDT L (1971) Adaptationsphasen bei Kindern an der Nordsee. Z Phys Med 2: 162-168

MENZEL W (1955) Therapie unter dem Gesichtspunkt biologischer Rhythmen. In: LAMPERT H u. Mitarb. (Hrsg) Ergebnisse der Physikalisch-diätetischen Therapie. Bd 5, S 1-38. Steinkopff, Dresden u Leipzig

MENZEL W (1962) Menschliche Tag-Nacht-Rhythmik und Schichtarbeit. B Schwabe, Basel - Stuttgart

MILLAHN HP (1962) Das Verhältnis von Pulsperiodendauer zur Dauer der arteriellen Grundschwingung bei Jugendlichen. Z Kreislaufforsch 51: 1151-1159

MÜLLER W (1955) Die Bedeutung der Quellenbeobachtung für den Badearzt. Z angew Bäder- u Klimaheilk 2: 450-466

MÜLLER EA, HETTINGER TH (1956) Der Verlauf der Zunahme der Muskelkraft nach einem einmaligen maximalen Trainingsreiz. Internat Z angew Physiol einschl Arbeitsphysiol 16: 177–183

MÜLLER R (1970) Veränderungen der Puls- und Atemfrequenz und des Puls-Atem-Quotienten unter Berücksichtigung der Streuung der täglichen Änderung während der Heilkur. Arch phys Ther (Leipzig) 22: 199–205

MÜNCH H, JORDAN H (1964a, b) Experimentelle Untersuchungen zum Studium von Therapieeffekten bei sog. „kombinierter Balneotherapie". 4. Mitteilung: Fundamenta balneo-bioklimat. 2: 377–380 (1964) 5. Mitteilung: Fundamenta balneo-bioclimat. 4: 381–387 (1964)

NEERGAARD K von (1947) Gefahren der Reklimatisation. Schweiz med Wschr 77: 1160

NESSWETHA W, NATHUSIUS W v (1960) Untersuchungen über die prophylaktische und therapeutische Bedeutung der Terrainkur bei Regulationsstörungen des Kreislaufes der Industriearbeiter. Internat Journ f prophylakt Med u Sozialhygiene 4: Nr 6

NIEMEYER R (1935) Über Dauerergebnisse bei Kindern nach klimatischen und Solbadekuren. Balneologe 2: 166–171

NISSEN B, KLINKER L (1968) Jahreszeitliche Unterschiede der Kureffekte bei erholungsbedürftigen Kindern im Ostseeband Kühlungsborn. Dtsch Gesundh-Wes 23: 1051–1055

NITSCH K, GRÜNINGER U (1962) Erkrankungen des Kindesalters. In: AMELUNG W, EVERS A (Hrsg) Handbuch der Bäder- und Klimaheilkunde. Schattauer, Stuttgart, S 1015–1026

NUNHÖFER Chr (1975) Vergleichende Untersuchungen über den Zeitverlauf der erythropoetischen Reaktion nach Aderlaß und Höhenexposition. Med Inaug-Diss Marburg/Lahn

OJIRO G (1959) Reaktion des Systems Hypophyse-Nebenniere auf verschiedene Formen physikalischer Therapie. Bull Inst Balneother 11: 137 (ref.: Z angew Bäder- u Klimaheilk 8: 394 (1961))

OTT VR (1956) Die Badereaktion in der Sicht Schweizerischer Balneologen. Z angew Bäder- u Klimaheilk 3: 555–562

OTT VR (1960a) Fortschritte und Fragen der Balneologie. Kritische Zusammenfassung der 4. Fortbildungstagung des VDB. Z angew Bäder- u Klimaheilk 7: 80–87

OTT VR (1960b) Stellung und Aufgaben der Balneologie in der gegenwärtigen Medizin. Münch Med Wschr 102: 520–525

OTT VR, HENTSCHEL H-D (1960) Physikalische und balneologische Therapie der Blutdruckkrankheiten. Bad Nauheimer Fortbildungs-Lehrgänge 25: 130–146 Dr. Dietrich Steinkopff, Darmstadt

PENGELLY ET (Ed) (1974) Circannual Clocks. Annual Biological Rhythms. Academic Press Inc. New York – San Francisco – London

PERGER F (1956) Die Bestimmung der vegetativen Reaktionslage und Reaktionsweise bei Erkrankungen des rheumatischen Formenkreises. Zschr f Rheumaforschg 15: 166–175

PETER A (1971) Adaptation, Resistenz und Immunsystem in Beziehung zur Balneotherapie. Z Physiother 23: 333–340

PETER A (1975) Über einige Probleme und Ergebnisse der Immunologie und Resistenzsteigerung im Hinblick auf die Kurorttherapie. Z Physiother 27: 31–35

PFANNENSTIEL W (1953) Über die unspezifische Reiztherapie. In: HAFERKAMP H (Hrsg) Naturheilverfahren, Einführung und Fortbildung. Vortr 1. Fortbildungskurs für Naturheilverfahren, März 1953 in Bad Neuenahr. Hippokrates-Verlag, Stuttgart, S 1–19

PFLEIDERER H, BÜTTNER K (1940) Bioklimatologie. In: VOGT H (Hrsg) Lehrbuch der Bäder- und Klimaheilkunde, II. Teil, S 609–949. J Springer, Berlin

PFLEIDERER H, PFLEIDERER J (1927) Zur Frage der Bewertung klimatischer Kuren mit besonderer Berücksichtigung der Herbst- und Winterkuren an der Nordsee. Aus der bioklimatischen Forschungsanstalt an der Nordsee, Wyk auf Föhr

PIRLET K (1955) Ein Fragetest zur Bestimmung der individuellen Reaktionsweise. Ärztl Forschung 9: I/560–564

PIRLET K (1956) Individualphysiologische Studien des Wärmehaushaltes. Arch phys Ther (Leipzig) 8: 162–169

PIRLET K (1962) Körperbau, Wärmehaushalt und individuelle Reaktionsweise. Arch phys Ther (Leipzig) 14: 11–26

PIRLET K (1969) Die Wirkprinzipien der Physikalischen Medizin aus pathophysiologischer und therapeutischer Sicht (Analyse und Synopsis). Arch phys Ther (Leipzig) 21: 267–271

PIRLET K, JUNGMANN H (1955) Kreislaufanalytische Befunde bei unterschiedlichen Reaktionsweisen. Ärztl Forschung 9: I/528–533

PIRLET K, KELLER H (1968) Scheineffekte bei der gruppierenden graphischen Darstellung von Behandlungsergebnissen. Arch phys Ther (Leipzig) 20: 285–290

Podogrodzki T (1961) Über die Reaktionsbereitschaft des Organismus bei der Histamin- und Tuberkulinprobe im Verlauf der Heilbehandlung des Asthma bronchiale in Bad Salzbrunn. Balneol. polska 10: 93. (ref.: Z angew Bäder- u Klimaheilk 9: 117 (1962))

Polak F, Knobloch F (1957) Ist das Ausgangswertgesetz von Wilder ein Naturgesetz? Acta Neurovegetativa 15: 473-481

Pöllmann L (1981) Zahnschmerzschwelle nach Plazebogaben. In: Struppler A, Gessler M (Hrsg) Schmerzforschung, Schmerzmessung, Brustschmerz. Springer-Verlag, Berlin - Heidelberg - New York, S 139-142

Pöllmann L, Hildebrandt G (1979) Über tagesrhythmische Veränderungen der Plazebowirkung auf die Schmerzschwelle gesunder Zähne. Beitrag zu einer Physiologie der Plazeboeffekte. Klin Wochenschr 57: 1323-1327

Pöllmann L, Hildebrandt G (1982) Long-term Control of Swelling after Maxillo-Facial Surgery. Int J Chronobiology 8: 105-114

Pontoppidan E (1967) Grundumsatz und vegetative Umstellung bei CO_2-Bäderkuren. Med Inaug-Diss Marburg/Lahn

Prill H-J, Maar H (1971) Zyklusveränderungen bei Höhenaufenthalt. Med Klin 66: 986-989

Raas E, Halhuber MJ (Statistische Bearbeitung Siller K) (1965) Medizinische Untersuchungen an Urlaubern. Z angew Bäder- u Klimaheilk 12: 107-136

Raschke F (1981) Die Kopplung zwischen Herzschlag und Atmung beim Menschen. Humanbiol Inaug-Diss Marburg/Lahn

Raschke F (1977) Probleme und Ergebnisse der Herzperiodenanalyse im Nachtschlaf während eines Höhenaufenthaltes in 1200 m. Z Physik Med 1: 21-22

Reichel H, Palme U (1953) Der elektrische Gleichstromwiderstand und die Flimmer-Verschmelzungs-Frequenz nach von Bracken als Methoden der balneologischen Forschung. Internat Balneol Kongreß der ISMH in Deutschland. Balneologisches Institut bei der Univ München

Rechtsprecher I (1980) Untersuchung über den Jahresgang von Kureffekten an einer Kurklinik (Gewichtsabnahme, Puls- und Blutdrucknormalisierung). Med Inaug-Diss Marburg/Lahn

Reinberg A, Halberg F (1971) Circadian Chronopharmacology. Ann Rev Pharmacol 11: 455-492

Reinberg A, Smolensky MH (1983) Biological Rhythms and Medicine. Cellular, Metabolic, Physiopathologic, and Pharmacologic Aspects. Springer-Verlag, New York - Berlin - Heidelberg - Tokyo

Reinberg A, Sidi E, Ghata J (1965) Circadian reactivity rhythms of human skin to histamine or allergen and the adrenal cycle. J Allergy (St Louis) 36: 273-283

Reissmann G (1970) Unspezifische Immunität und Moorbadekur. Arch phys Ther (Leipzig) 22: 175-181

Rensing L (1973) Biologische Rhythmen und Regulation. G Fischer, Stuttgart

Rest A (1981) Der Einfluß von Heilverfahren auf die Fehlzeiten am Arbeitsplatz. Eine empirische Untersuchung zur Beurteilung des Therapieerfolges von Heilverfahren. PD Lang, Frankfurt a Main - Bern

Rieck A (1973) Tagesrhythmische Veränderungen des Beinvolumens bei orthostatischer Belastung unter Berücksichtigung des Blutdruck- und Pulsfrequenzverhaltens. Med Inaug-Diss Marburg/Lahn

Rieck A, Damm F (1975) Circadian Variation in Blood Flow of the Extremities at Rest and during Work. Pflügers Arch/Europ J Physiol 355, Suppl R 25

Riedel E (1977) Kurzwischenfälle und subjektiver Befindensverlauf von Herz- und Kreislaufkranken bei konventioneller Badekur und vorwiegend trainierender Kurbehandlung. Med Inaug-Diss Marburg/Lahn

Riedel E, Hildebrandt G, Zipp H (1979) Zwischenfälle bei aktiver und passiver Kurbehandlung von Herz-Kreislaufkranken. Med Klinik 74: 199-204

Rompel Chr (1976) Die Auswirkungen einer Reduktionsdiät während aktivierender Kurbehandlung. Zentralarch Physiotherapie 5: 75-92

Rompel Chr, Baier H, Ballentin B, Rostam Kolay A (1977 a) Die Beziehung von Körpergewicht und Effekt der aktivierenden Kurbehandlung. Z Phys Med, Ergänzungsband: 175-181

Rompel Chr, Baier H, Hildebrandt G (1977 b) Der normalisierende Einfluß der aktivierenden Kurbehandlung auf das Körpergewicht. Z angew Bäder- u Klimaheilk 24: 31-39

Roskamm H, Reindell H, König K (1966) Körperliche Aktivität und Herz- und Kreislauferkrankungen. Barth, München

RÜCKHEIM H (1953) Das biologische Reaktionstypenproblem des Menschen. Arch phys Ther (Leipzig) 5: 175–179

RUDDER B de (1952) Grundriß der Meteorobiologie des Menschen. Springer-Verlag, Berlin – Göttingen – Heidelberg

RUDDER B de (1960) Wetter, Jahreszeit und Klima als pathogenetische Faktoren. In: Handbuch der Allgemeinen Pathologie Bd 10/1. Springer-Verlag, Berlin – Göttingen – Heidelberg, S 370–390

RUTENFRANZ J (1978) Arbeitsphysiologische Grundprobleme von Nacht- und Schichtarbeit. Rheinisch-Westfälische Akad d Wissenschaften, Vorträge N 275, S 7–50. Westdeutscher Verlag, Opladen

RUTENFRANZ J (1981) Arbeitsmedizinische Aspekte des Streßproblems. In: NITSCH JR (Hrsg) Streß, Theorien, Untersuchungen, Maßnahmen. Verlag Hans Huber, Bern – Stuttgart – Wien, S 379–390

SALLER K (1960) Konstitutionstherapie in neuer Sicht. Enke, Stuttgart

SATO H (1958) Untersuchungen über den Einfluß des autonomen Nervensystems während des Bades in Thermalwasser nach der Methode, die Wenger für die Prüfung der Funktion des autonomen Nervensystems angegeben hat. Bull Inst Balneother 10: 94 (Ref.: Z angew Bäder- u Klimaheilk 7: 624 (1960))

SATO Y (1959) Untersuchungen über Heilbäder und die Hypophysen- und Nebennierenrindenfunktion. 1. Die Wirkung des Heilbades auf die 17-Ketosteroidausscheidung im Harn. Journ Japan Balneo-Climat Assocc 23: 333 (ref.: Z angew Bäder- u Klimaheilk 7: 218–219 (1961))

SEIDL E (1968) Die Kraft der Skelettmuskulatur bei täglicher isometrischer Anspannung und unter dem Einfluß von UV-Bestrahlung. Studia biophysica (Berlin) 9: 71–80

SEIDL E (1969) The influence of ultraviolet radiation on the healthy adult. In: The biologic effects of ultraviolet radiation. Ed by URBACH F. Pergamon Press, Oxford – New York, pp 447–458

SEIFERT H (1960) Über die Saisonabhängigkeit und Geschlechtsgebundenheit des menschlichen Serum-Antistreptolysins. III. Mitteilung. Z ges Inn Med Grenzgebiete 15: 589–591

SELYE H (1953) Einführung in die Lehre vom Adaptationssyndrom. Thieme, Stuttgart

SEROWY C, KLINKER L (1967) Über Saisoneinflüsse auf die Morbidität sowie den Effekt und Erfolg von Klimakuren an der Ostsee beim endogenen Ekzem. Derm Wochenschr 153: 1233–1244

SEROWY C, KLINKER L (1971) Über tages- und jahreszeitliche Variationen des Juckreizes bei endogenen Ekzematikern im Ostseebad Heiligendamm. Derm Monatsschr 157: 653–660

SEROWY C, KLINKER L (1974) Saisonrhythmisches Verhalten von Morbidität, Kureffektivität und Kurerfolg beim endogenen Ekzem. Derm Mschr 160: 735–741

SHELDON WH (1940) The varieties of human physique; an introduction to constitutional psychology. Harper & bros., New York – London

SIEBECK H (1932) cit. b. RÜCKHEIM (1953)

SIEDECK H (1951 a) Die Phasenschwankungen des Kreislaufes und Stoffwechsels und ihre Bedeutung für pathologische Vorgänge. Wien klin Wschr 63: 687–691

SIEDECK H (1951 b) Das Vegetative System und pathologische Kreislaufreaktionen. Wien klin Wschr 63: 157–161

SIEDENTOPF H (1956) Die neurovegetativ bedingten Frauenleiden und ihre Balneotherapie. Med Klin 51: 1625–1628

SIEDENTOPF H (1959) Balneotherapie der neurovegetativen Frauenleiden. Therapie d Gegenwart 98: 335–339

SIEGMAR L (1982) Untersuchungen über die Tagesrhythmik im Senium unter besonderer Berücksichtigung der Aktivität. Med Inaug-Diss Marburg/Lahn

SIEGRIST J (1978) Psychosoziale Phänomene bei der Adaptation stationärer Patienten an das Krankenhausmilieu. Arbeitsberichte des Sonderforschungsbereiches Adaptation und Rehabilitation (SFB 122) der Philipps-Universität Marburg/Lahn, Band V: S 431–469. Marburg/Lahn

SIEGRIST J u. Mitarb. (1979) Psychosoziale Phänomene bei der Adaptation stationärer Patienten an das Krankenhausmilieu. Arbeitsberichte des Sonderforschungsbereiches Adaptation und Rehabilitation (SFB 122) der Philipps-Universität Marburg/Lahn, Band VI: 429–467

SINZ R (1978) Zeitstrukturen und organismische Regulation. Akademie-Verlag Berlin

SINZ R, GOLDHAHN S, HENDEL A, OEHLER-BECKERT P (1975) Quantitative Bewertung von neurovegetativen Systemveränderungen anhand des minutenrhythmischen Kopplungsgrades und der Regelgüte während akuter und chronischer Diazepamtherapie bei neurotischen Patienten. Acta biol med germ 34: 289–301

SIUTS S (1976) Die Beeinflussung der Koordination von Herzrhythmus und arterieller Grundschwingung durch β-Acetyl-Digoxin während einer 4-wöchigen aktivierenden Kneippkur. Med Inaug-Diss Marburg/Lahn

SOMMER H, WIESINGER K (1948) Die Konsistenz und Schmerzempfindlichkeit der Brustdrüse im Verlaufe des menstruellen Zyklus und beim Übergang ins Hochgebirge. Helv Physiol Acta 6: 567-573

SUGIYAMA T (1960) Bäderreaktion in Japan. Jahresberichte d Schweiz Gesellschaft f Balneo-Bioklimatologie. 1-10

SUGIYAMA T (1961) Bäderreaktion in Japan. Z angew Bäder- u Klimaheilk 8: 65-73

SURWILLO WW, ARENBERG DL (1965) On the law of initial value and the measurement of change. Psychophysiology 1: 368-370

SCHADE B (1968) Erleben und Verhalten der Patienten im Verlaufe einer Kur - Ergebnisse einer teilnehmenden Beobachtung. In: TEICHMANN W (Hrsg) Kurverlaufs- und Kurerfolgsbeurteilung. Symposion II. Sanitas-Verlag, Bad Wörishofen, S 177-181

SCHAEFER HF, HILDEBRANDT G (1954) Praktisch-balneologische Erfahrungen mit dem Puls-Atem-Quotienten. Arch phys Ther (Leipzig) 6: 375-382

SCHÄFER KPhW, MIELKE U (1968) Die Trinkkur als Synchronisator biologischer Rhythmen. Z angew Bäder- u Klimaheilk 15: 231-245

SCHARKOVA AK, GOLOD IS (1968) Die Dynamik einiger immunobiologischer Indikatoren bei Patienten mit Myelitis und Arachnoiditis des Rückenmarkes unter dem Einfluß der Schwefel- und Moorbädertherapie (russ) Vopr kurort, fisioter, ljec fis kult 33: 507. (ref.: Z angew Bäder- u Klimaheilk 17: 502 (1970))

SCHEIDT C (1941) Erhebungsbogen zur Reaktionsbereitschaftsschätzung. JF Lehmann, München

SCHERF A (1968) Die Veränderungen der Herzdynamik im Zusammenhang mit den vegetativen Umstellungen im Verlauf von CO_2-Bäderkuren. Med Inaug-Diss Marburg/Lahn

SCHERF A, HILDEBRANDT G, STEINKE L (1967) Veränderungen der Herzdynamik im Verlaufe von CO_2-Bäderkuren. Arch phys Ther (Leipzig) 19: 445-453

SCHEVING LE (1980) Chronotoxicology in general and experimental Chronotherapeutics of cancer. In: SCHEVING LE, HALBERG F (Eds) Chronobiology: Principles and Applications to Shifts in Scedules. Sijthoff & Noordhoff, Alphen aan den Rijn - Rockville, Md, USA, pp 455-479

SCHEVING LE, HALBERG F, PAULY JE (Eds) (1974) Chronobiology. Thieme, Stuttgart

SCHMIDT J, ROHRER H, SCHIRMER K (1953) Kontrolle der Bäderwirkung mit dem Elektrodermatometer. Zschr f Rheumaforsch 12: 97-104

SCHMIDT-KESSEN W (1960) Unspezifische Wirkungen in der Balneo- und Klimatherapie. Z angew Bäder- u Klimaheilk 7: 278-316

SCHMIDT-Kessen W (1962) Allgemeine Balneotherapie. In: AMELUNG W, EVERS A (Hrsg) Handbuch der Bäder- und Klimaheilkunde. Schattauer, Stuttgart, S 256-332

SCHMIDT-KESSEN W (1962b) Die Rolle der Höhenwirkung bei der Klimatherapie im Binnenland. Arch phys Ther (Leipzig) 14: 155-163

SCHMIDT-KESSEN W (1969) Der Mineralstoffwechsel bei Trinkkuren. Arch phys Ther (Leipzig) 21: 297-304

SCHMIDT-KESSEN W, BACKHAUS I (1965) Plasmahistamin bei Balneotherapie. Arch phys Ther (Leipzig) 17: 165-170

SCHMIDT-KESSEN W, SCHEFFEL L (1963) Untersuchungen über die Nebennierenaktivität während Klima- und Solbadekuren im Mittelgebirge. Z angew Bäder- u Klimaheilk 10: 532-544

SCHNITZLER BA (1959) Solbäderbehandlung in der Gynäkologie. Fortschr d Med 77: 89-90

SCHOGER I (1967) Über die Kurwirkung bei Kranken mit entzündlichem und degenerativem Rheumatismus. Z angew Bäder- u Klimaheilk 14: 374-407

SCHOLTZ H-G (1951) Umfrage: Die Bedeutung von Konstitutionstyp und vegetativer Ausgangslage für den Erfolg von Bade- und Klimakuren. Arch phys Ther (Leipzig) 3: 271-293

SCHÖPL-SEDLACZEK RM, DIRNAGL K, DREXEL H, HALHUBER MJ (1970) Ergometrische Verlaufsbeobachtungen an Infarktkranken und Patienten mit erhöhtem Blutdruck während der Kur in einer Rehabilitationsklinik. Z Phys Med 1: 426-442

SCHULTE-WISSERMANN H, HILLE H, JESDINSKY HJ, GÖPFERT H, BOROVICEZENY KG v (1969) Über die Wirkung des Mittelgebirgsklimas und des Wetters auf das Blutbild. Acta Haematol 42: 281-295

SCHULTZE E-G (1955) Über Testmethoden bei Klimakuren von Kindern. Ärztl Forschung 9: I/494-500

SCHULTZE E-G (1962) Einfluß des Meeresküstenklimas. In: AMELUNG W, EVERS A (Hrsg) Handbuch der Bäder- und Klimaheilkunde. Schattauer, Stuttgart, S 683-700

SCHULZ L (1960) Der jahreszeitliche Gang der Temperaturempfindung des Menschen anhand einer zehnjährigen Beobachtungsreihe. Arch phys Ther (Leipzig) 12: 245-255

SCHWILLE F (1958) In: Bad Neuenahr. Balneologische Schriftenreihe: Deutsche Heilbäder in Einzeldarstellungen. Schattauer, Stuttgart

STAHL R (1923) Über Fernwirkungen im Organismus. Herdreaktionen und vegetatives Nervensystem. Klin Wschr 2: 1024-1027

STAHL R (1947) Der Mensch und das Heilbad. Schriftenreihe des Deutschen Bäderverbandes e. V. Heft 1, S 3-11. Verlag Ludw Flöttmann, Gütersloh

STALLING W (1960) Veränderungen der Pulsfrequenzregulation im Zusammenhang mit vegetativen Umstellungen während der CO_2-Bäderkur in Bad Orb. Arch phys Ther (Leipzig) 12: 127-143

STEGEMANN J (1971) Leistungsphysiologie. Physiologische Grundlagen der Arbeit und des Sports. Thieme, Stuttgart

STEINKE L (1962) Kreislaufumstellungen während der CO_2-Bäderkur in Bad Orb. Med Inaug-Diss Marburg/Lahn

STETTNER E (1928) Über die Nirvanolkrankheit. Beitrag zur pharmakologischen Wirkung des Nirvanols, hämatologische Studie. Vorläufige Mitteilung. Z Kinderheilk 45: 445-461

STETTNER E (1930) Über die Wirkung von Bakterieneiweißeinspritzungen bei Kindern, mit besonderer Berücksichtigung des Gelenkrheumatismus. Z Kinderheilk 48: 623-639

STRANG P-H, ZIPP H, HILDEBRANDT G (1977) Vergleichende Untersuchungen über die Beeinflussung von körperlicher Leistungsfähigkeit und Blutdruck bei Herzinfarktrekonvaleszenten durch passiv-balneologische und aktiv-trainierende Kurbehandlung. Z angew Bäder- u Klimaheilk 24: 384-396

STRAUBE G (1951) Die Erfassung vegetativ-nervöser Reaktionsänderung unter dem Einfluß von Wettervorgängen. Arch phys Ther (Leipzig) 3: 24-30

STREMPEL H (1976) Der Tagesgang der Cold-Pressure-Reaktion unter Ausschluß von Kältehabituation. Z Phys Med 5: 37-41

STREMPEL H, HILDEBRANDT G (1977) Zur Prognostik funktioneller Adaptationsverläufe. Z Phys Med, Ergänzungsband, S 227-232

STREMPEL H, TÄNDLER P (1976) Über die Bedeutung des Intervalles bei der Adaptation an serielle Kältereize. Z Phys Med 6: 16-17

STUNKARD A (1959) Eating patterns and obesity. The Psychiatric Quarterly 33: 284-295

STÜTZLE H (1960) Lassen sich Trinkkurerfolge bei Galle-Leber-Erkrankungen objektivieren? Die Mediz Welt, Nr 13: 677-681

TARUSAWA S (1963) Serologische Reaktionen bei der Dermatitis bei sauren Mineralbädern. Z angew Bäder- u Klimaheilk 10: 598-611

TEICHMANN W (Hrsg) (1965) Forschungsmethoden in der allgemeinen Therapie. Sanitas-Verlag, Bad Wörishofen

TEICHMANN W (1966) Unerwünschte Herz- und Kreislaufwirkungen in der Hydrotherapie. Z angew Bäder- u Klimaheilk 13: 583-596

TEICHMANN W (1968 a) Kurverlaufskontrolle. - Untersuchungen über die Uropepsin-Ausscheidung während der Kur. Münch med Wschr 110: 639-644

TEICHMANN W (Hrsg) (1968 b) Kurverlaufs- und Kurerfolgsbeurteilung. Symposion II. Sanitas-Verlag, Bad Wörishofen

THIES (1936) Diskussionsbemerkung. Arch Gynäkol 161: 357-358

THÜRIGEN G, EVERS A (1960) Untersuchungen über das Verhalten des Properdinspiegels unter einer Badekur mit Schlamm- und Schwefelbädern. Zschr f Rheumaforschg 19: 33-41

TSARFIS PG (1969) Vom Wesen und klinischer Bedeutung der Kurreaktion und der Exazerbation während der Kurbehandlung. (ref.) Z angew Bäder- u Klimaheilk 18: 453-454 (1971) Original russ: Vopr kurort fisioter, ljeĉ fis kult 34: 308

TSUJI H (1981) Clinical Significance of Balneotherapy as an Adaptation Therapy. J J Ass Physical Med Balneol 44: 85-91

VOGT H (1941) Sinn und Ziel von Kuren. In: VOGT H (Hrsg) Lehrbuch der Bäder- und Klimaheilkunde, 2. Teil. Springer, Berlin, 967-985

VOGT H, AMELUNG W (1952) Einführung in die Balneologie und medizinische Klimatologie. Springer-Verlag, Berlin - Göttingen - Heidelberg (2. Aufl)

VOIGT E-D, ENGEL P (1969) Tagesrhythmische Schwankungen des Energieverbrauchs bei Arbeitsbelastung. Pflügers Arch ges Physiol 307: 89

VOIGT E-D, ENGEL P, KLEIN H (1968) Über den Tagesgang der körperlichen Leistungsfähigkeit. Int Z angew Physiol einschl Arbeitsphysiol 25: 1-12

WAGNER H (1962) Veränderungen des systolischen Blutdrucks am Beginn und während eines Kuraufenthaltes in Bad Elster. Z angew Bäder- u Klimaheilk 9: 133-140

WAGNER H, JORDAN H (1962) Untersuchungen am systolischen Blutdruck zur Beurteilung einer Kureintritts- und Kurerfolgsbeurteilung. Z ges inn Med 17: 193-197

WALTER O (1980) Ausgewählte psycho-vegetative Syndrome und eigenständige Leitsymptome. In: BRÜGGEMANN W (Hrsg) Kneipptherapie, ein Lehrbuch. Springer-Verlag, Berlin - Heidelberg - New York. S 308-323

WALTHER J (1976) Erfahrungen mit aktivierender Kurbehandlung. Der Kassenarzt, Heft 22

WANNENWETSCH E (1965) Heilbehandlung durch Rentenversicherungsträger. Dtsch Rentenversicherung, S 99-102

WANNENWETSCH E (1966) Erfolgsbeurteilung von Heilmaßnahmen der Sozialversicherungsträger aus sozialmedizinischer Sicht. Arch phys Ther (Leipzig) 18: 377-382

WANNENWETSCH E (1970) Erfolgsstatistik der Rehabilitationskuren unter besonderer Berücksichtigung der unspezifischen Lungenerkrankungen und der Krankheiten von Herz und Kreislauf. Arch phys Ther (Leipzig) 22: 129-133

WANNENWETSCH E (1971) Methodik der Kurerfolgsbeurteilung. Ärztl Praxis 23: 2765-2768

WANNENWETSCH E (1980) Zur Effizienz der Kur. Medizinische Welt 31: H 38

WEBERT H (1981) Untersuchungen über den Befindensverlauf in der ersten Kurwoche in Abhängigkeit von der vegetativen Reaktionslage. Med Inaug-Diss Marburg/Lahn

WECKENMANN M (1970) Die Wirkung von Cardiodoron B bei Patienten mit orthostatischem Symptomenkomplex. Mediz Welt 21 (NF) 515-521

WECKENMANN M (1973) Über die regulative Wirkung eines Pflanzenextraktes auf die Orthostase. Ärztl Praxis 25: 1453-1456

WECKENMANN M (1975) Der Puls-Atem-Quotient der orthostatisch Stabilen und Labilen im Stehen. Basic Res Cardiol 70: 339-349

WECKENMANN M (1982) Die rhythmische Ordnung von Puls und Atmung im Stehen bei orthostatisch Stabilen und Labilen. Basic Res Cardiol 77: 100-116

WECKENMANN M, SCHREIBER K (1982) Die Beziehungen des Puls-Atem-Quotienten zu Alter, Geschlecht und Konstitution bei internistischen Patienten. Krankenhausarzt 55: 515-522

WEH W (1973) Tageszeitliche Wirkungsunterschiede des Obergusses nach Kneipp. Ein Beitrag zur Tagesrhythmik der Thermoregulation. Med Inaug-Diss Marburg/Lahn

WEISS D, KLINKER L (1973) Jahres- und tageszeitliche regulative Variationen, indiziert durch die akrale Wiedererwärmungszeit. In: Ergebnisse der experimentellen Medizin, Bd 11: 75-81. Physiologie und Pathophysiologie des Wärmehaushalts. VEB Verlag Volk und Gesundheit, Berlin

WEISS G (1968) Der Erfolg der Kurbehandlung aus der Sicht der Praxis. Münch Med Wochenschr 110: 644-648

WENDT HW (1974) Early circannual rhythms and adult human behaviour. Components of a chronobehavioural theory, and critique of persistent artifacts. Int J of Chronobiology 2: 57-86

WENDT HW (1977) Kreislaufumstellungen bei physikalischer Therapie in Abhängigkeit von Jahreszeit und Lebensalter. Z Phys Med 6: 24-25

WENDT HW (1978) Zum Problem jahreszeitlicher Adaptationseffekte in der Erwachsenen- und Frühökologie. Kolloquien des Sonderforschungsbereiches Adaptation und Rehabilitation (SFB 122) der Philipps-Universität Marburg/L. Band 7: 39-51

WESKOTT HRA (1957) Der praktische Wert von Reaktionstypen in der Balneo- und physikalischen Therapie. Arch phys Ther (Leipzig) 9: 280-286

WESKOTT HRA (1960) Die Bedeutung der Typenlehre für die Balneotherapie. Z angew Bäder- u Klimaheilk 7: 367-375

WEVER R (1976) Effects of weak 10 Hz fields on separated vegetative rhythms involved in the human circadian multi-oscillator systems. Arch Med Geoph Biokl Ser B 24: 123-124

WEVER RA (1979) The Circadian System of Man. Results of Experiments Under Temporal Isolation. Springer-Verlag, New York - Heidelberg - Berlin

WEZLER K (1939) Die individuelle Reaktionsweise des menschlichen Organismus. In: OTTO R (Hrsg) Organismus und Umwelt. S 106-133. Steinkopff, Dresden - Leipzig

WIEDEMANN E (1959) Zur hormonalen Wirkung der physikalisch-balneologischen Behandlungen. Z angew Bäder- u Klimaheilk 6: 261–279

WIEMANN HT (1981) Untersuchungen über die reaktive Periodik im Kurverlauf subjektiver Befindensstörungen unter Berücksichtigung von Geschlecht, Alter und Jahreszeit. Med Inaug-Diss Marburg/Lahn

WILDER J (1931) Zur Kritik des Ausgangswert-Gesetzes. Klin Wschr 36: 148–151

WILDER J (1967) Stimulus and response. The Law of initial value. Wright, Bristol

WINNE D (1960) Bemerkungen zum Wilderschen Ausgangswertgesetz. Klin Wschr 38: 1233–1235

WITKOWSKI K (1981) Über das Blutdruckverhalten bei Hypertonikern vor, während und nach einer 4-wöchigen Kurbehandlung. Med Inaug-Diss Marburg/Lahn

WOITSCHACH G (1977) Jahresrhythmische Einflüsse auf die Normalisierung von Blutdruck und Pulsfrequenz während CO_2-Bäderkuren in Bad Orb. Med Inaug-Diss Marburg/Lahn

WOLFF B (1955) Der konstitutionsmedizinische Faktor in der Balneologie. Z angew Bäder- u Klimaheilk 2: 475–481

ZEISING M, HILDEBRANDT G, STORNFELS W (1979) Autogenes Training und reaktiver Kurprozeß. Z Phys Med 8: 40–41

ZIDEK R (1958) Über das Verhalten des Puls-Atem-Quotienten bei vegetativen Störungen im Verlaufe einer Klimakur an der Nordsee und seine Beeinflussung durch Proscalun. Die Medizinische 24: 985–988

ZIELKE A, JUST L, SCHUBERT M, TAUTENHAHN B (1973) Zur objektiven Bewertung einer komplexen Balneotherapie auf Radonbasis bei Spondylitis ankylosans und progressiv chronischer Polyarthritis. Z Physiother 25: 114–117

ZIPP Chr (1974) Tagesrhythmische Schwankungen der Ischämiereaktion im Belastungs-EKG und ihre Beziehung zur Herzdynamik. Med Inaug-Diss Marburg/Lahn

ZIPP C, ZIPP H, HILDEBRANDT G (1980) Kureffekt und Kurerfolg bei Patienten mit und ohne Psychotherapie. Z Bäder- u Klimaheilk 27: 256–270

ZIPP H (1956) Hochdruckbehandlung im Herzbad. Arch phys Ther (Leipzig) 8: 229–233

IV. Sachverzeichnis

B

H

J

N

O

Q

R